穴位按摩圖典

熱銷 16 年精裝典藏版

介良中醫診所院長　**黃介良** 審訂

suncolor
三采文化

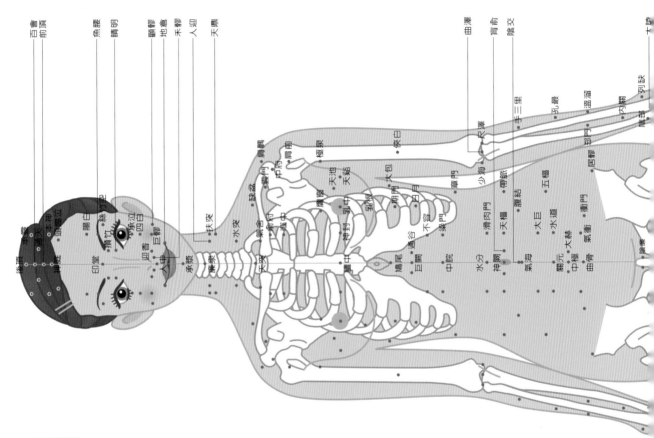

人體正面穴位圖

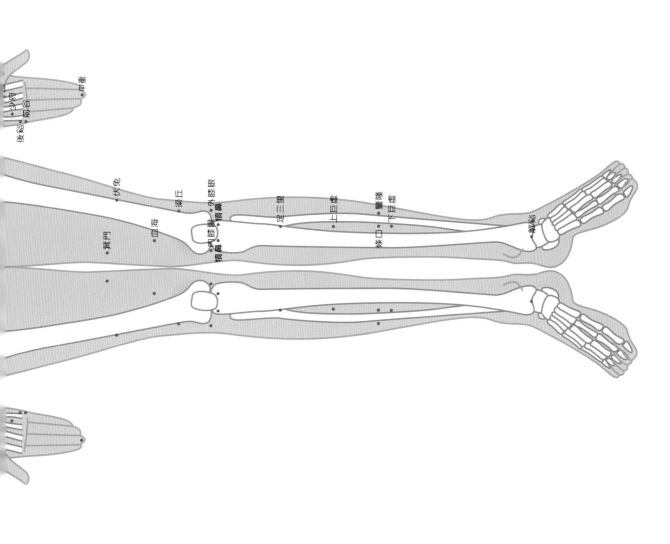

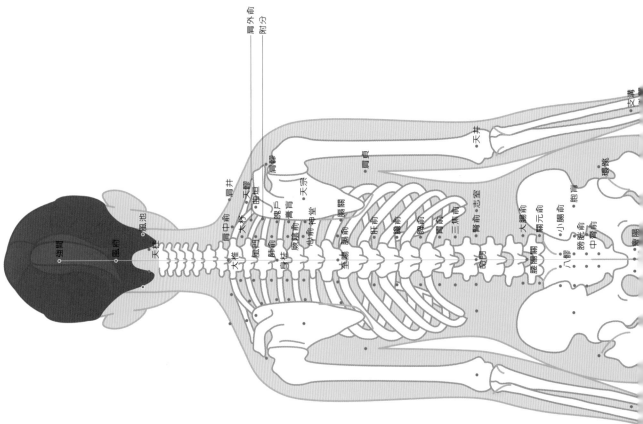

人體背面穴位圖

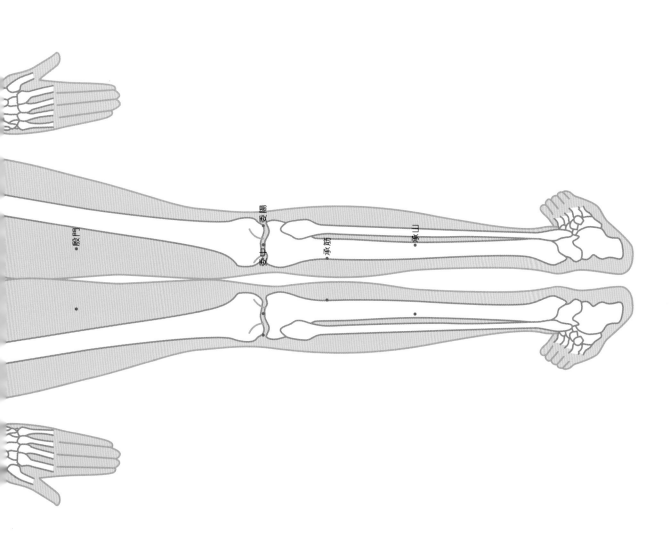

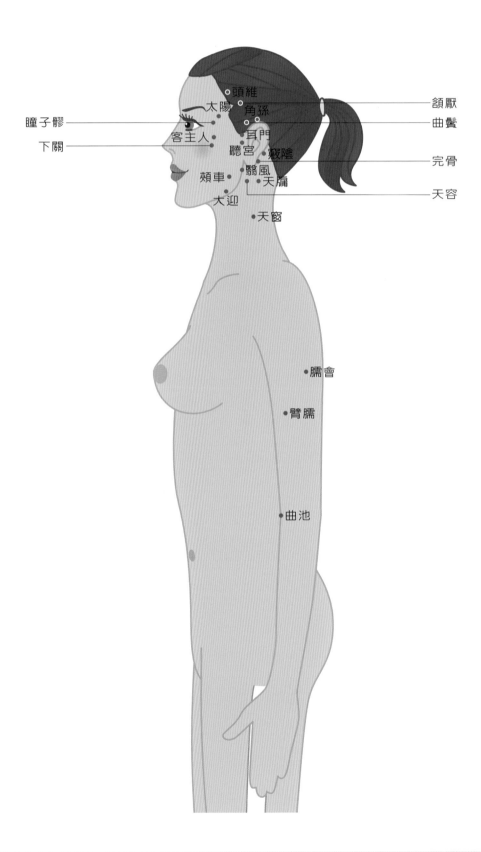

瞳子髎
下關
客主人
太陽
頭維
角孫
耳門
聽宮
頰車
大迎
翳風
天牖
天窗
戴陰
頷厭
曲鬢
完骨
天容
臑會
臂臑
曲池

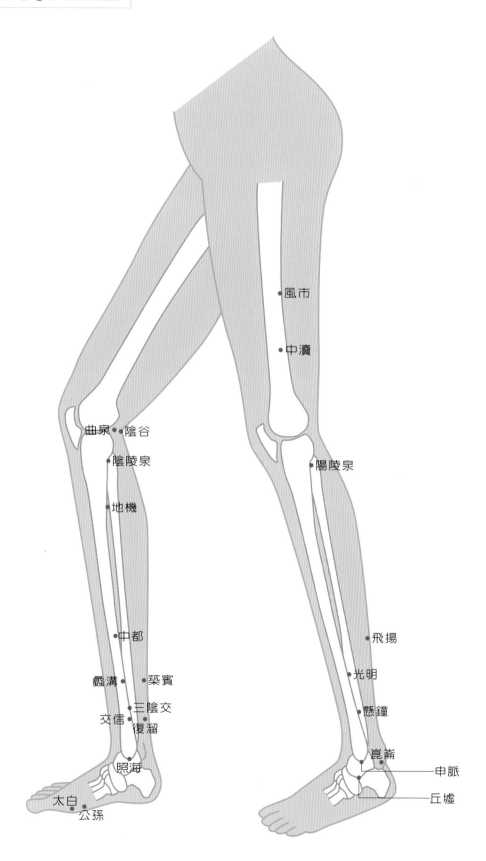

風市
中瀆
曲泉 • 陰谷
陰陵泉
陽陵泉
地機
中都
飛揚
蠡溝 • 築賓
光明
三陰交
懸鐘
交信 復溜
崑崙
照海
申脈
太白
丘墟
公孫

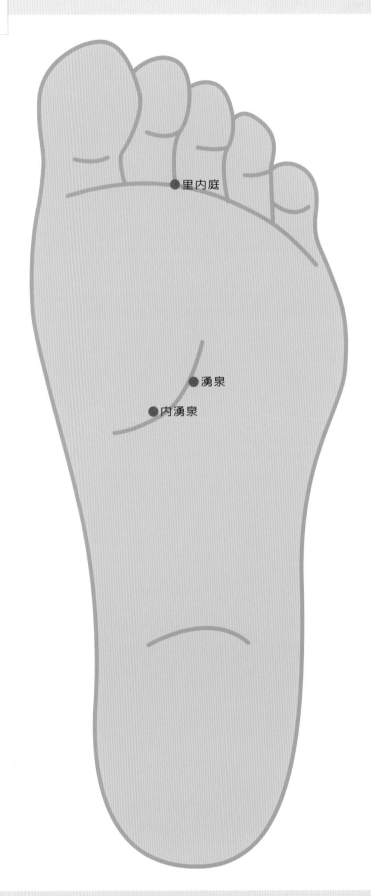

里內庭

湧泉

內湧泉

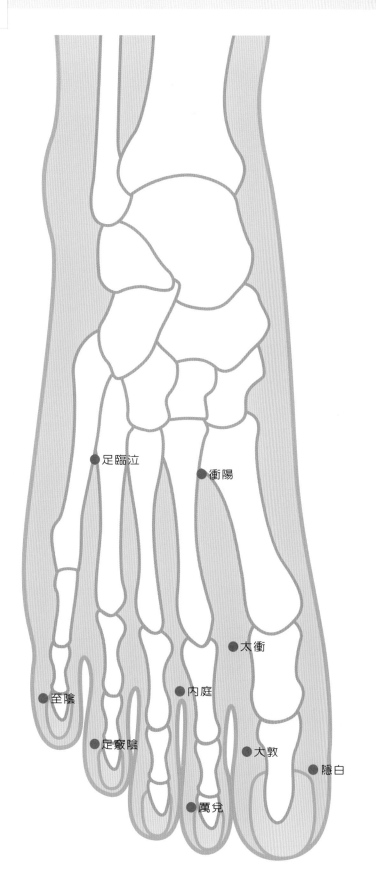

足臨泣

衝陽

太衝

至陰

內庭

足竅陰

大敦

隱白

厲兌

掌心穴位圖

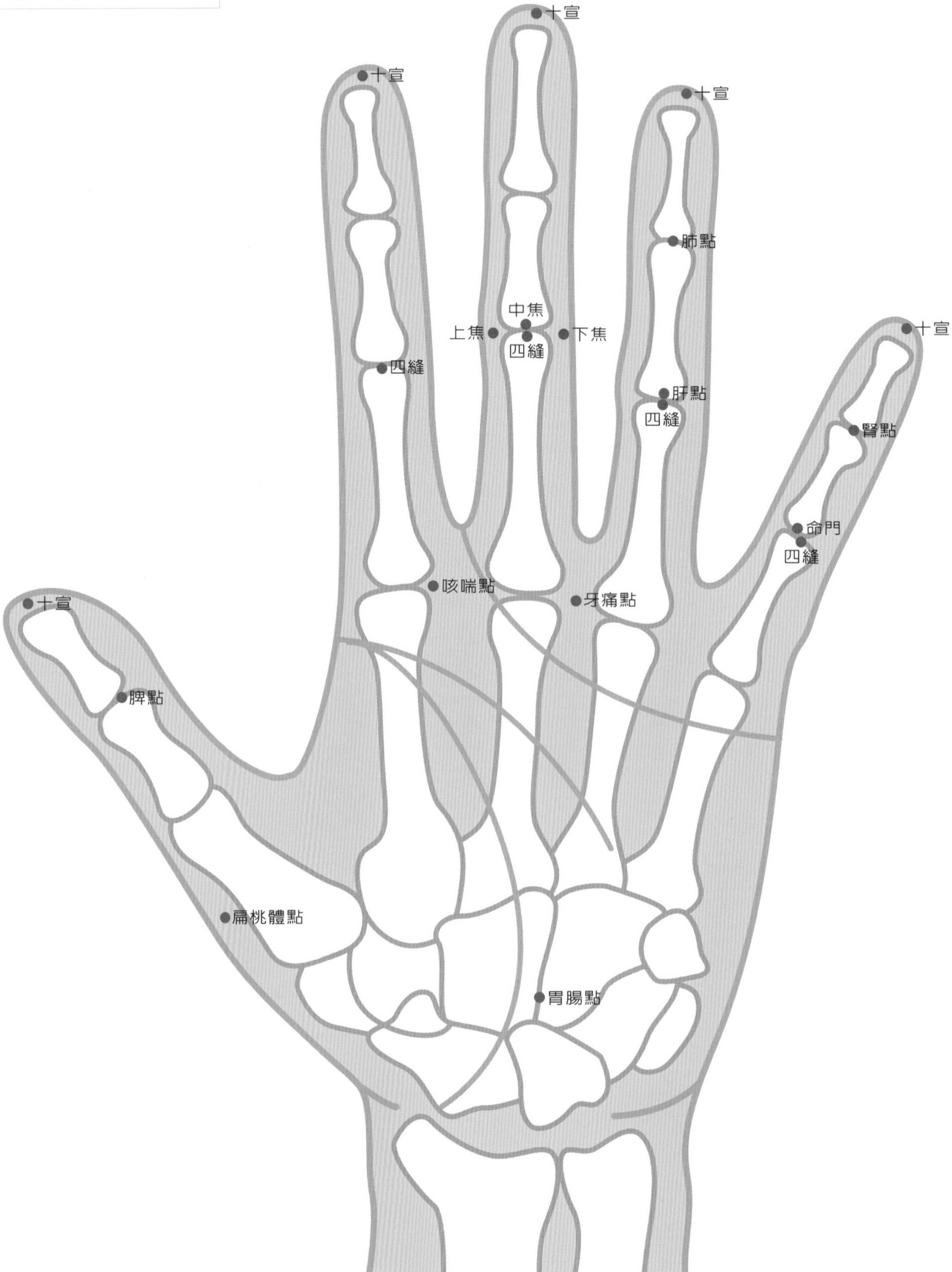

十宣
十宣
十宣
十宣
肺點
中焦
上焦　下焦
四縫
四縫
肝點
四縫
腎點
命門
四縫
咳喘點
牙痛點
十宣
脾點
扁桃體點
胃腸點

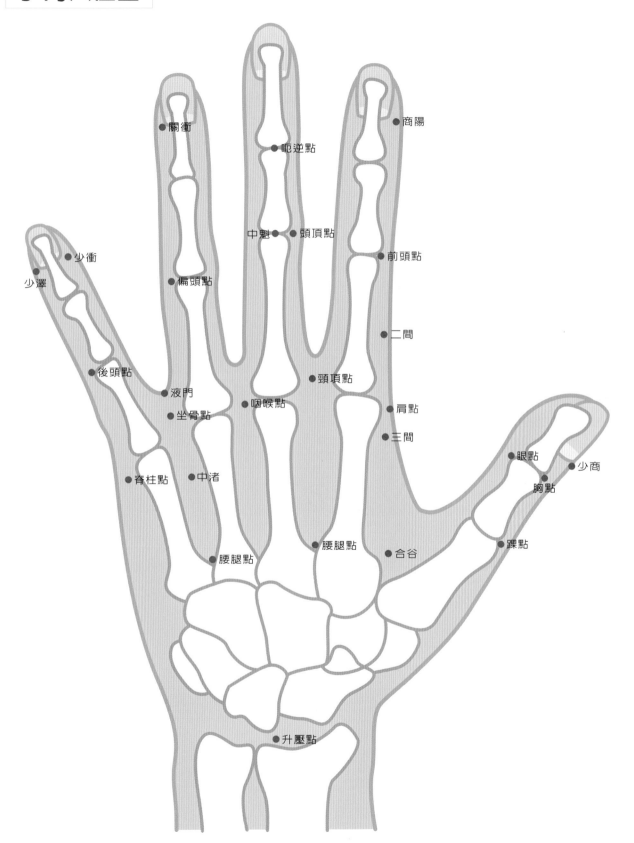

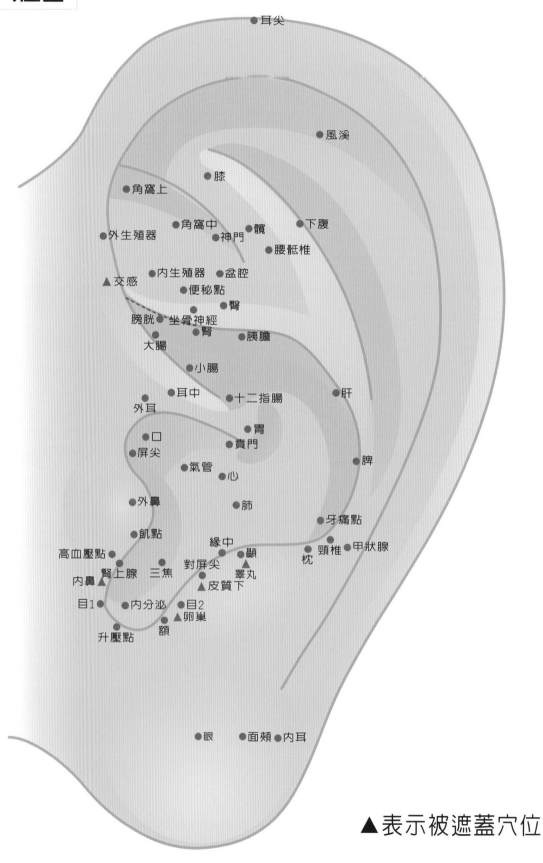

耳尖

風溪

膝

角窩上

角窩中　髖　下腹
外生殖器　神門
腰骶椎

內生殖器　盆腔
交感　便秘點
臀
膀胱　坐骨神經
腎　胰膽
大腸
小腸
耳中　十二指腸　肝
外耳
口　胃
屏尖　賁門
氣管　心　脾
外鼻　肺
牙痛點
飢點
緣中　頸椎　甲狀腺
高血壓點　顳　枕
內鼻　腎上腺　三焦　對屏尖　睪丸
皮質下
目1　內分泌　目2
卵巢
升壓點　額

眼　面頰　內耳

▲表示被遮蓋穴位

耳背穴位圖

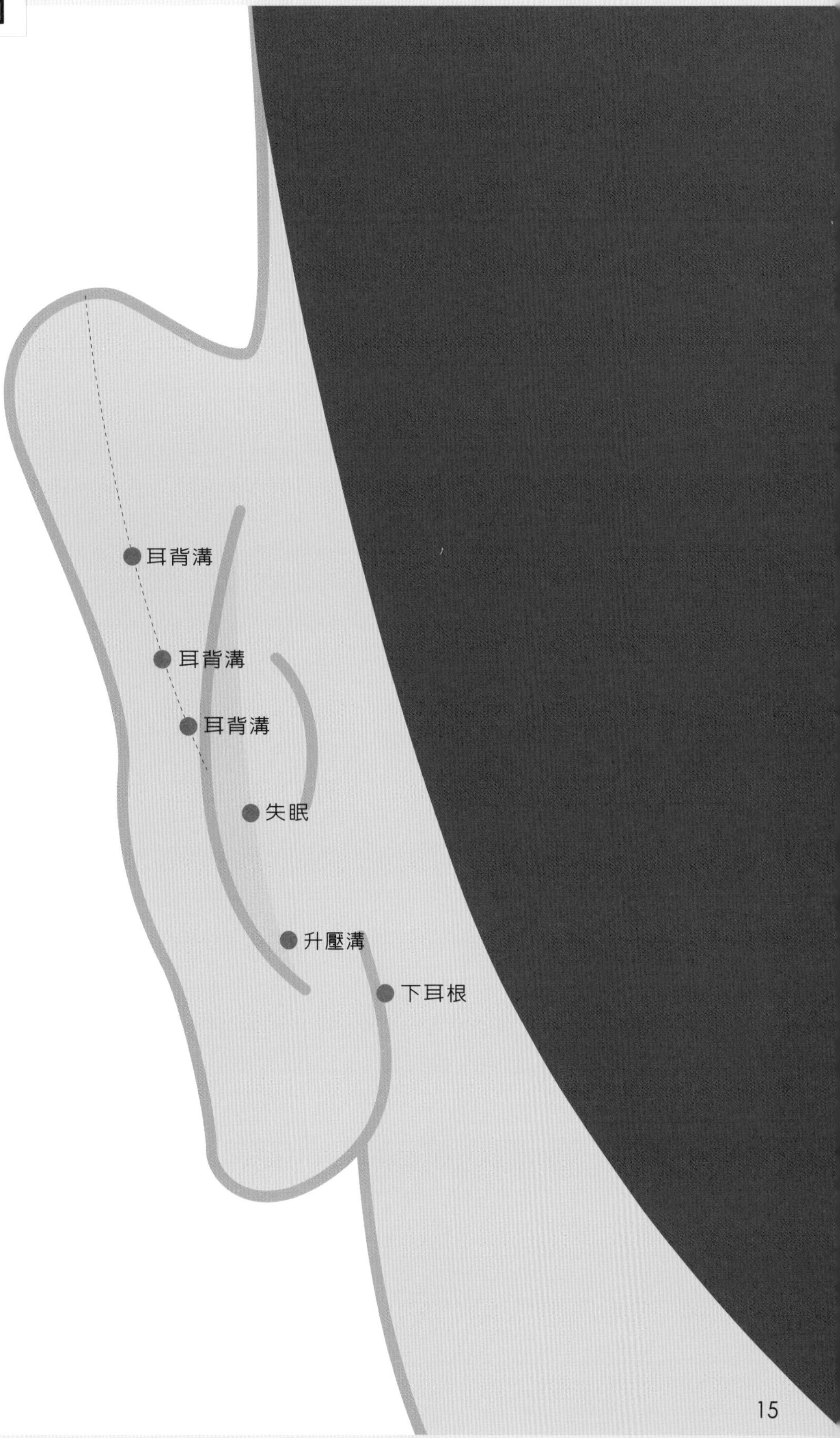

耳背溝

耳背溝

耳背溝

失眠

升壓溝

下耳根

每天為自己存一點健康

武俠小說中，總是將「點穴」這門功夫形容得高深莫測，能在轉瞬間救死扶傷，因此「穴位」一詞總是帶著幾分神祕的色彩，但其實，這項看似玄虛的獨門絕活，可是其來有自。

早在二千多年前的春秋時代，穴位按摩便已被運用在醫療上，而先秦兩漢時代更出現中國第一部按摩專著《黃帝歧伯按摩十卷》。先人的智慧累積到了現代，將穴位按摩歸納成完整的醫學理論根據，也變成中醫學上一項重要的治療方針。

根據臨床經驗，穴位按摩對於一些疾病有顯著的療效，其功效分為五大項：一可平衡陰陽；二可通經活絡；三可行氣活血；四可正骨理筋；五可袪風、散寒、除濕。除此之外，穴位按摩對於人體心血管、呼吸、消化、運動、神經、泌尿、內分泌系統也有一定的療效。

穴位的理論基礎來自於經絡，經絡包括經脈和絡脈，內屬五臟，外絡肢節，是氣血通行的路徑，在解釋病因及疾病的診斷、治療上有著重要的作用。這套中醫學特有的理論，雖然看似深厚難懂，但其實是可以輕鬆落實在生活中的。因為穴位按摩不需要繁瑣的手術療程、特定的醫療院所，也不需要高深的醫術技巧，只需要一雙手就可以及時舒緩身體的不適，而且隨時隨地都可以進行，是種最輕鬆的治療方法。

當我們感到不舒服時，便會自然而然地以手來撫摩痛處，希望藉以緩和不適，但要真正發揮按摩的療效仍必須講究手法與按壓重點，《穴位按摩圖典》一書的出版，便是為了要清楚闡明按摩的實際功效與施治手法，不管是為了治病還是日常保健，穴位按摩所帶來的健康生活，絕對是「物超所值」，試想輕鬆按摩就能帶來健康，穴位按摩的健康投資值得您的重視。

——前台北市聯合醫院中醫院區院長

陳春發 醫師

生活中實用的養生工具書

在中國傳統醫學中，針灸是最被世界醫學肯定的科學療法之一，所謂「一針二灸三用藥」，便充分說明針灸在臨床上的良好療效。

而針灸療法亦與穴位原理息息相關，因為穴位好比是人體氣血運行時經過的孔洞，當此孔洞不順暢、淤積雜物時，人體氣血便無法順暢，久而久之，人體便會因氣血循環不良，導致諸多健康問題。在治療上，透過針灸（針刺或艾灸）深入刺激人體的穴位，便可以使人體氣血調和、經絡暢通，從而達到治病防病的效果，尤其是對於各種神經痛、肌肉痛、關節痛，更是深具療效。

其實，穴位理論除了被廣泛運用於中醫臨床治療外，亦是一種相當實用的養生方法，值得每個重視健康的人來認識與學習。因為每個穴位所屬的經絡不同，各有其所專擅的保健效果，例如：手部的「合谷穴」主治口部及面部五官的疾病、面部的「迎香穴」是治療鼻部疾病的重要穴道、足部的「三陰交穴」則是對婦科及腸胃疾病特別有效；所以在應用上，專業的中醫師會針對患者主訴症狀予以選穴針灸治療，而一般民眾也可以利用日常的穴位按摩，達到強化體質、紓解症狀的目的。

很多人以為穴位按摩很困難，其實是沒實際操作過的關係，在《穴位按摩圖典》這本書中，對於尋找穴點位置的祕訣、按摩手法運用的步驟，都有深入淺出的解說，再搭配清楚的圖片對照，相信可以幫助讀者對於穴位按摩有更進一步的認識，並成為您生活中實用的養生工具書。

──介良中醫診所院長

黃介良 醫師

CONTENTS

第一篇　中醫學重要治療方針──**穴位按摩**

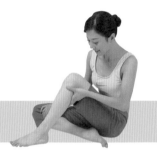

第二篇　**全身**　按摩圖解

第三篇 掌穴 按摩圖解

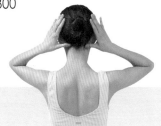

第四篇 耳穴 按摩圖解

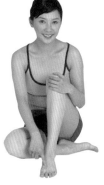

第 一 篇

中醫學重要治療方針——穴位按摩

為什麼穴位按摩是中醫的重要治療方針之一？
穴位和疾病的關係是什麼？如何尋找穴位？
在進行穴位按摩前，
一定要對這些基本知識有所了解。
以下，將以深入淺出的介紹方式，讓你發現：
穴位按摩其實很簡單！

穴位按摩的神奇功效

穴位按摩是最溫和、自然的治療方法，只要以簡單的按摩手法，就能消除不適，讓你通體舒暢！

穴位按摩之所以能產生神奇功效，是因為穴位與經絡、體內臟腑環環相扣，所以要了解穴位，首先就要先了解「什麼是經絡？」

什麼是經絡？

中醫認為，人體器官之所以能運作正常，是因為有一個供給臟腑所需能源（中醫稱之為氣血）的循環通道，這個循環通道就是「經絡」。「經絡」是由經脈和絡脈組成，「經」代表主幹，「絡」為分支，因此經絡是佈滿全身，縱橫交錯的。經絡能溝通內外、貫通上下，將氣血流通於人體各個器官，使之運作，並組織成一個和諧的整體。

經絡不適，氣血就不順！

因此，可以將「經絡」視為氣血的通道，而「穴」是孔洞，當氣血在身體裏運行，循線會經過許多孔洞，就好比水流經湖泊，如果不順暢或淤塞，久了就會囤積，能活動的水自然就會變少，循環也會被阻礙，所以只要從這些孔洞中，祛除不好的淤積物，讓氣血流通變順暢，自然能達到保健功效；也就是說，要祛除體內的異常，常按摩穴位就能有效加以改善。

按摩活絡氣血的神奇功效

氣血是臟腑運作的能源，如果氣血凝滯不通，人體就會生病。而氣血可以分為「先天之氣」與「後天之氣」；「先天之氣」是與生俱來的，是由父母遺傳給子女，而「後天之氣」是人體出生後，會吸收大自然的能量，來補足、加強先天之氣。中醫認為脾胃主司後天之氣，因此不管是藉由藥物或按摩，都可以強健後天之氣，使先天、後天之氣的能量在體內不斷循環，氣血因此而暢通，達到強身健體的功效。

而根據研究，使用摩擦的手法可以促進血液循環，加速新陳代謝，促進汗腺及皮脂腺的分泌，所以可以保持皮膚的光滑與彈性。在中醫的說法中，按摩有行氣活血的功效，以現今醫藥的觀點解釋，因為按摩會使局部組織的微血管擴張，可促進紅血球和白血球的增生，增強局部的營養供應、促進組織修復，進而增強抵抗力，達到中醫所謂「通經活絡」的功效。

按摩，趕走身上的「邪氣」！

中醫認為，只要陰陽平衡，內臟機能處於正常的狀態，經絡能夠順暢流通，就能讓身體維持在健康的狀態；當能量不能流通與內臟的機能異常時，就無法保持健康狀態，人體就會因此生病。

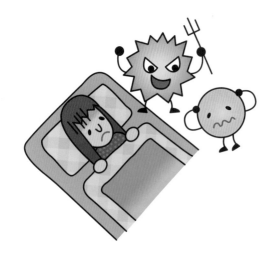

而疾病的成因，中醫認為就是「邪氣」侵入身體，如果邪氣的強度超過人體的抵抗能力時，就會產生各種失調及不適的症狀。

邪氣可分為七種，就是寒之邪氣、暑之邪氣、風之邪氣、濕之邪氣、熱之邪氣、燥之邪氣、火之邪氣。例如：感冒就是「風」之邪氣，從風門穴入侵人體，就開始產生各種感冒的症狀。如果此邪氣長久積存於風池、集中於頭部後方的風府，就會使感冒更加惡化；也就是說，當邪氣進入人體，會影響全身氣血的流動，影響全身運作，也就招致疾病的產生。

除了「寒、暑、風、濕、熱、燥、火」這七種致病的「外因」，人體的健康狀況還會受到情緒、精神因素影響，所以，中醫將人的情緒因素稱為「內因」，主要分為「喜、怒、憂、思、悲、驚、恐」，稱為「七情之亂」。

由中醫的致病理論得知，對於因環境變化及精神因素所引起的疾病或症狀，使用中醫療法可以得到相當良好的療效。因此，從穴名當中，就可推知各穴位的主治疾病，如「風池」穴就是治療感冒的穴位，「睛明」穴主要治療眼部疾病，「肩井」穴則是可有效治療肩部疾病的穴位。

按摩能反應臟腑疾病

每條經絡因為主掌每個臟腑的運作，有其相對的名稱；而人體有六臟六腑，所以共有十二經絡，而其走向和分佈，有一定的規律，它的流經順序是肺經、大腸經、胃經、脾經、心經、小腸經、膀胱經、腎經、心包經、三焦經、膽經、肝經。

顧名思義，肺經與呼吸系統有關，胃經與腸胃道有關，而穴位就是分布在經脈的運行路線上，也就是每條經脈各有其固定的穴位，而同一條經脈上的穴位，都有治療本經疾病的功效。如承泣穴和足三里穴，其位置雖然一個在臉部，一個在足部，但是二者都屬胃經，所以，都具有改善消化道疾病的效果。

除了可用作疾病治療外，穴位皮表的冷熱粗細或硬塊腫脹等特徵，都可作為醫師觸診時的參考。

因此，當你頭痛而醫生卻幫你按壓手部的穴點，或是腰疼卻看到醫生刺激腳部的穴點時，可千萬別覺得太奇怪，因為經絡運行的緣故，而有所謂「腰背委中求，頭項尋列缺」這種對症治療的口訣。

所以，對於不易自行按壓的穴位，可以另選位在同一經絡末端（手、腳）的穴位替代，不僅施壓容易，也有相同的療效。

按摩時為何會痠麻脹痛？

藉由按壓來刺激經絡穴位，輕則出現酸、麻、脹的感覺，重則會發生軟、痛的反應，這些都是按壓穴位時，同時作用於相對應的經絡、血管和神經，所發生的綜合反應，而形成了一般人對穴位按摩「痛則不通，通則不痛」的治療印象。

因此各種手法對經絡穴位的刺激，都會經

穴位按摩的3大優點

1. 施行容易

只要按壓身體的穴位，就可以針對某種症狀而加以治癒。而且不必經由專業的醫療器材，利用手部的按壓動作，隨時隨地都可進行。

2. 應用效果廣泛

人體的穴位遍佈全身，從頭頂到腳尖都有能夠治癒疾病的特效穴位，不但可以達到治癒單一疾病的效果，還可以調整全身機能，強身健體，十分適用於平日保健。非疾病的症狀有即時緩解的功效，更能進一步預防疾病的發生。

3. 治療方式安全

在治療過程中，只要懂得選擇合適的穴位，並注意按摩的手法及病患的反應，一般來說，穴位按摩是不會有太大的副作用，可以說是人人都可接受的治療方式。

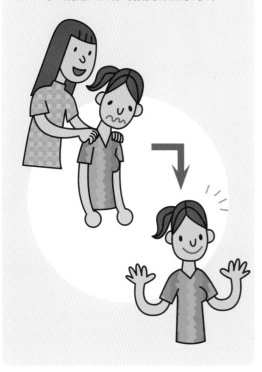

由經絡、血管、神經系統，來影響臟腑的功能，進而調節經絡氣血，改善血液循環和新陳代謝，達到扶正祛邪、保健養生的目的。

如何選擇最有效的穴位？

穴位如同氣血運行所行經的孔洞，要疏通瘀塞堆積，先通大的孔洞效果自然比較好，大的通暢了，再清除小穴的堆積物，例如要瘦臀部，以「承扶穴」的效果最好，所以可別亂按一通，要針對需求，選擇最有效的穴位！

但身體各部位是相輔相成的，不是只單獨刺激某一個穴位，就能治療一切疾病，也不是某種疾病只刺激某單一穴位才有效果。有時候對某種疾病可以列出數個有效的穴位，但並不表示要全部對這些穴位治療才有效，此時，應該正確選擇對患者產生反應的穴位，進行適合個人的治療方式，在按摩方式上，最好以一開始壓迫時有刺激感，但不久後卻能讓人感覺舒服的方式。

因此，有了正確穴位療法的觀念後，在實際施行時，還要針對個人體質的差異而調整，這不但是穴位療法的精妙之處，也是較好的治療方式。但人體的穴位具有自我保護的作用，會躲藏在皮表組織之間，且穴點有大有小，例如：位於手指末端的少商、商陽，經估計大概細如筆心，而環跳穴則有五元硬幣的大小，因此常讓初次接觸穴位按摩的人找不到穴位。

一般人在找尋穴位時，可先藉由看書來判定穴位的正確位置，如果壓下去沒感覺、無任何反應，可能是按壓的地方不正確，或是因個人差異而使得穴點的位置有一點點的不同，此時可在原來按壓的附近尋找，再壓壓看、揉揉看，如果附近有部位出現疼痛或舒服的感覺，就可以將此處作為穴位使用。

精準取穴的3大祕訣

按摩時，會談到取穴，但對很多人來說不知道該如何正確取穴，這裡就是要告訴你，如何輕鬆取穴、做到萬無一失。

1. 透過身體標誌尋找穴位

身體標誌，如：眉毛、乳頭、腳踝、肚臍等，都是常見判別穴位的指標。如：印堂穴位在雙眉的正中央、膻中穴在左右乳頭中間的凹陷處。

2. 利用手指度量尋找穴位

中醫臨床經驗上，常以手指作為尋找穴位及度量尺寸的方法，稱為「同身寸法」。

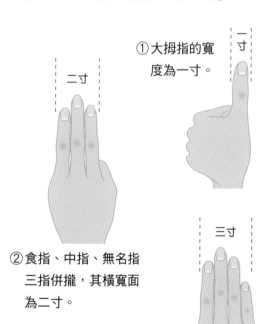

①大拇指的寬度為一寸。

②食指、中指、無名指三指併攏，其橫寬面為二寸。

③食指、中指、無名指、小指四指併攏，其橫寬面為三寸。

3. 利用身體度量尋找穴位

利用身體部位及線條作為簡單的度量參考。
①兩乳頭的間距約為八寸。
②心窩到肚臍約為八寸。
③肚臍到恥骨約為五寸。

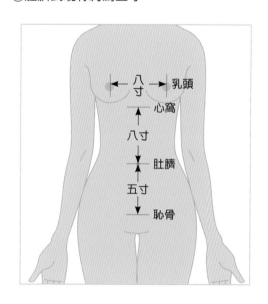

4. 要按多久才有效？

一般而言，早晨及睡前各按摩一次，每次約10～15分鐘，療程一般以6天為一個療程，持續6天後可以稍微休息1～2天，再繼續療程，進行一個月後可以視症狀緩解的情況，而加以調整。慢性病則以1個月為一療程。按摩最重要是持之以恆，才能讓你的身體在每天的按摩中，慢慢變得健康、美麗！

按摩要有效，少不了按摩介質

按摩時，最好在按壓的部位塗上有特殊作用的潤滑劑，不但有保護皮膚的效果，還可增加按摩的療效，這種潤滑劑就稱為按摩介質。

按摩介質的用法

按摩介質中，最廣為人知的就是凡士林、精油、青草膏及萬金油等，這些按摩介質除了可潤滑肌膚、降低皮膚摩擦的不適感，更因成分的不同而有一定的治療效果，例如：按摩精油的療效不僅五花八門，淡雅的香氣更有放鬆心情的功效。冰冰涼涼的萬金油，則有祛風解表的作用。

但這些按摩介質，多少都含有刺激、揮發成分，使用前最好在皮膚局部作過敏測試，尤其對皮膚細嫩的幼兒更要慎用，以免使用不當，反而造成皮膚燒傷、潰瘍的後遺症。

常用的按摩介質及治療效果

1. 滑石粉

柔順滑細的粉狀物質，可減少與皮膚間的摩擦，並有吸汗、清涼的作用，一般多在小兒推拿中使用。

2. 薄荷水

以25%的薄荷腦和75%的酒精配製而成，有清涼解表、清暑退熱的功效，多使用於夏季，可治療小兒發燒和風熱外感。

3. 生薑汁

將生薑搗爛，去渣取汁，有溫經散寒的功效，可治療風寒表證。

4. 外用藥酒

把有治療作用的草藥浸泡於白酒內，數日後取出藥酒使用。中藥可選擇活血化瘀、疏經通絡、祛濕止痛的藥物，可改善風濕疾病、急慢性損傷等。

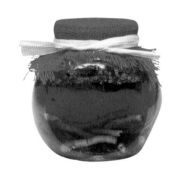

5. 紅花油

用鏊青油、紅花、薄荷腦和凡士林配成，有消腫止痛的作用，常用於軟組織損傷的治療上。

6. 麻油

在按摩時塗上少許麻油，可加速熱能傳導至經絡，提高療效，多用於刮痧療法或摩法、推法等按摩推拿中。

7. 按摩膏

將凡士林溶於不鏽鋼鍋中，再加入具有療效的藥材，煎至藥材呈焦黃色即可熄火，然後過濾藥渣，待涼後即成按摩膏。

27

人體十二經脈解說教室

十二經脈與人體的關係密切，現在就趕快看看十二經脈在身上是如何分布的吧！

1 《經絡名》肺經

●範圍

從胸部走向手指，起於胸部的中府穴，經由手臂內側，止於手拇指的少商穴。

●功能

主治呼吸系統以及五官疾病。

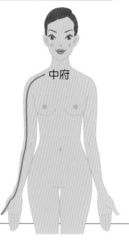

中府

少商

2 《經絡名》大腸經

●範圍

起於食指末端的商陽穴，沿手臂外側經過肩頸，止於臉部鼻子旁的迎香穴。

●功能

主治上呼吸道感染、消化排泄系統疾病、五官疾病、皮膚病。

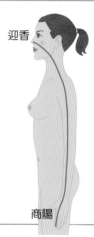

迎香

商陽

3 《經絡名》心經

●範圍

起於腋窩中央的極泉穴，沿手臂內側走到手小指內側的少衝穴。

●功能

治療心血管疾病、精神疾病等。

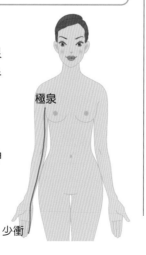

極泉

少衝

4 《經絡名》小腸經

●範圍

起於手小指少澤穴，從手臂外側到頸部，止於耳前的聽宮穴。

●功能

主治五官疾病與頸肩、掌部疾病。

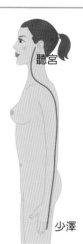

聽宮

少澤

5 《經絡名》心包經

●範圍

起於乳房外側的天池穴，經手臂內側，止於手中指的中衝穴。

●功能

主治胸部及手臂疾病。

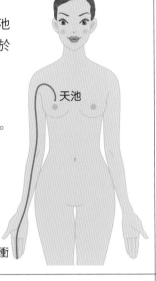

天池

中衝

6 《經絡名》三焦經

●範圍

從無名指關衝穴，經手臂外側、耳後，止於眉梢的絲竹空穴。

●功能

主治五官疾病、循環及免疫系統疾病。

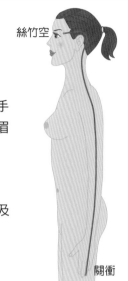

絲竹空

關衝

7 《經絡名》胃經

●範圍

起於眼睛下方的承泣穴，往下經過胸部、腹部，到達腳背第二趾的厲兌穴。

●功能

治療消化系統疾病及五官疾病。

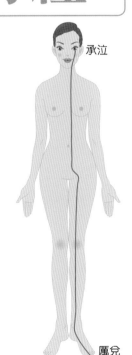

承泣

厲兌

8 《經絡名》脾經

●範圍

起於腳拇趾內側隱白穴，經過腿部內側，止於胸部的大包穴。

●功能

治療消化系統及泌尿生殖系統疾病。

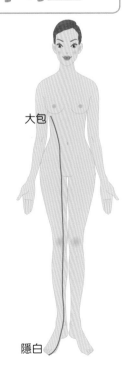

大包

隱白

9 《經絡名》膀胱經

睛明

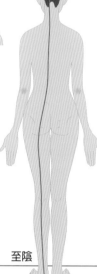

●範圍

從眼睛內側的睛明穴，經頭頂、頸椎至腳小趾外側的至陰穴。

●功能

主治呼吸系統、心血管系統、消化道及泌尿系統等疾病。

至陰

10 《經絡名》腎經

●範圍

從腳掌心的湧泉穴，經腿部內側上達胸前的俞府穴。

●功能

主治泌尿生殖系統以及五官疾病等。

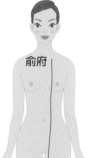
俞府

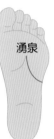
湧泉

11 《經絡名》膽經

童子髎

●範圍

起於眼睛外側的瞳子髎穴，經耳後、頸、腿部外側，止於第四趾外側的足竅陰穴。

●功能

主治五官及肝膽疾病。

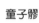
足竅陰

12 《經絡名》肝經

●範圍

起於腳拇指外側的大敦穴，沿腿部內側往上，經腹部，止於乳房下方的期門穴。

●功能

主治泌尿生殖系統及肝膽疾病。

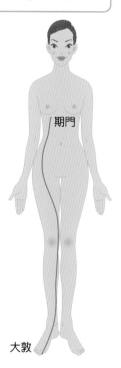
期門

大敦

穴位按摩的注意事項

雖然穴位按摩的好處多多,而且適用的對象及病症廣泛,但按摩前中後還是有以下注意事項要遵守喔!

哪些情況不適合穴位按摩?

雖然按摩是種溫和的中醫療法,但是當體質處於特殊狀態時,不當的穴位按摩卻有可能讓你的身體更不舒服!

1. 發燒攝氏37度以上。因為指壓穴位的療效較明顯,對身體的刺激強烈,所以,當身體發燒時,不可以自行指壓,否則可能加速病情惡化。
2. 關節腫痛、骨折時要避免按摩,以免對傷口造成二度傷害。
3. 酒醉時不宜進行。如果指壓不當卻又勉強進行時,很容易發生嘔吐,尤其酒醉時更會加重嘔吐的情形。
4. 患有皮膚病及骨折時,避免直接刺激按摩患部。
5. 高血壓患者為了避免血壓升高,最好不要任意按摩。
6. 孕婦最好停止以穴位按摩治療疾病。
7. 飯後半小時內不適合按摩,尤其不要按摩腹部影響消化,而按摩後的半小時也不應該進食。

按摩常見的錯誤觀念!

正確的按摩,並不是把皮膚搓熱或是用力地把穴位按到疼痛不堪,而是最好以手部搭配按摩輔助工具,以適度及均勻柔和的力量,持續有節奏的在身體局部施力。

最佳的按摩方式是以指壓或輕拍,以大拇指指尖或握拳時突出的食指指節按壓,較能發揮力氣又不會造成傷害,其他如原子筆筆蓋等棒狀物,也是按摩的輔助工具之一,但要避免尖銳端造成皮膚的傷害。

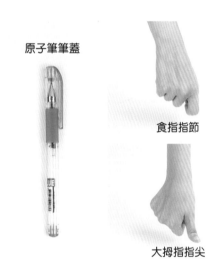

原子筆筆蓋

食指指節

大拇指指尖

由於按摩是人體肌膚接觸的過程,所以在按摩前,記得要將指甲剪短,並且將雙手洗乾淨。

治療中如果發生嘔吐、頭暈或臉色蒼白等現象,就要立刻停止按摩。如果按壓穴位造成紅腫、瘀血的情況,不必過於緊張,大約一星期左右就會慢慢消失。

而按摩後,建議你多喝開水,讓新陳代謝的機能順暢,讓身體的毒素盡快排出體外,讓穴位按摩發揮更好的治療效果!

7大按摩常用手法

身體各部位適用的按摩手法不盡相同，以下將介紹常用的按摩手法，讓你藉由最正確的按摩方式，輕鬆趕走病痛！

1.推法

主要利用手指、手掌或手肘在經穴上施力及順著經絡行進路線推進。推法的按摩方式有三種：

按摩法	說明	適用部位
指推法	以拇指指腹及側面，在穴位作直線推進，其餘四指則扮演輔助的角色，每次按摩可進行4～5次。	適用於範圍小的痠痛部位，如肩膀痠痛。
掌推法	利用手掌根部或手指，當按摩面積較大或要增強效果，可以利用雙手交叉重疊的方式推進。	適合面積較大的部位，如腰背、胸腹部。
肘推法	將手肘彎曲，並利用肘端施力推進。	由於手肘推法較為刺激，適用於體型較胖及肌肉豐厚的部位。

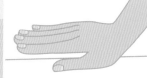

2.按法

一般人在感覺身體疼痛、痠痛時，會很自然的用手在不舒服的地方按壓，所以按法可以說是最常見的按摩方式。依施力手法可分為三種：

按摩法	說明	適用部位
指按法	以拇指指腹在穴位或局部，作定點穴位按壓。	適用於全身痠痛部位，最常用於頭暈、偏頭痛及腹痛。
掌按法	利用手掌根部、手指合併，或雙手交叉重疊的方式，針對定點穴位進行片刻、由上而下的按壓。	適合面積較大且平坦的部位。
肘壓法	將手肘彎曲，並利用肘端針對定點穴位施力按壓。	由於手肘推法較為刺激，適用於體型較胖及肌肉豐厚的部位。

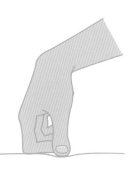

3.擊打法

按摩法	說明	適用部位
掌擊法	手指彎曲，以虛掌及手掌根部擊打特定部位。	適用於腰部和腿部。
叩法	手握空拳輕輕捶擊特定部位，由於方式較為刺激，在力道及部位選擇上需要留意，以免引起不舒服或受傷。	常用於肢體部位。

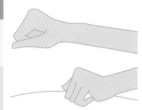

4.捏、拿法

按摩法	說明	適用部位
捏、拿法	以大拇指和食指、中指的力量，在特定部位及穴位上，以手指提拿及捏招的方式施力，力道要柔和，由輕而重再由重而輕，並注意勿將皮膚招破。	常用在頸部、肩部及四肢部位的按摩。

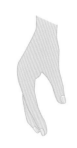

5.摩法

按摩法	說明	適用部位
指摩法	利用食指、中指、無名指等指腹，進行順時針或逆時針方向的輕揉按摩。	適用於胸部和腹部。
掌摩法	利用手掌掌面或根部，進行順時針或逆時針方向的輕揉按摩。	常用於臉部、胸部和腿部按摩。

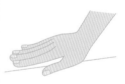

6.擦法

按摩法	說明	適用部位
擦法	利用雙手掌面、手掌根部貼緊肌膚作上下、左右及前後的往返按摩。	適用於四肢、肩背及關節部位的痠痛治療。

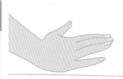

7.啄法

按摩法	說明	適用部位
啄法	將雙手手指彎曲並分開如爪形，如小鳥的嘴巴輕輕敲啄特定部位。	適用於頭部、背部痠痛的治療。

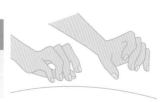

全身穴位按摩圖解

穴位按摩有預防保健、減輕不適、治療疾病、

提神醒腦等這麼多功效，

你是不是已迫不及待想大展身手，

體驗穴位按摩的神奇療效？

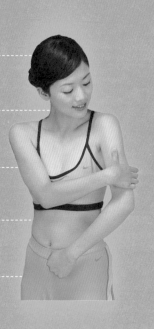

Anatripsis
Encyclopedic

頭頸部

百會

治療效果 | 舒緩疼痛

百會穴的應用範圍廣大，能緩和多種疼痛症狀，甚至對於精神所引起的身體不適，都能加以緩解。也可以使頭腦清醒、具提神功效，對眼睛疲勞、鼻塞所引起的頭痛、耳鳴、肩膀痠痛等有不錯的效果。

穴位找法

在頭頂的正中央，位於左右兩耳的連接線與眉間的中心線交會處，用指尖按壓此穴位會有鈍痛感。

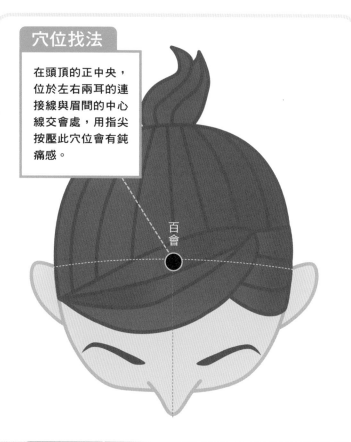

百會

按摩方法

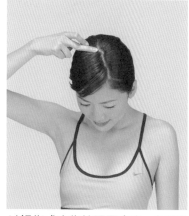

以拇指或中指按壓百會穴，每次3～5秒，反覆按壓4～5次。

名稱由來

「百」指數量眾多，「會」指匯聚的意思。由於身體中許多經脈都匯集於此，因此稱為「百會」穴。《采艾編》：「百會，督脈足太陽交會於巔上，百脈之會，觀其會道，本天親上。一名三陽五會，五之為言百也。」指百會位在頭頂的上端，因為是手足三陽、督脈及足厥陰眾多經脈交會的地方，因此稱為「百會」，是身體重要的穴位之一，可以治療百病。

前頂

治療效果 消除頭重感

按壓前頂穴可消除頭部沉重感而神清氣爽，因此，對於感冒或鼻塞引起的頭痛、暈眩、臉部浮腫有療效。同時，對於高血壓的各種症狀，例如：臉部充血或浮腫、身體浮腫等，也有不錯的療效。

按摩方法

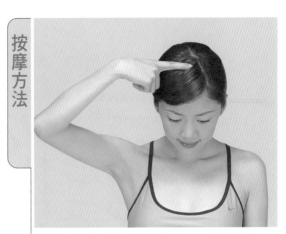

以手指指腹或指節向下按壓，並作圈狀按摩。頭痛時，可以將兩手的中指、食指併攏壓在前頂，用力指壓頭心。

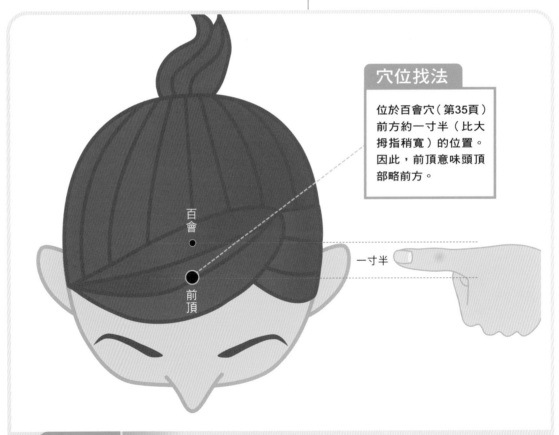

穴位找法

位於百會穴（第35頁）前方約一寸半（比大拇指稍寬）的位置。因此，前頂意味頭頂部略前方。

百會

前頂

一寸半

名稱由來

「前」指前面的意思，「頂」指頭頂，因此前頂指位在頭頂前方的穴位。
古籍中「前頂、後頂：頭頂端為顛頂，兩穴當一前一後，故名。」以頭頂線中央的百會穴分為前後頂，位在前方的穴位即稱為「前頂」。

後頂

治療效果 | **主治頭部各種症狀**

後頂穴可以適用於頭部的各種症狀，常用於頭部疼痛、僵硬、畏寒、暈眩等病症的治療。

按摩方法

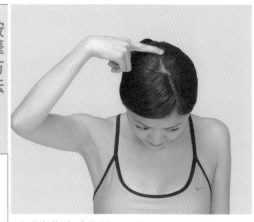

以手指指腹或指節向下按壓，並作圈狀按摩。

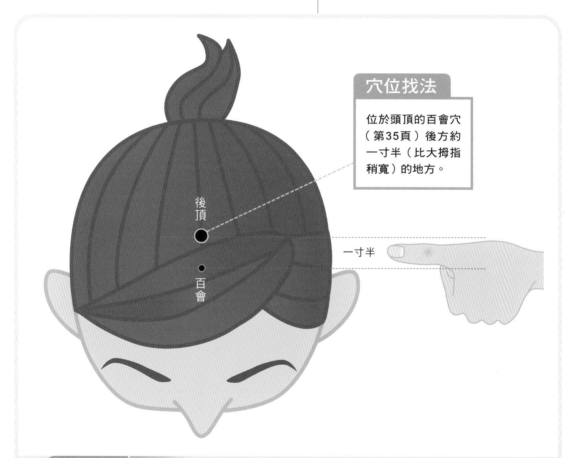

穴位找法

位於頭頂的百會穴（第35頁）後方約一寸半（比大拇指稍寬）的地方。

後頂

百會

一寸半

名稱由來

「後」相對於「前」，表示後方。「頂」指顛頂、頭頂。「後頂」指位在頭頂後方的穴位。

《會元針灸學》：「後頂者，由百會前一寸半為前頂，後寸半為後頂，穴居頂中之後，故名後頂。」表示以頭頂線中央的百會穴分為前後頂，位在後方的穴位即稱為「後頂」。

承靈

治療效果 | **舒緩發熱症狀**

承靈穴可以舒緩腦或脊髓發炎所引起的發熱，以及麻痺、痙攣、暈眩、頭痛等症狀。也常使用於治療感冒所引起的畏寒、頭痛、流鼻血或鼻塞、氣喘。

按摩方法

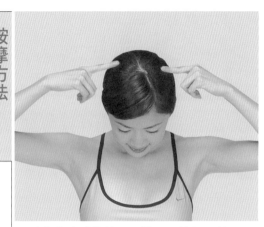

以手指指腹或指節向下按壓，並作環狀揉壓。

穴位找法

位於左右瞳孔往上的延伸線上，比頭頂部的百會穴（第35頁）稍微朝後方移動的地方，左右各一。

承靈　百會　承靈

名稱由來

「承」指承受，「靈」指靈骨，現稱頂骨，也就是頭部頂端的骨頭，因此「承靈」指位在頭部的穴位，由於宛若上承天靈的意思，因此以承靈命名。

古籍中「承靈，承指受，穴當頭頂，考頭為元神的處所，因名承靈。」表示承靈位在人體靈氣最重要的地方，因此稱之為「承靈」。

通天

治療效果 舒緩疼痛

通天是應用範圍廣泛的穴位，尤其是頸部產生腫瘤、鼻中產生膿包或鼻涕、鼻塞等症狀，本穴位都有治療效果。除此之外，也常用於頭痛、頭重、圓形脫毛症、腦中風所引起的顏面麻痺的治療。

按摩方法

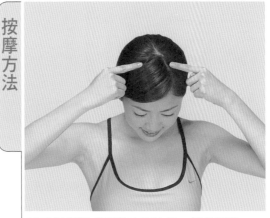

以手指指腹或指節向下按壓，並作圈狀按摩。

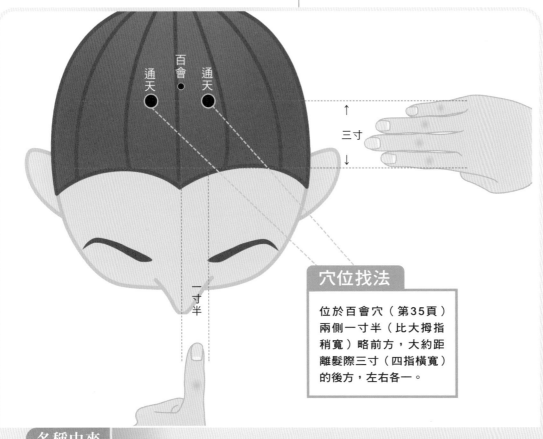

通天　百會　通天

三寸

一寸半

穴位找法

位於百會穴（第35頁）兩側一寸半（比大拇指稍寬）略前方，大約距離髮際三寸（四指橫寬）的後方，左右各一。

名稱由來

「通」指通暢、通達，「天」指天空，引申為高處，表示通天位在人體的較高位置。

古籍中「通天…足太陽之脈上額交顛，脈氣從此上交督脈之百會，百會位於顛頂，為一身最高之處，寓有天象，通天之意指脈氣經本穴通達天頂。」表示足太陽經的脈氣需透過通天穴位，以抵達人體最頂端的百會穴，故以此穴可通達天頂，而命名為「通天」。

本神

治療效果 | **主治神智疾病**

本神穴對神智病有效，例如：各種癲疾、癇症、小兒驚風、頭痛、頭昏、目眩、半身不遂、頸項強痛、胸脅痛，均有不錯的效果。

按摩方法

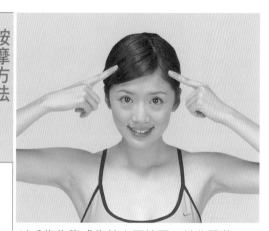

以手指指腹或指節向下按壓，並作圈狀按摩。

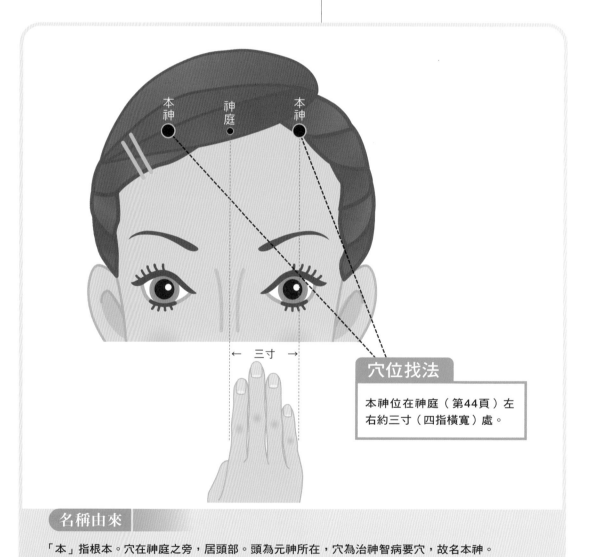

本神　神庭　本神

← 三寸 →

穴位找法

本神位在神庭（第44頁）左右約三寸（四指橫寬）處。

名稱由來

「本」指根本。穴在神庭之旁，居頭部。頭為元神所在，穴為治神智病要穴，故名本神。

頭維

治療效果 | **舒緩偏頭痛**

頭維穴的附近有三叉神經通過，故此穴位對三叉神經痛或偏頭痛非常有效果。同時，也常使用於治療眼睛疾病或疲勞、視力減退、腦充血、頭部充血等症狀。

按摩方法

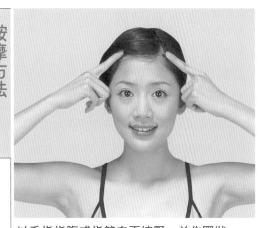

以手指指腹或指節向下按壓，並作圈狀按摩。

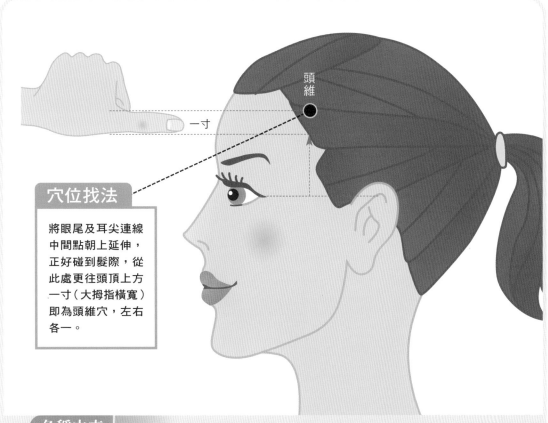

頭維

一寸

穴位找法

將眼尾及耳尖連線中間點朝上延伸，正好碰到髮際，從此處更往頭頂上方一寸（大拇指橫寬）即為頭維穴，左右各一。

名稱由來

「頭」指頭部，「維」指維護的意思。

在《淮南子》中四維指「在乾、艮、巽、坤四隅，故維有隅角之意，此穴位於頭角，故名。」

在《淮南子》一書中，「維」指的是角落的意思，因此位在額頭角落的穴位，即稱為「頭維」。

頭臨泣

治療效果 | **主治鼻部疾病**

頭臨泣對慢性鼻炎、鼻竇炎等鼻子疾病，及頭
痛、暈眩、癲癇等症有療效。此外，前額疼痛
或失去意識時，也可以刺激本穴位。

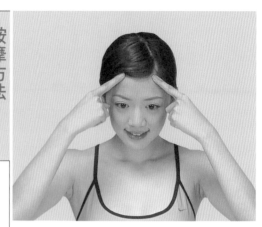

按摩方法

以手指指腹或指節向下按壓，並作圈狀按摩。

穴位找法

位於髮際與二眉中心點
的向上延伸線交點附
近，左右各一。

頭臨泣

頭臨泣

名稱由來

「臨」指以上而下，「泣」
指流淚。此穴位於頭部
目上方，且主治目疾，
故而得名。

陽白

治療效果 主治眼部疾病

陽白穴有治療眼部疾病、偏頭痛、三叉神經痛的作用。主治前額頭痛、眼睛流淚、近視、砂眼、夜盲症、角膜發炎等症狀。

按摩方法

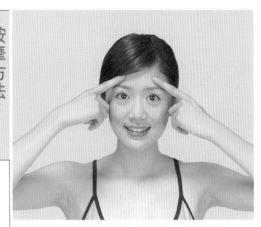

以手指指腹或指節向下按壓，並作圈狀按摩。

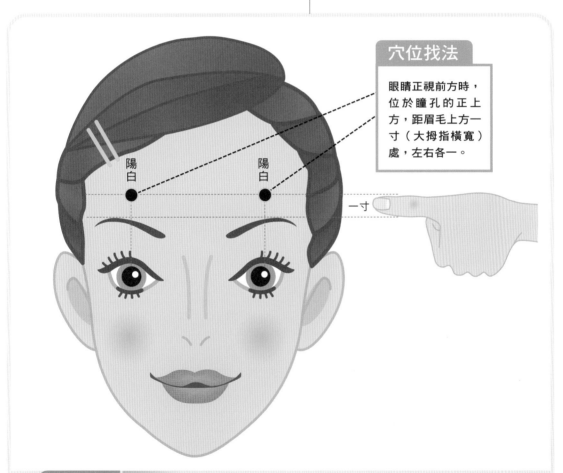

穴位找法

眼睛正視前方時，位於瞳孔的正上方，距眉毛上方一寸（大拇指橫寬）處，左右各一。

陽白　　　陽白

一寸

名稱由來

「陽」指額頭，「白」指明亮的意思，「陽白」是位在額頭的穴位之一。

在《甲乙經》中「使目光明，故名陽白。」表示透過此穴位，可以增強視力，看清楚四周，因此稱為「陽白」。

43

魚腰

治療效果｜紓解眼部疲勞

魚腰穴可緩解眼部四周肌肉疲勞，治療近視、結膜炎，也可改善眼部肌膚問題。

名稱由來

在《奇效良方》中「魚腰，在眉中間。」指此穴位在眉毛的中間。

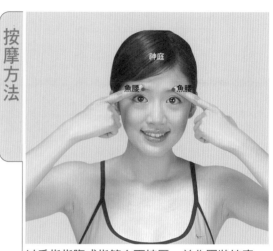

以手指指腹或指節向下按壓，並作圈狀按摩。

神庭

治療效果｜主治鼻子疾病

對慢性鼻炎、鼻膿等鼻子疾病，以及頭痛、暈眩、癲癇都有效果。同時，眉上疼痛而無法往上看時，或失去意識時，刺激本穴有效。

名稱由來

神庭的「神」，表示精神的神。「庭」為庭院的意思。表示從額頭進入頭髮之前的庭院，含有使精神或情緒安定的意思。

穴位找法

魚腰位在眉毛正中心的位置，左右兩側各有一穴。

穴位找法

在眉間中心線往上延伸，在髮際正上方0.5寸處。

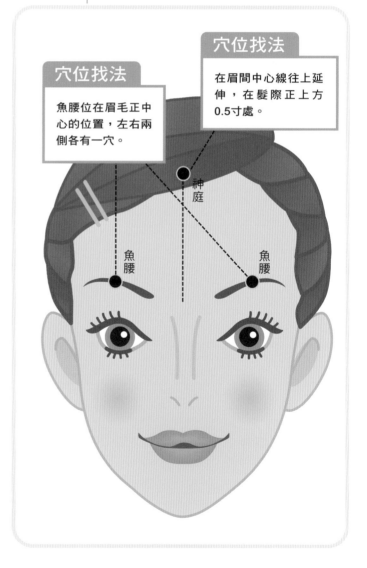

絲竹空

治療效果 改善眼部疾病

絲竹空位在眉毛尾端，與眼部疾病關係密切，本穴有明目止痛的功效，可以紓解頭暈目眩、偏頭痛、牙齒疼痛、眼睛充血、眼部疲勞、近視、睫毛倒插等，對於消除臉部浮腫、預防眼袋產生也有不錯的療效。

按摩方法

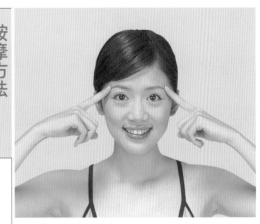

以手指指腹或指節向下按壓，並作圈狀按摩。

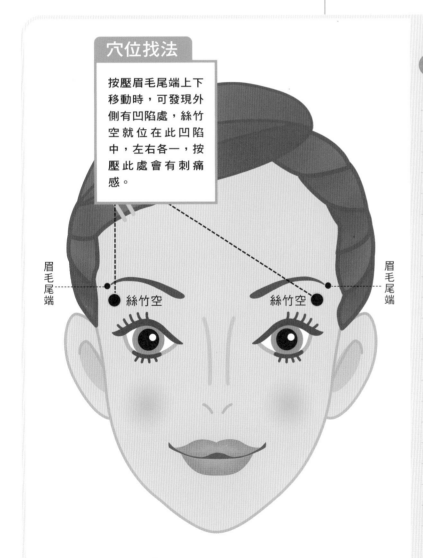

穴位找法

按壓眉毛尾端上下移動時，可發現外側有凹陷處，絲竹空就位在此凹陷中，左右各一，按壓此處會有刺痛感。

眉毛尾端 　　　絲竹空　　　　　絲竹空　　　眉毛尾端

名稱由來

「絲」指纖細的眉毛，「竹」指竹葉，「空」指凹陷的意思。

在《會元針灸學》中「絲竹空者，目之系有細絲，藏於清潤如在竹之中，連繫於目，通風氣之輪廓，故名絲竹空。」由於竹子根部橫生的狀態和眉毛相似，因此以竹子比喻。

印堂

治療效果 ｜ **主治鼻部疾病**

印堂可以治療鼻中所產生的膿包或息肉，鼻中產生膿包或息肉的原因，是因為以不潔的手指，摳挖鼻孔造成鼻內黏膜受到傷害，導致細菌入侵，若鼻中長有膿包、息肉時，按壓此處非常有效。此外，印堂也是治療鼻子各種疾病的常用穴位，可以紓解因慢性鼻炎或鼻竇炎所引起的鼻塞、頭痛、頭暈、流鼻血、流鼻水、眩暈、氣喘等不適感。

按摩方法

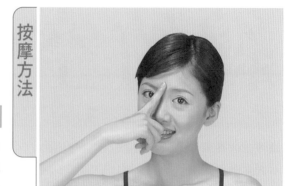

以手指指腹或指節向下按壓，並作圈狀按摩。

印堂

穴位找法

位於左右眉頭的中間。

名稱由來

在《素問·刺瘧篇》中「印堂，在兩眉間。」表示穴位在兩眉頭連線的中間部位。

睛明

治療效果 主治眼部疾病

睛明是治療眼部疾病的重要穴位，按壓此穴可以消除眼睛疲勞、充血，治療近視、夜盲、斜視、視力減退，緩和顏面痙攣、鼻塞、小孩抽筋、驚風等，也可淡化眼周皺紋、黑眼圈及浮腫的泡泡眼。此穴對於治療過敏性鼻炎也有幫助。

按摩方法

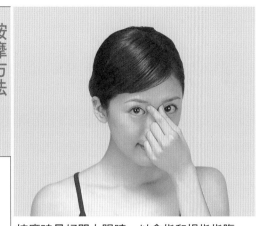

按摩時最好閉上眼睛，以食指和拇指指腹同時向內、向上方按壓。

穴位找法

位於內側眼角的凹陷處，二側各有一穴。

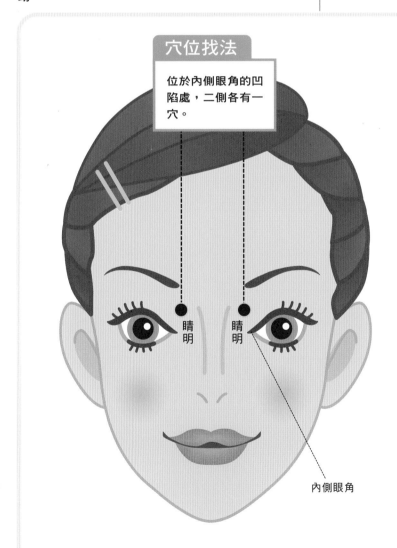

睛明　　睛明

內側眼角

名稱由來

「睛」指眼珠的意思，「明」指明亮、光明，睛明是位在眼睛部位的穴位之一。

《甲乙經》中「睛明，別名淚孔，在目內眥外。」表示睛明位在眼框內側的邊緣，因為位於太陽膀胱經脈上，在中醫臨床上屬於常用的重要穴位之一。

攢竹

按摩方法

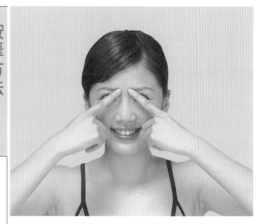

以手指指腹或指節向下按壓，並作圈狀按摩。

治療效果　**美化臉部肌膚**

攢竹穴可舒緩眼袋浮腫，美化臉部肌膚，消除眼睛疲勞，治療頭痛、頭重、鼻症、高血壓症、結膜炎、臉頰疼痛等，對於常流淚、暈眩等症也有良好療效。

穴位找法

位於左右眉毛的內側，即眉頭的凹陷處，左右各一。以指尖在眉頭處上下移動時，會感覺到有一條細筋，攢竹穴即在此處。

眉頭

攢竹　　攢竹

名稱由來

「攢」指群聚的意思，「竹」形容眉毛，表示攢竹穴是位在眉頭附近的穴位。

在《會元針灸學》中「攢竹者，諸陽之氣攢聚於眉頭，如新竹之茂，又如竹自以象其形，故名攢竹。」表示攢竹位在眉頭深陷處，因為眉毛的形狀，宛如竹子叢聚的樣子，因此將此穴位稱為「攢竹」。

注音 / ㄊㄨㄥˊ ㄗˇ ㄌㄧㄠˊ　羅馬拼音 / Tung Tzu Liao

瞳子髎

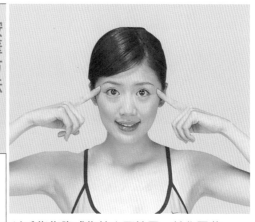

按摩方法

治療效果 | **主治眼部疾病**

瞳子髎與睛明穴是治療眼部疾病常用的穴位。
本穴可以緩解眼部肌肉疲勞、眼睛充血、顏面
痙攣、頭痛、頭暈等症狀,也可用於消除魚尾
紋、柔潤眼肌、緊實臉部肌膚、改善氣色。

以手指指腹或指節向下按壓,並作圈狀
按摩。

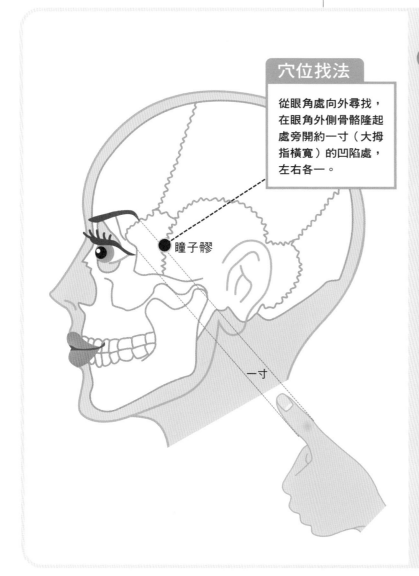

穴位找法

從眼角處向外尋找,
在眼角外側骨骼隆起
處旁開約一寸(大拇
指橫寬)的凹陷處,
左右各一。

瞳子髎

一寸

名稱由來

「瞳子」指眼球、眼珠的
意思,「髎」指骨空的
意思,因此瞳子髎指位
在眼睛部位的穴位。
在《艾編》中「瞳子髎,
此為瞳子之竅也,手足
少陽之會,有三焦交
此。」瞳子髎有手太陽
經脈、手少陽經脈和足
少陽經脈交會在此穴
位,因此「瞳子髎」是
眼部重要的穴位之一。

太陽

治療效果 **舒緩眼睛疲勞**

太陽穴可以緩和鼻炎、眼睛疲勞疼痛、減輕頭痛及感冒的症狀，還能促進血液與淋巴循環，有美化肌膚的功效。太陽穴對於減緩眼睛疲勞最有效果，常常按摩可以改善眼底疼痛、視力模糊、畏光等症狀。另外，每天按壓太陽穴數回，還可以治療初期的白內障。

按摩方法

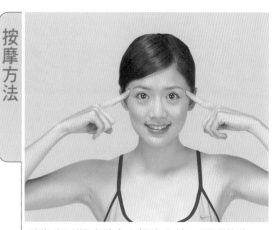

手指先以順時針方向揉半分鐘，再以逆時針方向揉半分鐘。剛開始按摩時不要太用力，先輕輕地壓迫即可，漸漸施壓，最後充分按壓。

穴位找法

將手指放在眉毛尾端與眼睛尾端的中央，向鬢角滑動時，所接觸到的骨頭凹陷處就是太陽穴，左右各一。

眉毛尾端　太陽　眼睛尾端

名稱由來

古籍《聖惠方》中「在目後半寸，是穴。」表示太陽穴位在眼框外和眉梢之間，即從眼框外延伸約一寸的凹陷處。太陽穴對眼部疾病有治療效果，常按摩本穴，可以使眼睛就像受到太陽照射一樣，感覺明亮。

承泣

治療效果 | 主治眼部疾病

承泣主治眼部疾病，能有效改善眼睛視力、眼睛痠痛流淚、夜盲症、充血、消除疲勞、減輕頭昏眼花等症狀，也能消除泡泡眼，淡化黑眼圈。

按摩方法

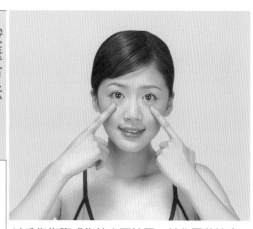

以手指指腹或指節向下按壓，並作圈狀按摩。

名稱由來

「承」指承受的意思，「泣」是哭泣、流淚的意思。

在《甲乙經》中「承泣，在目下七分，直目瞳子。」指穴位在瞳孔下方，表示此穴位剛好能承受哭泣時流下的淚水，因此以「承泣」命名。

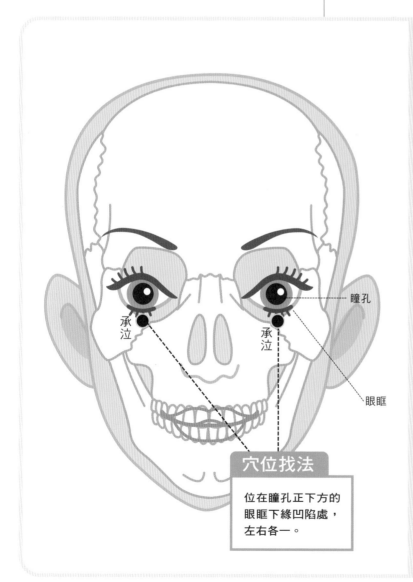

瞳孔

承泣

承泣

眼眶

穴位找法

位在瞳孔正下方的眼眶下緣凹陷處，左右各一。

四白

治療效果 | **主治眼部疾病**

四白可治療三叉神經痛與眼部疾病，所以可以紓解頭痛或暈眩，預防近視、消除眼睛疲勞、浮腫，還能增加肌膚彈性、結實臉部肌肉，美化臉部至頸部曲線。

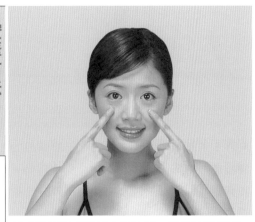

按摩方法

以手指指腹或指節向下按壓，並作圈狀按摩。

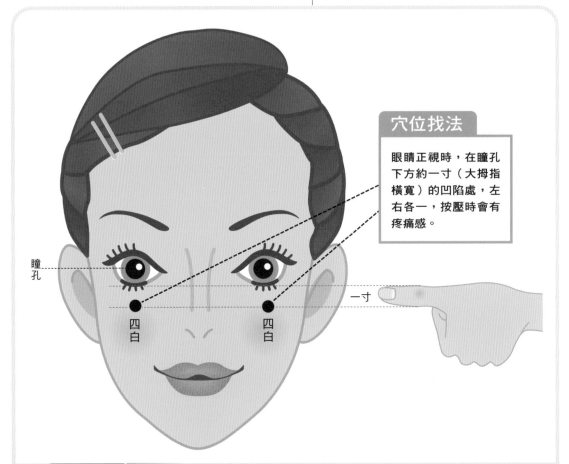

穴位找法

眼睛正視時，在瞳孔下方約一寸（大拇指橫寬）的凹陷處，左右各一，按壓時會有疼痛感。

瞳孔

一寸

四白　　四白

名稱由來

「四」是四周、周圍，「白」指白色、明亮，此指凹陷處。

在《會元針灸學》中「四白者，四是面之四方易見之處，白者目下明白也。又與目輪相近，肝之開竅於目，至期門化氣，由足陽明直通目中，化光色白，故名四白。」由於眼睛上、下、左、右統稱四白，因為此穴能治療各種眼部及眼眶四周疾患，因此稱為「四白」。

顴髎

治療效果　美容效果良好

顴髎可紓解牙痛，改善黑眼圈、眼睛疲勞、臉頰浮腫，此處有三叉神經通過，因此對顏面神經失調、三叉神經痛、鼻炎的治療效果良好，還有緊實肌膚、保持潤滑的功效，平時在顴髎多加按摩，可以減緩魚尾紋及皺紋的產生，是美容效果相當好的穴位之一。

按摩方法

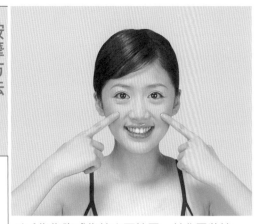

以手指指腹或指節向下按壓，並作圈狀按摩。按壓時朝顴骨方向施力。

頭頸部穴位｜四白｜顴髎

穴位找法

位在顴骨隆起的正下方。將兩頰由下往上推，在顴骨尖端下方的凹陷處，約與鼻翼底部等高。也可以從眼尾外角往下的延伸線，與鼻子底部的水平線交會點附近尋找。左右各一，按壓時有痠痛感。

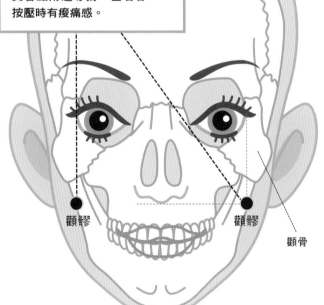

顴髎　顴髎　顴骨

名稱由來

「顴」指顴骨，「髎」表示骨空、角落的意思，從字面上可知顴髎是位在顴骨的凹陷部位。

53

巨髎

治療效果　主治鼻部疾病

巨髎可紓解鼻塞、流鼻水、鼻竇炎、流鼻血、牙齦發炎、上排牙齒疼痛、臉部麻痺、顏面痙攣，也可消除臉頰浮腫、緊實肌膚、美化曲線。

按摩方法

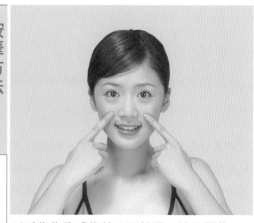

以手指指腹或指節向下按壓，並作圈狀按摩。按壓時朝顴骨方向施力。

穴位找法

位於鼻孔二側，在鼻孔底部平行線與瞳孔向下延伸線的交會處，左右各一。大約是在鼻孔外側旁邊一寸（大拇指橫寬）的距離，位於地倉穴（第58頁）的上方。

● 巨髎　　● 巨髎
　　　　　　● 地倉

名稱由來

「巨」指巨大的意思，「髎」指骨空的意思。在《會元針灸學》中「在顴大骨下之邊髎，故名巨髎。」表示穴位在眼部下方，臉部兩旁向上突起之處，由於穴位凹陷很深，所以稱為「巨髎」。

迎香

治療效果 | 主治鼻部疾病

迎香是治療鼻部疾病的重要穴位，還能消除嘴角兩側八字紋，主治唇部腫痛、鼻塞、流鼻水、流鼻血、嗅覺減退、鼻炎、鼻竇炎，還能消除眼睛疲勞、眼袋、黑眼圈、氣色不佳、臉部浮腫。對於臉部神經痛、感冒也有治療效果。

按摩方法

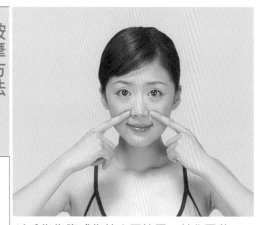

以手指指腹或指節向下按壓，並作圈狀按摩，施力方向略往中央。

穴位找法

位在鼻翼的兩側凹陷處，鼻翼底部正側方、法令紋附近的穴位，左右各一。

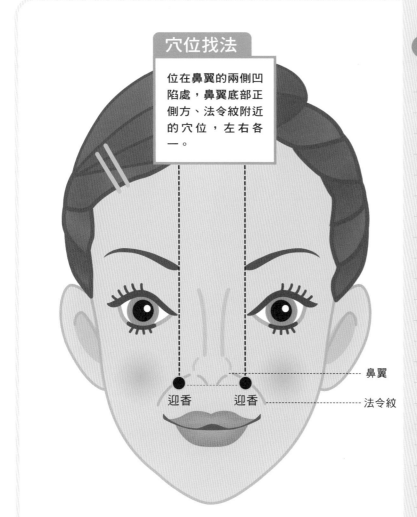

迎香　　迎香

鼻翼

法令紋

名稱由來

「迎」指迎接、朝向的意思，「香」指芳香的氣息，表示迎香穴可以接收芳香氣味。

在《會元針灸學》中「迎香者，迎者應遇，香者芳香之味，香氣近鼻無知覺，刺之即知。又因足陽明宗氣所和，開竅於口，脾味香，故名迎香。」表示迎香穴在鼻翼外緣，當鼻塞不暢通，無法嗅到香臭味道時，就可以透過此穴治療，因此以功能命名為「迎香」。

禾髎

治療效果　主治鼻部疾病

禾髎主治鼻子的各種疾病，如過敏性鼻炎、鼻塞、流鼻血、流鼻水、鼻竇炎，因此可以緩解鼻塞引起的頭痛、頭暈等症狀，也可治療牙痛、牙周病、顏面神經麻痺、三叉神經痛。

按摩方法

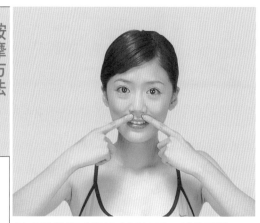

以手指指腹或指節向下按壓，並作圈狀按摩。

穴位找法

位於鼻孔下方與上唇之間。左右二側均有。

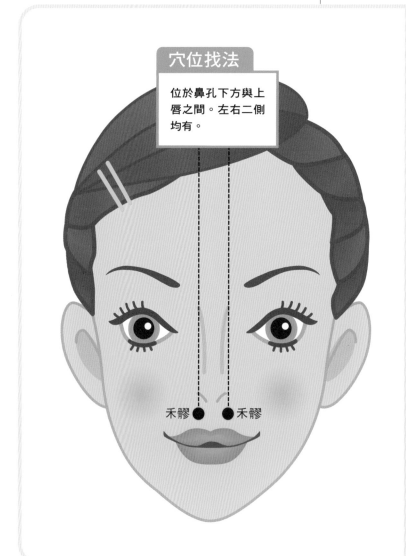

禾髎　　禾髎

名稱由來

「禾」指糧食的意思，「髎」指孔穴。

古籍中認為「禾髎，秦漢以前的禾字皆指梁而言，即今之小米。口為納穀食之關，穴當其上際，似此而得名。」表示穀物從口進入，穴靠近口邊，向內對應門牙及牙尖的牙根凹陷處，因此稱為禾髎。

人中

治療效果　安神止痛

人中有安神止痛的功效，尤其對中風昏迷的患者，可以急壓此穴，就可以使其清醒回神，是急救的穴位之一。本穴還可治療癲癇、中暑、高血壓、休克、噁心嘔吐、煩渴、牙關緊閉、鼻塞、水腫、腹部腫痛等症。

按摩方法

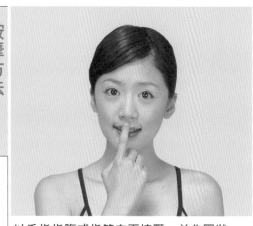

以手指指腹或指節向下按壓，並作圈狀按摩。

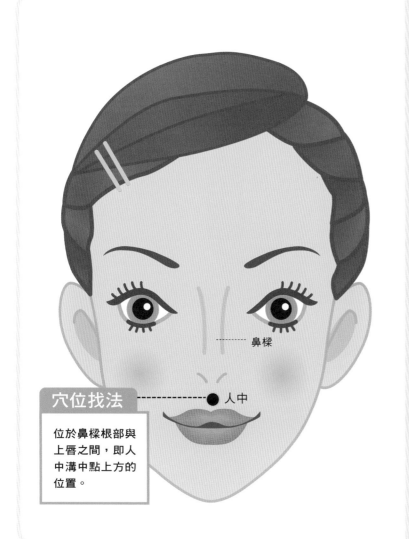

鼻樑

人中

穴位找法

位於鼻樑根部與上唇之間，即人中溝中點上方的位置。

名稱由來

本穴位於督脈末端，且古人認為天氣通於鼻，地氣通於口，因此，鼻、人中、口三者則構成「天地人」所形成的氣場。本穴又名「水溝」，因位於人中溝上，故名「水溝」。

地倉

治療效果　**改善顏面神經失調**

地倉可以治療因高血壓、中風引起的語言障礙、顏面神經失調、顏面痙攣，對於三叉神經痛、慢性胃腸疾病、溼疹、皮膚炎、口臭等症狀，按摩地倉穴，也有治療效果。

按摩方法

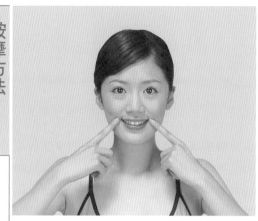

以手指指腹或指節向下按壓，並作圈狀按摩。

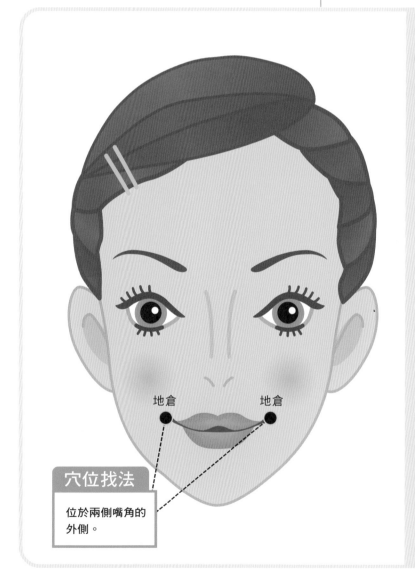

地倉　　地倉

穴位找法

位於兩側嘴角的外側。

名稱由來

「地」指地格，「倉」指儲藏稻穀的處所。

《醫經理解》中「地倉，夾口吻旁四分，外如近下，微有動脈，口以入穀，故謂之倉；唇在面之下部，故謂地也。」在古代，習慣將人的臉部分為「三庭」，鼻子以上稱為「上庭」，鼻子為「中庭」，鼻子以下則稱為「下庭」，三庭合稱天、人、地三格。由於此穴位在鼻子下方，處在地格的位置，又因為脾氣通於口，而脾胃屬土，宛若倉廩之官，所以稱為「地倉」。

承漿

治療效果　消腫止痛

承漿有消腫止痛、提神醒腦的作用，可以改善臉部神經麻痺、牙齦腫痛、口腔潰爛，也可治療中風昏迷、休克，也有消除顏面浮腫，美化曲線的功效。

按摩方法

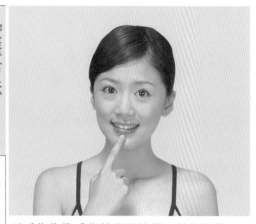

以手指指腹或指節向下按壓，並作圈狀按摩。

名稱由來

「承」指承接，「漿」指口中漿液、唾液。

古籍中「承漿，頤之上陷處稱為『承漿』，穴當其處，故名；穴當飲食入口之下，以飲食為漿，當有上承飲食之義。」表示承漿因為位在嘴唇下方的凹窩處，宛如承接口中的唾液，故以此命名。

穴位找法

位在嘴唇與下巴中間的凹陷。尋找此穴位時可以將頭部稍微往後仰，嘴巴微張，可使下唇與下顎間的凹陷更為明顯。

承漿

頷厭

治療效果 | 治療眼部疾病

頷厭可以緩和鼻炎、眼睛疲勞疼痛、減輕頭痛及感冒的症狀，還能促進血液循環，有美化肌膚的功效。此外，也可以治療暈眩、耳鳴或抽筋。本穴對減緩眼睛疲勞最有效果，常常按摩可以改善眼睛痠痛、視力模糊、畏光等症狀。

按摩方法

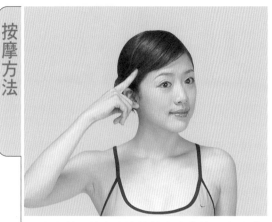

以指尖劃圈的方式持續按摩本穴位。先以手指順時針方向揉半分鐘，再以逆時針方向揉半分鐘。剛開始按摩時不要太用力，先輕輕地壓迫即可，最後再稍微加重力道。

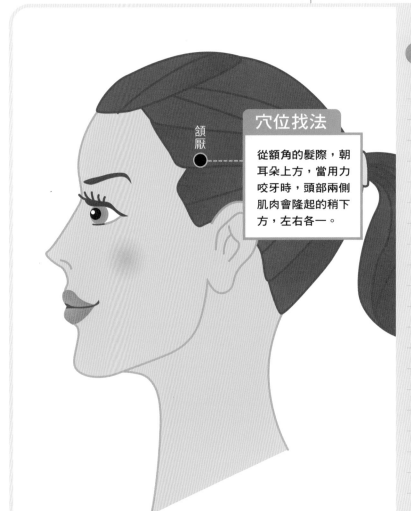

頷厭

穴位找法

從額角的髮際，朝耳朵上方，當用力咬牙時，頭部兩側肌肉會隆起的稍下方，左右各一。

名稱由來

「頷」指下顎，「厭」與合同義，也有推高的意思。

在《甲乙經》中「頷厭，在曲周顳顬上廉。」由於飲食時嚼動嘴巴，頷下和顳顬皆會因此受牽引，呈現牽合的狀態，因此稱之為「頷厭」。另外也有古籍提到「頷為點頭，厭有抑制之意，此穴可治肝陽上逆之頻頻頭搖或點頭，故名。」

角孫

治療效果 治療眼部疾病

角孫主要用於治療眼睛、耳朵、牙齒的疾病，因此，對於眼睛發炎、耳鳴、中耳炎、減緩蛀牙、牙周病的不適感，都有不錯的效果。如果患有暈眩，或暈車、頭痛、頭重等症狀，也可按摩角孫穴加以改善。

按摩方法

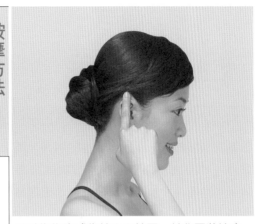

以手指指腹或指節向下按壓，並作圈狀按摩。

角孫

名稱由來

「角」引申為耳朵上方的角，「孫」有繁多的意思，在此引申為支別，因此角孫指位在耳朵的穴位。

在《會元針灸學》中「角孫者，耳廓上角也，孫者絡於下也，即耳廓內上角稍下，開口空中，故名角孫。」表示角孫位在耳朵內側上方的角落，因與足少陽、手陽明的支脈交會於此，因此稱為「角孫」。

穴位找法

將耳朵以蓋住耳洞的方式往前彎曲時，位在耳朵最上方，大約是在髮際的凹陷處附近，左右各一。

61

曲鬢

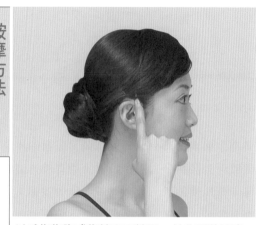

以手指指腹或指節向下按壓，並作圈狀按摩。

治療效果 | 舒緩頭部疼痛

曲鬢對頭部疼痛，尤其血管性的頭痛、頭重有效果。也可緩和頭部兩側到下顎的紅腫或疼痛。同時也具有消除三叉神經痛、眼睛疲勞的效果。

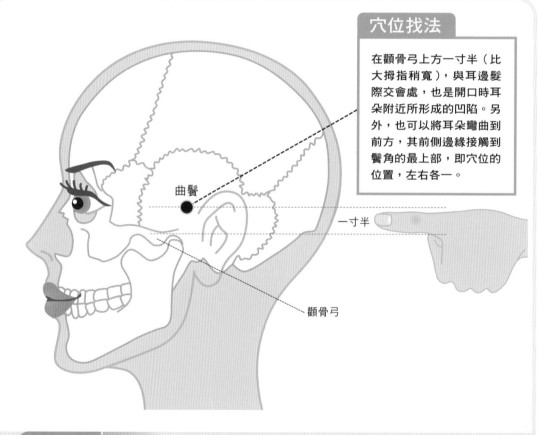

穴位找法

在顴骨弓上方一寸半（比大拇指稍寬），與耳邊髮際交會處，也是開口時耳朵附近所形成的凹陷。另外，也可以將耳朵彎曲到前方，其前側邊緣接觸到鬢角的最上部，即穴位的位置，左右各一。

曲鬢

一寸半

顴骨弓

名稱由來

「曲」指彎曲的意思，「鬢」指鬢角處的頭髮，因此曲鬢是指位在鬢髮附近的穴位。
在《醫經理解》中「曲鬢，在耳上入髮際曲隅陷中。」表示曲鬢穴位在耳朵上方，且靠近鬢髮彎曲處，因此稱為「曲鬢」。

客主人

治療效果 減輕疼痛

客主人對於三叉神經痛、痙攣、顏面麻痺、小孩抽筋、耳鳴、重聽、消除上牙齒痛等症狀的治療都具有很好的效果。

按摩方法

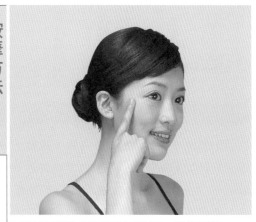

以手指指腹或指節向下按壓，並作圈狀按摩。

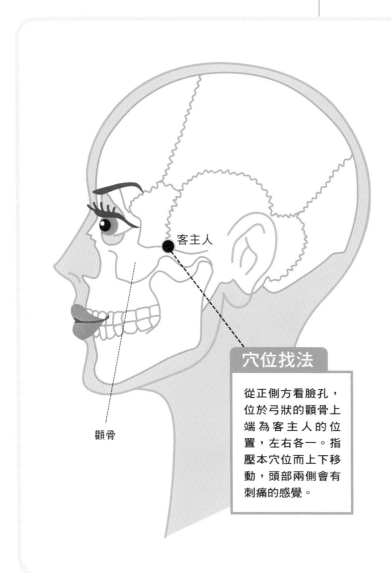

客主人

顴骨

穴位找法

從正側方看臉孔，位於弓狀的顴骨上端為客主人的位置，左右各一。指壓本穴位而上下移動，頭部兩側會有刺痛的感覺。

名稱由來

客主人又名上關。「關」指門門之橫木，表示顴骨弓狀猶如門門，此穴位在顴骨的上方，因此稱之為「上關」。

在《氣府論》中提到「客主人為手足少陽足陽明三脈之會。」表示足少陽是主人，其他二經為客人，因此將此穴稱為「客主人」。

耳門

治療效果 治療耳部疾病

耳門對治療耳朵疾病，如：耳鳴、重聽、中耳炎、外耳炎等症特別有效，也可以與耳下的翳風穴一同使用，能減緩外耳炎的不適感。另外，對於顏面神經麻痺、牙齒疼痛也有治療效果。

按摩方法

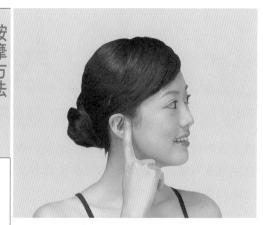

以手指指腹或指節向下按壓，並作圈狀按摩。

名稱由來

「耳」指耳朵，「門」指出入門戶的意思，表示耳門是位在耳朵的穴位之一，是進出耳朵的重要門戶。

在《會元針灸學》中「耳門者，…連繫於腦，通知覺而達所聞聲音，辨別善惡，入於神繫，陰復出陽復入，識覺生分別之門，通耳出入陰陽之機關，故名耳門。」表示耳門是耳朵的重要機關，凡腎氣、聲音等進入耳朵前，都必須經過「耳門穴」。

耳門

耳洞

耳珠

穴位找法

在耳洞前方的小突起部位稱為「耳珠」，耳門就位在耳珠正前方的斜上角，左右各一。

聽宮

治療效果 | 主治耳部疾病

聽宮是治療耳疾的重要穴位。除此之外，對頭痛、頭重、暈眩、視力減退、記憶力減退也有效果。治療耳朵疾病時，也可以與耳門穴合用，聽宮與耳門是治療耳疾不可欠缺的重要穴位。

按摩方法

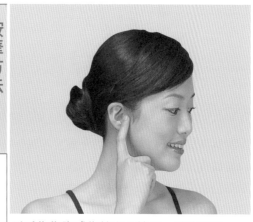

以手指指腹或指節向下按壓，並作圈狀按摩。

聽宮

耳珠

穴位找法

耳朵前方有一小型的軟骨稱為耳珠。聽宮位在耳珠前方的凹陷處，左右各一，尤其嘴巴張開時，此處會有明顯的凹陷，所以可以藉由張口閉口的動作，方便地找出本穴位。

名稱由來

「聽」指用耳朵接收聲音，「宮」指五音之首的意思，指位在耳朵部位的穴位。

古籍中「穴在耳前上切迹之前。耳司聽，故名『聽宮』。宮，深室也，以喻耳竅。」

《醫經理解》中「聽宮，又名多所聞，耳為聽宮，穴在耳中王珠子，故名也。」表示聽宮位在耳朵前上方，透過此穴位，可以強化耳朵功能，是治療耳朵疾病的重要穴位之一。

65

下關

治療效果 | **消炎鎮痛**

下關有消炎鎮痛的功能，對牙痛、耳鳴、三叉神經痛有治療的效果，尤其針對最容易蛀牙的下排臼齒，在牙痛甚至伴隨紅腫的情形下，只要略微按摩「下關」，就可以緩解不適的症狀。本穴也常用於治療下頜關節炎、牙關緊閉、耳鳴、張口困難等症。

按摩方法

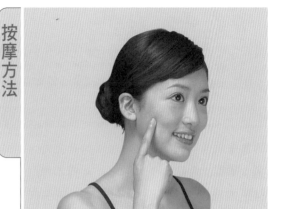

以手指指腹或指節向下按壓，並作圈狀按摩。

名稱由來

「下」指下方，「關」指閂門的橫木。

在《會元針灸學》中「下關者，因牙關分上下二處，上關即客主人；下者，下片部也，牙關是開合之機關，屬下，故名下關。」因為穴位在顴骨弓的下方，因此稱為下關，也就是「下頜」關節前的牙關處。

顴骨隆起

下關

顴骨弓

穴位找法

位於顴骨中央的下方。從耳朵前方的顴骨弓下方尋找，可以觸摸到骨頭最凹處，左右臉頰均有，按壓時牙齒會有疼痛感。

大迎

治療效果 增進臉部血液循環

指壓大迎，有助於臉部血液循環與皮膚緊縮，因此可以除去脂肪、消除惱人的雙下巴。此外，還能改善冷虛症、頸部痙攣、舌頭僵硬、牙齒疼痛、牙齦腫脹、眼睛痠痛，也能消除臉部浮腫等症狀。

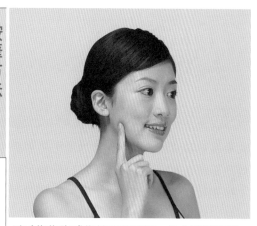

以手指指腹或指節向下按壓，並作圈狀按摩。

穴位找法

約在臉頰下方的前顎骨上方一寸（大拇指橫寬），可以感覺到有一凹陷部位，大迎就位在此凹陷處，左右各一，觸摸時會感覺到脈搏跳動。

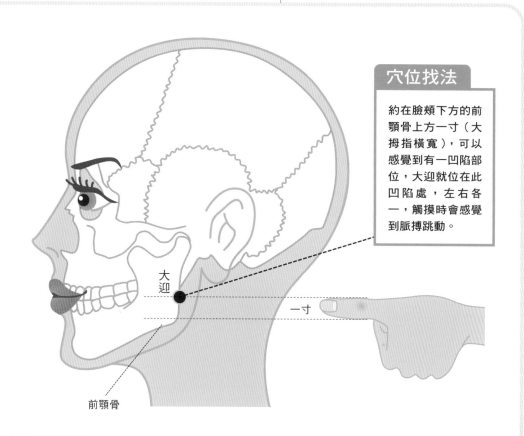

大迎

一寸

前顎骨

名稱由來

「迎」指迎合的意思。在《會元針灸學》中「大迎者，大是大衝脈也，迎者迎其氣血精液之來也，故名大迎。」大迎位在下巴下方，下巴又稱「大迎骨」，因為臉部的動脈通過此穴，並朝臉部衝迎，所以稱為「大迎」。

頰車

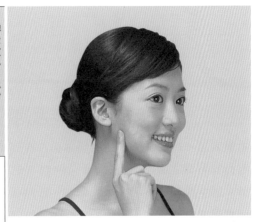

以手指指腹或指節向下按壓，並作圈狀按摩。

治療效果 | 治療牙齒疼痛

頰車有祛風活絡的作用，可以治療神經癱瘓的口眼歪斜症狀，而本穴接近下排牙齒，所以對下排牙齒疼痛也有療效。此外，對頸部痙攣、臉頰浮腫、牙齦疼痛、腮腺炎有不錯的效果，還能緊實肌膚、消除下顎肥厚。

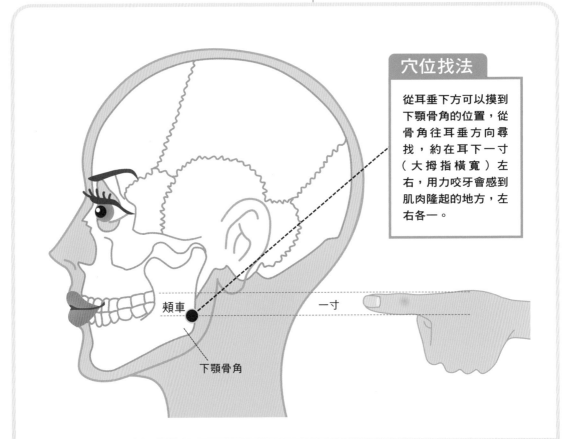

穴位找法

從耳垂下方可以摸到下顎骨角的位置，從骨角往耳垂方向尋找，約在耳下一寸（大拇指橫寬）左右，用力咬牙會感到肌肉隆起的地方，左右各一。

頰車

一寸

下顎骨角

名稱由來

「頰」指臉部兩側，兩頰在臉部如同貫穿車軸的金屬鏈，所以下顎骨古稱「頰車骨」，因為穴位在下顎，所以以「頰車」命名。

在《針灸十四經腧穴分解》中「頰車穴位於顏頰之牙車之邊際，故名。」牙車指下顎關節部位，因此將位在此的穴位稱為「頰車」。

天窗

治療效果 治療耳部疾病

天窗對於治療一般的耳朵疾病很有效，常使用於改善耳鳴、重聽、中耳炎等症狀。另外，對腮腺炎、扁桃腺紅腫、頸肩僵硬、手臂痠痛、臉部僵硬或紅腫、喉嚨痛等有不錯的效果。

按摩方法

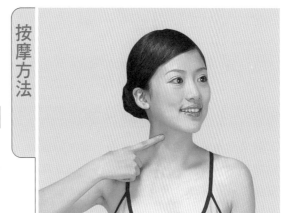

以手指指腹或指節向下按壓，並作環狀揉壓。指壓天窗時，不可過於用力，用食指或中指緩慢斟酌力道的方式，進行指壓。

名稱由來

「天」為陽，頭頸為陽，因此天引申為頭頸的意思。「窗」指通孔的意思，表示天窗是位在頸部的穴位。

在《素問‧五臟別論》中「穴主耳聾，喉中痛，暴喑等孔竅病，故名天窗。」表示天窗穴位可以針治耳聾、喉嚨痛等疾病；另在《會元針灸學》中「天窗者，項頸筋間之孔穴，在天部之上，故名天窗。」表示天窗位在頸部大筋前曲頰下的孔穴，並且具有通經氣的功能，因此稱為「天窗」。

乳狀突起

喉結

天窗

穴位找法

位於耳後乳狀突起部位的延伸線，與喉結水平線的交會處，左右各一。觸摸本穴位時，手指會感覺到脈搏的跳動。

天容

治療效果 治療頸部疾病

天容穴常用於頸部疾病的治療，如頸部僵硬、頸部痠痛、落枕、頸部轉動困難，以及耳鳴、重聽、胸悶、胸痛、喉嚨痛等症狀，還可以調整血液循環，美化頸部肌膚。

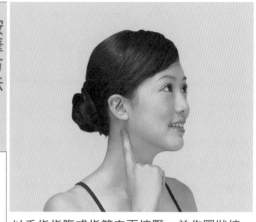

以手指指腹或指節向下按壓，並作圈狀按摩，左右各一。

名稱由來

「天」指頭部，「容」指包含的意思，指此穴位在頭部，形容人的頸項可以包容頭部。另外，因為許多經脈氣絡都需經過此穴位後才能灌注到臉部，所以稱為「天容」。

天容

下顎

穴位找法

位於耳朵下方、下顎的後側，伸長脖子時，會感覺到在耳朵下方的頸部有條粗肌肉，天容就位在這條粗肌肉上，左右各一。

注音 / ㄊㄧㄢ　ㄧㄡ　羅馬拼音 / Tien You

天牖

治療效果　主治頭部疾病

天牖常用於治療頭痛、頭重、牙齒痛、臉部浮腫、頸部僵硬等症狀。另外，也可以改善重聽、視力衰退、疲勞、氣色差、容易作夢等症狀。

按摩方法

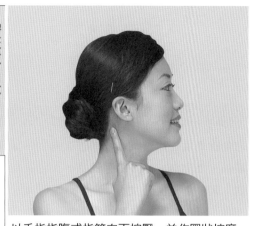

以手指指腹或指節向下按壓，並作圈狀按摩。

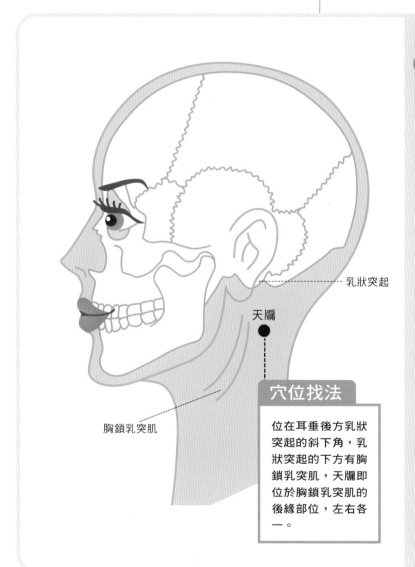

乳狀突起

天牖

胸鎖乳突肌

名稱由來

「天」指頭部的意思，人體以頭為乾屬天，腹為坤屬地。「牖」指窗口。

在《甲乙經》中「天牖，在頸筋間缺盆上，天容後，天柱前，完骨後，髮際上。」表示天牖位在頸部筋肉間，並位在缺盆穴位上方，即天柱穴和完骨穴之間的髮際上，因為宛如天柱的窗口，因此稱之為「天牖」。

穴位找法

位在耳垂後方乳狀突起的斜下角，乳狀突起的下方有胸鎖乳突肌，天牖即位於胸鎖乳突肌的後緣部位，左右各一。

完骨

治療效果 消炎止痛

完骨對各種症狀有廣大效果，尤其對偏頭痛、暈眩、腦充血、臉部神經麻痺、失眠等症狀有效。對於起立性暈眩、耳朵疾病、歪嘴、頸部疼痛、心悸、氣喘、喉嚨痛等症狀，刺激完骨有緩和的效果。

按摩方法

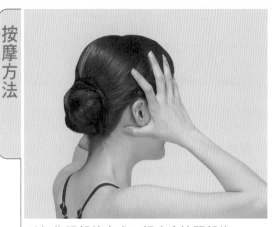

以包住頭部的方式，輕度摩擦頸部後，再以拇指指腹緩慢指壓左右穴位。

----- 乳狀突起

● 完骨

名稱由來

「完」是完整，也表示圍在家裏四周的籬笆，指耳朵後方高起、如籬笆環繞般的骨頭。

在《會元針灸學》中「完骨者，耳後起骨如城廓之完備，護於腦府，中藏神系，通於耳目，故名完骨。」表示耳朵後方突起的骨頭，像城牆一般，可以護衛頭部，保護神經，因此稱為「完骨」。

穴位找法

位於乳狀突起下端後側的凹處，左右各一。用指頭強壓此處，頭部兩側會有刺痛的感覺。

竅陰

治療效果　治療耳部疾病

竅陰是治療耳朵疾病的特效穴位，尤其是患有重聽症初期，可持續按壓竅陰穴加以改善。此外對頭痛、眼睛發炎、耳鳴、暈眩、頸部疼痛、小腿抽筋、容易勞累、高血壓、情緒不佳等症狀，按壓本穴位也可以獲得改善。

按摩方法

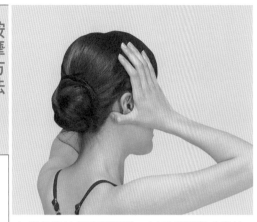

上半身維持挺直的姿勢，以手指指腹或指節向下按壓，並作圈狀按摩。

名稱由來

「竅」指孔穴，表示骨頭的凹陷部位，「陰」是指穴在耳竅之後陰側面，故而得名。足部也有一個竅陰穴，位在腳部第四趾的趾端，是足少陽脈的最後一穴，陽氣已盡，陰氣將至，所以也稱「竅陰」。

竅陰

穴位找法

位在耳後乳狀突起的上方，也就是外耳緣後側的凹陷部位，左右各一。按壓此穴可以感受到脈搏跳動，強壓會有疼痛感。

乳狀突起

73

注音 / ㄧ ㄈㄥ　羅馬拼音 / Yi Feng

翳風

治療效果　治療耳部疾病

翳風穴對治療臉部麻痺、痙攣、臉頰紅腫、牙痛有效果，也可以緩和頸部、肩膀痠痛。此外，對重聽或耳痛、牙痛、暈眩、暈車也有效果。而翳風穴也是治療三叉神經痛的特效穴位。耳朵周圍，包括翳風在內，聽宮、角孫、竅陰、耳門等穴位也集中於此，是治療重聽、耳鳴的特效穴位。

按摩方法

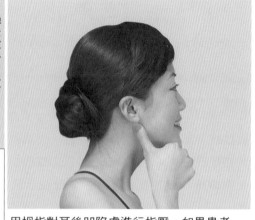

用拇指對耳後凹陷處進行指壓。如果患者自己指壓時，先用手掌抵住面頰，再以拇指指壓，如此反覆數次即可。

● 翳風

穴位找法

耳垂後方有一塊突起的骨骼，翳風就位在此骨骼前方的小凹陷中，左右各一。如果將耳垂往後壓，正好可接觸到此凹陷處，如果用指尖揉壓會感覺疼痛。

名稱由來

「翳」指遮蔽的意思，「風」指風邪，翳風指可以遮蔽風寒侵襲的穴位。

在《會元針灸學》中「翳風者，兩耳如翳，兩完骨如屏，所謂為擋前後之風，開口空孔中，為風眼，邪乘開口易衝入空竅，閉口前有耳，後有完骨，下有頰骨護之，故名翳風。」表示人的耳朵構造像兩面屏風一樣，可以遮住風寒侵襲，因此將位在耳朵後方、接近耳垂處的穴位稱為「翳風」。

強間

治療效果 ｜ **改善頭部暈眩**

強間主治頸部僵硬、頭暈、頭痛等症狀。

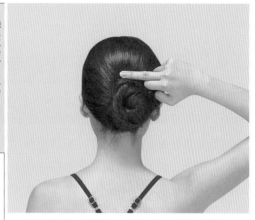

以手指指腹或指節向下按壓，並作圈狀按摩。

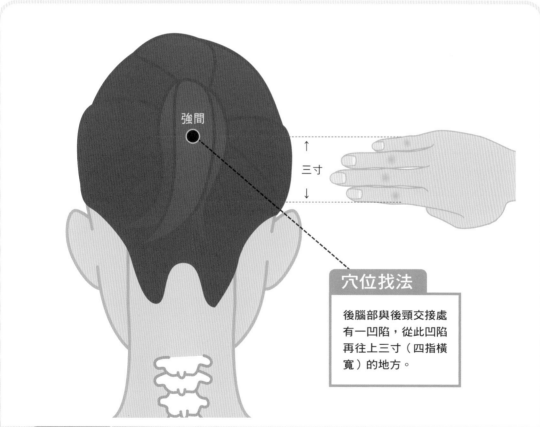

強間

↑
三寸
↓

穴位找法

後腦部與後頸交接處有一凹陷，從此凹陷再往上三寸（四指橫寬）的地方。

名稱由來

「強」與彊同義，表示弓有力。「間」指縫隙，引申為穴位處。

在《醫經理解》中「強間，在後頂後一寸五分，蓋枕骨剛強之間也。」表示強間位在頭頂部後方，也是風府穴和百會穴的中間，由於將此三穴相連接後，形狀猶如拉緊的弓弦，因此稱為「強間」。

風池

治療效果 **主治感冒**

風池是治療感冒的特效穴位，對於感冒所引起的關節疼痛、發燒、咳嗽、疲倦等症狀有治療的效果。還能改善失眠、脖子僵痛、中風、頭痛、頭暈、腰背痠痛、眼睛疲勞、宿醉、落枕等狀況。另外治療圓形脫毛症、起立型暈眩、經痛也常使用到此穴。

按摩方法

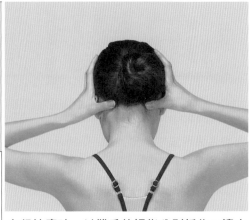

自行按摩時，以雙手的拇指分別抵住二邊穴位，其餘手指頭可包覆住頭部，用力按壓4～5次。或者由他人以拇指、食指抓住兩側風池穴，往頭的內部方向按壓，並上下滑行頸部按摩。

穴位找法

位於頭部後方，先往耳後部位尋找，就會碰到骨頭凸出的部位，越過此凸出的部位，大約是在靠近髮際凹陷處的下方，左右各一，按壓時頭部二側會有些微疼痛感。亦可在天柱穴（第78頁）的上方外側尋找。

風池　風池

天柱

名稱由來

「風」指風邪的意思，「池」指能夠蓄水的窪地，引申作蓄聚的意思。在字面上，風池指可以蓄積風邪的穴位。古籍中「風為陽邪，其性輕揚。頭頂之上，惟風可到，風池穴在顳顬後髮際陷者中，手足少陽陽維之會，主中風偏枯，少陽頭痛，乃風邪蓄積之所，故名風池。」指穴位在顳顬後髮際的凹陷處，也是手足少陽匯聚的地方，因為穴位處凹陷宛若池塘，所以稱為「風池」穴，是治療風邪最重要的穴位。

風府

治療效果 | 主治感冒

風府是人體風寒的匯集處，所以本穴就成為治療風邪，也就是感冒的重要穴位，可以緩和頭痛、頭重、鼻塞、流鼻水、發燒等感冒症狀，對於治療頸部痠痛、暈眩、昏迷、中風、高血壓、失眠、健忘、鼻竇炎、子宮下垂等症，也有很好的效果。

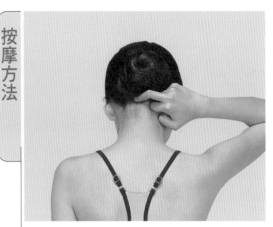

以手指指腹或指節向下按壓，並作圈狀按摩。

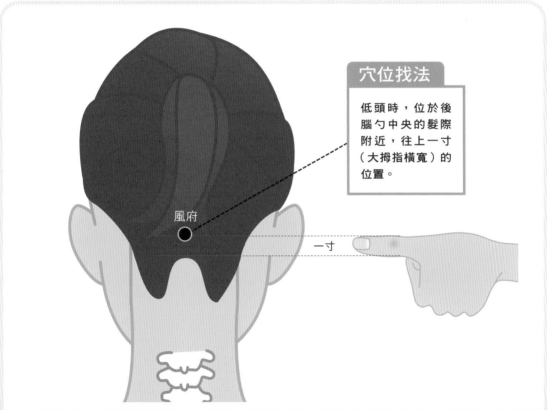

風府

穴位找法

低頭時，位於後腦勺中央的髮際附近，往上一寸（大拇指橫寬）的位置。

一寸

名稱由來

「風」指風邪，「府」指聚集，指風府穴可以聚結風邪。

在《會元針灸學》中「風府者，風邪所入之府，腦後之空竅也。…人之一身風眼甚多，…皆令人受風寒，唯不若其風府風門傷人之甚，故名風府。」表示「風府」穴位是人體中受風邪侵入影響最為嚴重的穴位，因此以「風府」命名。

天柱

治療效果　**主治頭部疾病**

頸部有許多連接頭和身體的血管和神經，所以刺激此處的天柱穴，可以促進頭部的血液循環、消除頭暈頭痛等各種頭部的疾病，也可以安定血壓。此外，按壓本穴可改善慢性鼻炎、鼻塞、鼻竇炎、耳鳴、落枕、頸椎扭傷、脖子僵硬、肩背痛、腎臟疾病，對容易疲勞、虛冷症、高血壓、暈車、宿醉等症狀有不錯的療效，還可增強記憶力、美化下巴至頸部的線條。

按摩方法

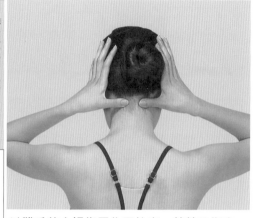

以雙手的大拇指壓住天柱穴，其餘四指支撐頭部，僅以大拇指的力量向上推揉即可。也可以請他人以拇指、食指抓住天柱穴，按壓、搓揉5～10次，但不宜用力過度。

穴位找法

天柱可從後髮際底部的正中央開始尋找，從此處往上半寸（大拇指橫寬一半）、左右二側約一寸（大拇指橫寬）的地方，在頸後風池穴的下方。也可以從後腦勺的正中央附近的骨骼凹陷處尋找，會發現兩側有兩條縱向的粗肌肉，天柱就位在此肌肉上方左右兩側。

天柱　天柱　●風池

半寸

後髮際底部

一寸

名稱由來

《神異經》中「崑崙之山，有銅柱焉，其高入天，所謂天柱也。」天柱有擎天之柱的意思，在《神異經》中以崑崙山做比擬，比喻崑崙山的高聳好像銅柱一般，可以筆直的抵達雲端，並且具有撐托住天空的力量。對照人的身體，頭部就宛若天空，脖子就扮演支撐頭部的重要角色，像擎天之柱一般。在古代，常將頸椎骨稱為天柱骨，因此將位在頸椎附近的穴位稱為「天柱」。

廉泉

治療效果 | **消腫止痛**

廉泉可治療舌下腫痛、聲音沙啞、唾液分泌過多、口腔炎、舌頭僵硬而無法說話、喉嚨發炎、扁桃腺發炎、支氣管炎，也有緊實頸部肌膚的功效。

按摩方法

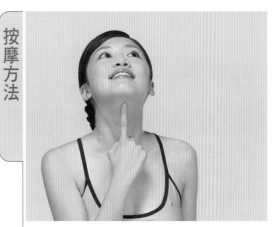

以食指或中指指腹加以按壓。由於喉部較為脆弱，因此在治療的過程中，應視情況而斟酌力道。

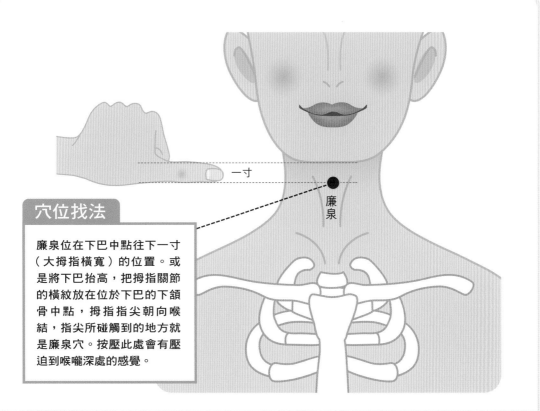

一寸

廉泉

穴位找法

廉泉位在下巴中點往下一寸（大拇指橫寬）的位置。或是將下巴抬高，把拇指關節的橫紋放在位於下巴的下頜骨中點，拇指指尖朝向喉結，指尖所碰觸到的地方就是廉泉穴。按壓此處會有壓迫到喉嚨深處的感覺。

名稱由來

「廉」表示清廉、角落，「泉」為泉水、泉源的意思，表示舌下腺體所產生的津液宛如清泉一般，因此將位在此的穴位稱為「廉泉」。也有書籍將「廉」解釋為稜角狀，如「廉泉，有稜角狀為廉，穴處有結喉之形如稜角故名廉泉。」因為廉泉穴與喉結外型如同稜角，所以以「廉泉」命名此穴位。

人迎

治療效果 ｜ **增進血液循環**

人迎對氣喘、支氣管炎、高血壓、痛風、關節炎、風濕、心悸、慢性胃炎、黃疸、甲狀腺機能亢進等慢性症狀有療效。指壓人迎穴也能使血液循環順暢，使臉部的小皺紋消失，恢復肌膚的柔嫩光滑。另外，還可以減緩喉嚨痛、聲音沙啞等喉部症狀。

按摩方法

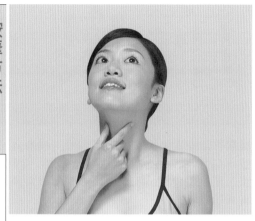

以拇指及食指指腹同時按壓兩側，但在施力的過程中須斟酌力道，注意不要施力過重造成咳嗽或呼吸困難。

人迎　喉結　人迎

一寸半

名稱由來

在《醫經理解》中「人迎，一名天五會，天五、土地。胃土之會於上者也，…古者以此候三陽之氣，故謂是人氣所迎會也。」表示人迎穴剛好是人體頸部總動脈的搏動處，正值切診部位的人迎脈，古時認為此處可以迎接人體三陽之氣，因此命此穴名為「人迎」。

穴位找法

人迎穴位在喉嚨的左右兩側。從喉結往左右兩側約一寸半（比大拇指稍寬）的外側。按壓本穴時可感覺到脈搏跳動。

注音／ㄈㄨ ㄊㄨ　羅馬拼音／Fu Tu

扶突

治療效果 | **消腫止痛**

扶突有消腫止痛的功效，可以用於治療感冒、
扁桃腺炎、急性咽炎、淋巴結核、甲狀腺腫
大、頭痛、頸部疼痛、氣喘、神經性疼痛。

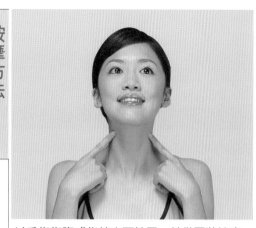

按摩方法

以手指指腹或指節向下按壓，並做圈狀按摩。

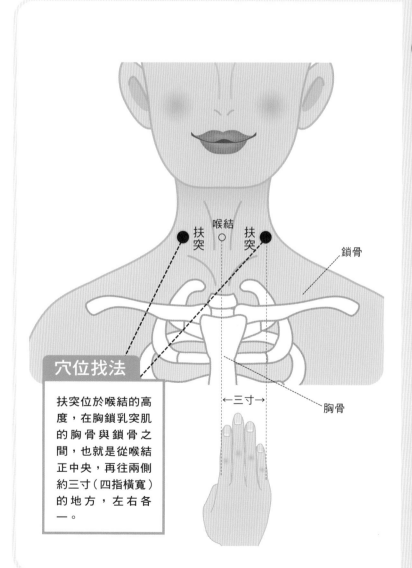

喉結

扶突　扶突

鎖骨

←三寸→

胸骨

穴位找法

扶突位於喉結的高
度，在胸鎖乳突肌
的胸骨與鎖骨之
間，也就是從喉結
正中央，再往兩側
約三寸（四指橫寬）
的地方，左右各
一。

名稱由來

「扶」指用手支撐著的意
思，又兩個人攙行也稱
為扶，「突」有高起突
出的意思。
在《匯解》中「鋪四指
曰扶，即今之曰橫指，
曰當同身寸三寸，穴在
結喉突起旁三寸（一
扶），故扶突。」表示扶
突位在前頸部側面甲狀
軟骨突出處，即喉結旁
約三寸的地方。

頭頸部穴位 ── 人迎 ｜ 扶突

81

天鼎

治療效果 | **調整血液循環**

天鼎可用於調整血液循環，通常高血壓的患者此處會出現硬塊，因此可藉按摩將硬塊消除，使血液通暢。此外，對因扁桃腺所引起的疼痛或紅腫、聲音沙啞、氣喘有緩和作用，也可用於治療牙痛、手臂痠麻，也有活化肌膚的功效。

按摩方法

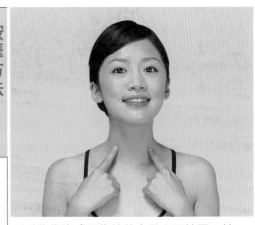

以手指指腹或用指節的力量向下按壓，並做圈狀按摩，但要避免過度按壓。

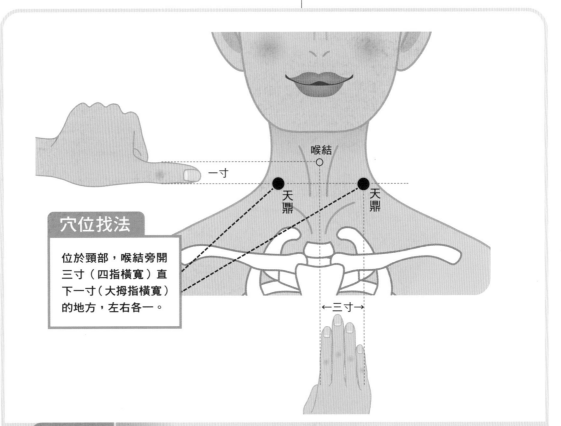

喉結

一寸

天鼎　天鼎

穴位找法

位於頸部，喉結旁開三寸（四指橫寬）直下一寸（大拇指橫寬）的地方，左右各一。

←三寸→

名稱由來

「天」指天頂，高聳的意思，「鼎」在古代指的是煮焚的用具，外型特徵看起來有三個腳。

在《會元針灸學》中「天鼎者，肩之上謂之天部，兩手陽明至肩上托頭直立，如鼎之狀，故名天鼎。」表示古代將身體上部稱為陽，頭部為天，以此比喻頭和耳朵為鼎的上部，頸椎和頸部兩側為鼎的三個腳，因此天鼎穴因為位在鼎足的位置，因此以「天鼎」命名。

水突

治療效果 主治喉部疾病

水突可以減緩喉嚨腫痛、呼吸困難及聲音沙啞等症狀。此外，對於因支氣管炎、喉嚨發炎、氣喘等引起的喉嚨腫痛，也有治療效果。

按摩方法

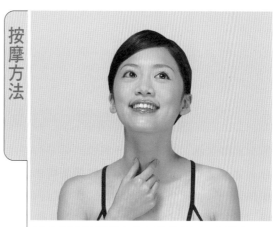

以食指及拇指對水突穴進行指壓，但進行時要斟酌力道。

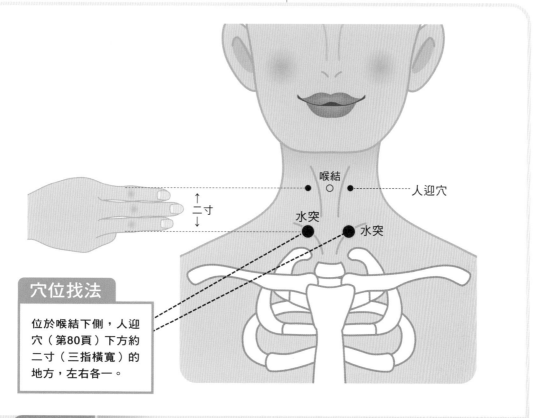

喉結
人迎穴
二寸
水突
水突

穴位找法

位於喉結下側，人迎穴（第80頁）下方約二寸（三指橫寬）的地方，左右各一。

名稱由來

「水」是經水、氣血，「突」指喉嚨突起部位。《會元針灸學》中「水突者，水是水也，突是倉卒而來，夫人飲水下咽，此穴必突而上也，胃伏寒水此穴必跳動不休，故名水突。」表示當人喝水下咽時，此穴位必然會突然向上突起跳動，因此以「水突」命名。

氣舍

治療效果 改善喉部疾病

氣舍對喉嚨痛、頸部紅腫及肩膀到後頸部的痠痛有效。同時，氣舍接近與腸胃機能有密切關係的淋巴節，所以對腸胃功能不良所引起的各種症狀相當有效果，因此，當消化不良、噁心、嘔吐、胃部灼熱、打嗝時，可刺激本穴位緩解症狀。

按摩方法

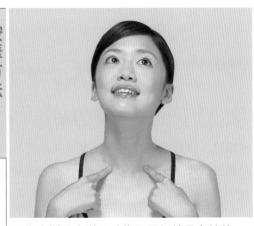

以指尖斟酌力道同時指壓兩側鎖骨上端的凹陷處。

穴位找法

喉結正下方的胸骨有一凹陷處，氣舍是距離此凹陷處兩側一寸半（比大拇指稍寬）的地方。

喉結

氣舍　氣舍

一寸半

胸骨

名稱由來

「氣」指氣息，「舍」指居所的意思，「氣舍」指氣息出入經過的地方。

在《會元針灸學》中「氣舍者，氣是胃氣舍此而上經絡也，故名氣舍。」氣舍穴位在足陽明胃經脈氣匯聚的地方，為呼吸出入必須經過的穴位，因此稱為「氣舍」。

天突

治療效果 **改善喉部疾病**

天突是主治氣管、咽喉、甲狀腺腫大的穴位，所以對於喉嚨痛、喉嚨乾澀、聲音沙啞、咳嗽、氣喘、食道炎、嘔吐、咳血、胸部疼痛等症狀有治療效果。

按摩方法

以手指指腹或指節向下按壓，並作圈狀按摩。本穴位因為靠近喉嚨，所以按壓時要避免力量過大造成呼吸困難。

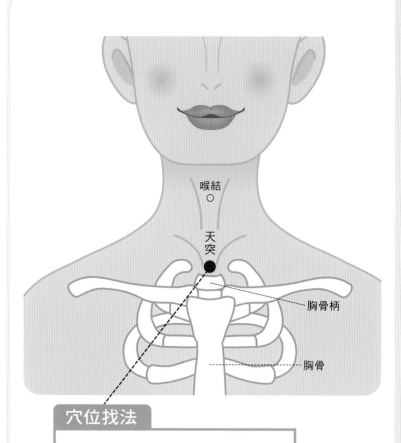

喉結 ○

天突

胸骨柄

胸骨

名稱由來

「天」是天氣及人體的上部，也就是鎖骨上方的天部。「突」有突然顯現的意思，從洞穴中突然湧現出來。本穴位位在胸腔的最上方，有通調氣血的功用，導引阻塞的氣血能繼續往上行走，所以本穴位可以將胸部的痰鬱之氣奔湧而出，故名「天突」。

穴位找法

坐在椅子上，下巴略為上仰，在喉結下方可摸到胸骨上緣的凹陷部位，此凹陷下方為胸骨柄，以食指緊靠胸骨柄的後方就是天突穴。按壓時喉嚨到下顎會有疼痛感。

肩手部

肩井

治療效果 改善手部疾病

肩井可以促進手部的氣血循環暢通，因此可舒緩手臂痠麻、五十肩、落枕、肩頸痠痛、背痛。對於面皰、濕疹、蕁麻疹、疲勞、手腳冰冷、高血壓、精神官能症也有療效。另外，對於一般頭痛、牙痛、耳鳴、腸胃不適、乳汁分泌不足、女性罹患乳腺炎，甚至是難產等，都可藉由按摩肩井達到緩解的效果。

穴位找法

位於後頸根部到肩膀的中點，約在乳頭往肩部的延伸線上，左右各一，按壓時會感到疼痛。

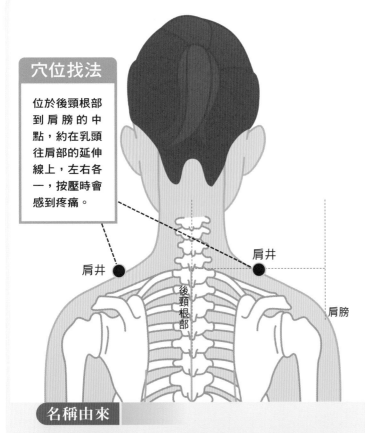

肩井　　肩井

後頸根部

肩膀

名稱由來

「肩」指肩膀的意思，「井」指汲水的坑洞，肩井穴位在肩上凹陷的地方，因為凹陷頗深，就像深井一般，因而以此命名。另外，肩井的名稱也是因為本穴位的用途廣泛，如同各種疾病的市集。因為古代交易匯集的地方稱「井」，中醫認為，足少陽膽經通過本穴位與諸陽經交會，所治之症，極為複雜，有如各種疾病的市集，故名「肩井」。

按摩方法

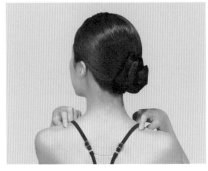

以手指指腹或指節向下按壓4～5次，並作圈狀按摩。

注音／ㄊㄧㄢ ㄌㄧㄠˊ 羅馬拼音／Tien Liao

天髎

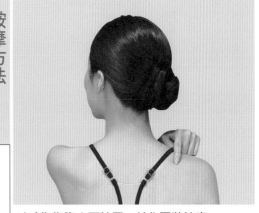

以手指指腹向下按壓，並作圈狀按摩。

肩手部穴位｜肩井｜天髎

治療效果 改善肩部疾病

天髎主治五十肩或頸肩部位的不適症狀。此外，按摩本穴位也能安撫情緒，對於焦慮、煩躁等精神方面的疾病也有平撫效果。

名稱由來

「上」為「天」，「髎」是骨頭邊際的凹陷處，「天髎」是人體上部骨頭邊際凹陷的穴位。中醫認為，本穴位在肩胛骨的旁邊，是人體的「天部」，此處肌肉突起，獨得「天部」聚積的陽氣，故名「天髎」。

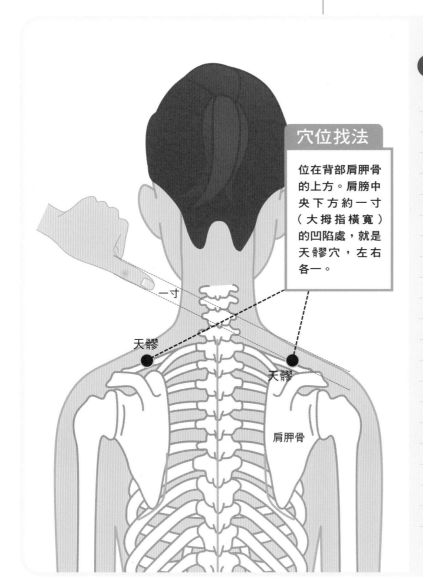

穴位找法

位在背部肩胛骨的上方。肩膀中央下方約一寸（大拇指橫寬）的凹陷處，就是天髎穴，左右各一。

一寸

天髎

天髎

肩胛骨

曲垣

治療效果　主治手臂疾病

曲垣對五十肩、頸肩及手臂方面的疾病有療效，因此舉凡手臂痠麻、手臂疼痛、頸肩僵硬、手臂無法上舉等症狀，都可使用曲垣穴加以改善。另外，曲垣也是治療脊椎側彎的重要穴位之一，按壓曲垣穴可以使身體的脊椎伸直、血液暢通。

按摩方法

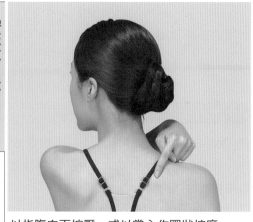

以指腹向下按壓，或以掌心作圈狀按摩。也可以用熱毛巾熱敷或以吹風機吹送熱風，也能達到相同的效果。

穴位找法

位在背部肩胛骨的上方內側，左右各一。患者站立時，治療者可以從患者背後的肩胛骨尋找，用手沿著肩胛骨的邊緣往上觸摸，會碰到阻擋性的骨頭，此處就是曲垣，壓迫此處會產生鈍痛感。

肩胛骨

曲垣

曲垣

名稱由來

「曲」彎曲，「垣」是短牆，「曲垣」是人體彎曲蜿蜒如短牆的穴位。中醫認為，本穴位的位置在肩膀中央彎曲的肩胛骨凹陷之處，其四周骨頭突起如垣短牆，故名「曲垣」。

肩外俞

治療效果　主治肩部疾病

按摩肩外俞可以舒緩肩膀及背部痠痛，此外，對於因感冒而造成的身體疲倦、肌肉痠痛等急性症狀，肩外俞也有很好的治癒效果。

按摩方法

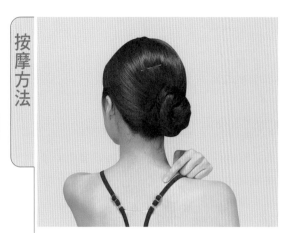

以指腹向下按壓，並作圈狀按摩。二人進行時，患者頭低下坐於椅上，治療者兩手放在患者肩上，用手指指腹稍微用力揉壓。

穴位找法

先將頭部放低，從後頭部中央往下觸摸，可摸到突出的脊椎（第七頸椎）其正下方為第一胸椎，在此下方有一凹陷，從此處往兩旁外移約三寸（四指橫寬）的部位，就是肩外俞的位置，左右各一。

第七頸椎
第一胸椎
肩外俞
肩外俞
←三寸→

名稱由來

「肩」是肩部，「外」是外方，「俞」是輸注，「肩外俞」便是肩部外方輸注脈氣的穴位。

中醫認為，本穴位位於肩胛上肩偏外，也就是肩中俞穴外側下方，此處正好是小腸經脈氣輸注的穴位，故名「肩外俞」。

肩中俞

治療效果 主治眼部疾病

如果常常感到眼睛疲勞、痠痛或是視力模糊，按壓肩中俞穴可以達到舒緩的效果。除此之外，頸肩痠痛時，也可以對本穴位加以指壓按摩。

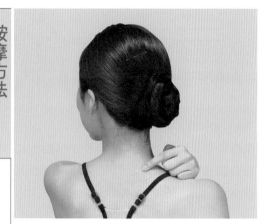

以指腹向下按壓，並作圈狀按摩。二人進行時，患者頭低下坐於椅上，治療者兩手放在患者肩上，用手指指腹稍微用力揉壓。

穴位找法

比肩外俞（第89頁）更偏內側的穴位。先將頭部往下看，從後頸部中央往下觸摸，會摸到最突出的脊椎骨（第七頸椎），從第七頸椎下方的大椎穴（第177頁）往兩旁外移二寸（三指橫寬），就是肩中俞穴的位置。

第七頸椎

天椎

肩中俞

肩中俞

←二寸→

名稱由來

「肩」是肩部，「中」是中間，「俞」是傳輸，「肩中俞」即是肩部中間傳輸脈氣的穴位。
中醫認為，本穴位位於肩井穴、肩外俞穴之內，靠近背脊中線的地方，同時又是手太陽小腸經通過的穴位，故名「肩中俞」。

肩髎

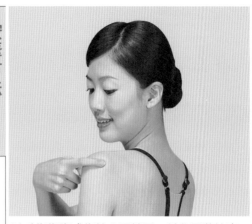

以手指指腹或指節向下按壓，並作圈狀按摩。

治療效果　主治五十肩

肩髎主要在調整三角肌的機能，三角肌是將手臂舉到側面的重要肌肉，通常在劇烈運動或提重物後，會產生肩膀痠痛或手臂無法上舉的情形，此時，按壓肩髎就可以舒緩不適的症狀，甚至更嚴重的手肘無法平伸的情形，都可藉由肩髎穴加以改善。治療時，可以同時刺激臂臑和肩前，更可以發揮治療的效果。

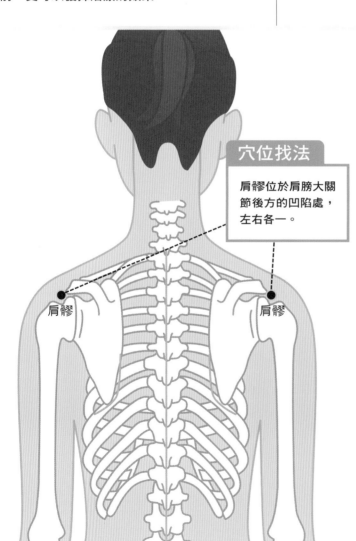

穴位找法

肩髎位於肩膀大關節後方的凹陷處，左右各一。

肩髎　　　肩髎

名稱由來

「肩」是肩部，「髎」是骨隙，「肩髎」是位於人體肩部骨隙中的穴位。

中醫認為，因為本穴位的位置在肩部邊緣的骨孔中，故名「肩髎」。

肩貞

治療效果 ▎**主治肩部疾病**

肩貞主治肩胛疼痛、手臂疼痛。尤其當手臂疼痛到無法舉高時,可以像按摩肩髃穴一樣,對肩貞穴稍微揉壓,患者應可以明顯感到疼痛立即減輕。

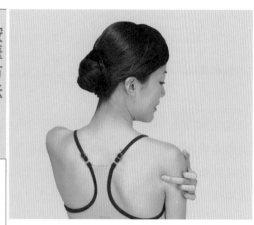

以手指指腹或指節向下按壓,並作圈狀按摩。

穴位找法

當雙手下垂時,位於腋窩後方豎紋上方一寸(大拇指橫寬)的位置,左右各一。

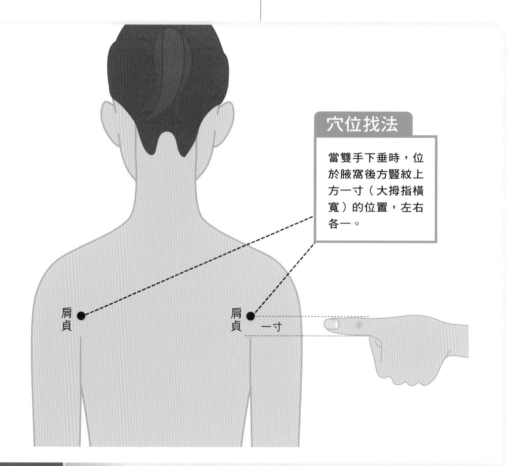

肩貞

肩貞 一寸

名稱由來

「肩」是肩部,「貞」為正,表示中央、中間的意思,「肩貞」即是人體兩邊肩部偏外正中央的穴位。

中醫認為,本穴位在兩邊肩部偏外的正中央,無論舉手或垂手,都不會改變本穴位凹陷於肩部骨下的位置,穴位正而堅定,故名「肩貞」。

肩髃

治療效果　改善五十肩

按摩肩髃可以改善手臂痠麻、僵硬的情形，對慢性關節炎、風濕或肩膀痠痛等肩膀、頸部不適，甚至是腰痛、癱瘓、牙痛、急性熱性病所引發的疼痛有療效。尤其是五十肩的患者，輕輕揉壓肩髃穴，可以立刻減緩疼痛。

按摩方法

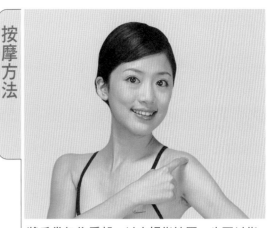

將手掌包住肩部，以大拇指按壓。也可以指腹用力按壓刺激，或是將食指、中指、無名指併攏，以三指的指腹，來回按摩。

穴位找法

手掌向下，把手臂從側方上升抬高，在手臂平舉的狀態下，觸摸肩膀前端與手臂根部附近，會發現有一凹陷處，這個凹點就是肩髃穴，左右各有一穴。

肩髃　　　　　　肩髃

名稱由來

「肩」表示肩膀，「髃」為髃角，此處指肩骨端，表示「肩髃穴」是位在肩膀前骨端的穴位。

《甲乙經》記載：「在肩端兩骨間。」中醫認為，將手臂屈肘平舉，肩端關節會出現兩個凹陷，位於前方的小凹陷即是本穴位，故名「肩髃」。

雲門

治療效果 **主治五十肩**

按壓雲門可以舒解胸悶、咳嗽、呼吸困難、肩膀痠痛、五十肩等症狀。尤其當手臂舉不起來時，按壓雲門穴能活絡肩膀的筋骨，減低疼痛感。

按摩方法

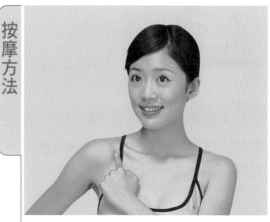

以手指指腹或指節向下按壓，並作圈狀按摩。

穴位找法

在鎖骨外側前端與肩膀的大關節之間有一凹陷處，雲門就陷於此凹陷中，加以壓迫時上臂會有刺痛感，左右各一。

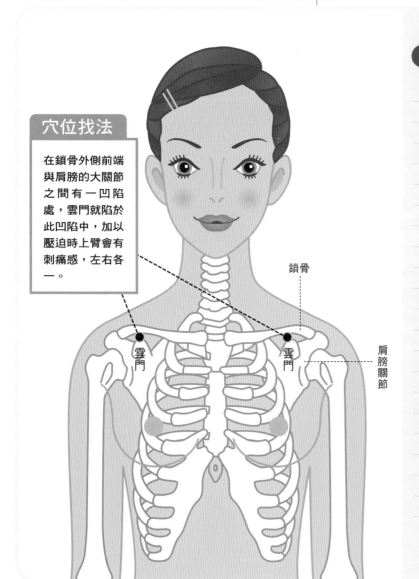

鎖骨

雲門

雲門

肩膀關節

名稱由來

「雲」是雲霧，意指「脈氣」。「門」是門戶，「雲門」是掌管人體脈氣出入門戶的穴位。

《素問·陰陽應象大論》記載：「雲出天氣……天氣通於肺。」天氣，是大氣在一地表現出的物理狀態，如冷熱、風雨等，表示人體脈氣通過本穴位，猶如雲霧遇冷下降、遇熱蒸散，進而通達到肺臟。中醫認為，本穴位屬於手太陰肺經，肺臟的脈氣如雲，而本穴位則是肺氣出入的門戶，故名「雲門」。

肩前

治療效果 **主治五十肩**

肩前主治手臂痠麻疼痛，也是治療五十肩的重要穴位之一。

按摩方法

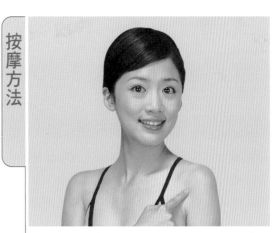

以手指指腹或指節向下按壓，並作圈狀按摩。

名稱由來

「肩」是肩膀，「前」是前方，「肩前」是人體肩膀前方部位的穴位。中醫認為，本穴位在肩膀前面鎖骨的附近，故名「肩前」，而鎖骨突起如山陵，故本穴位又名「肩內陵」。

穴位找法

手臂下垂，在腋下橫紋盡頭和肩髃（第93頁）連線的中點，左右各一。

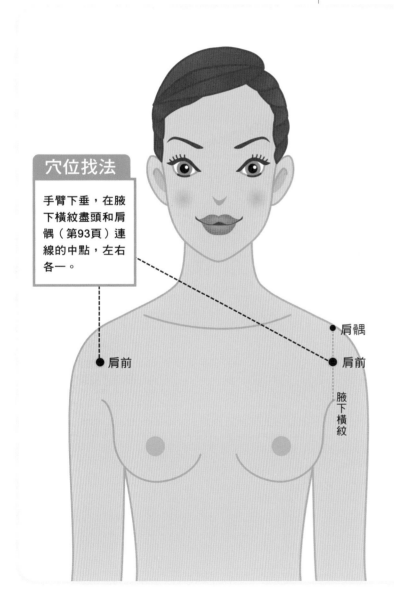

肩髃

肩前

肩前

腋下橫紋

極泉

治療效果 主治心臟疾病

極泉是心經靠近心臟的穴位，因此可以增強心臟功能，對於心臟病突然發作的患者，可以強壓本穴，有急救的作用。極泉也可以運用在胸悶、手肘痠痛、狐臭、乳汁分泌不足等症狀。

按摩方法

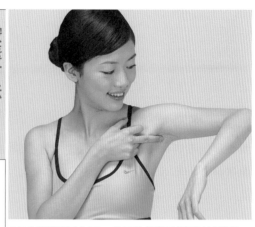

以手指指腹按壓，也可以將四指置於肩頭，以拇指按壓穴位。

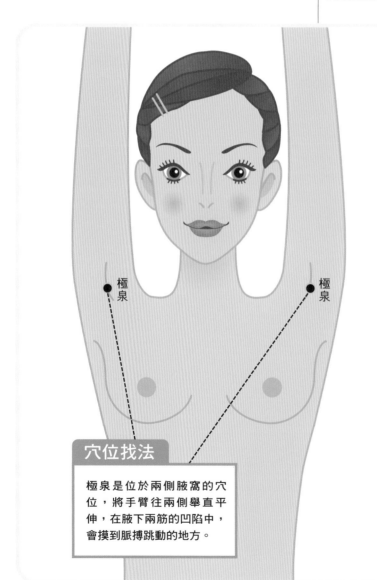

極泉

極泉

名稱由來

「極」是高大，「泉」是水泉，「極泉」是位於人體高處如水泉下注的穴位。

中醫認為，本穴位屬於手少陰心經，位於人體腋下正中央的高處位置，也是心經最高的「極點」，而心經掌管人體的血脈，心經的血脈之氣從本穴位發出，就如同水泉從高處往下流注，故名「極泉」。

穴位找法

極泉是位於兩側腋窩的穴位，將手臂往兩側舉直平伸，在腋下兩筋的凹陷中，會摸到脈搏跳動的地方。

注音 / ㄋㄠˊ ㄏㄨㄟˋ 羅馬拼音 / Nao Hui

臑會

治療效果 肩部疾病

臑會可治療肌肉疼痛、上臂神經痛、肩部關節疼痛、五十肩等的頸肩臂部不適症狀。尤其當肩膀、手臂疼痛到無法高舉時，按摩本穴位可以緩和疼痛感。此外，本穴也能治療因喉嚨發炎而造成的發燒症狀。

按摩方法

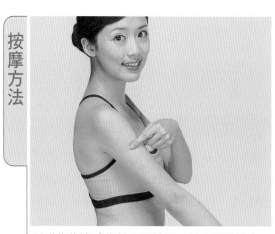

以手指指腹或指節向下按壓，並作圈狀按摩。

穴位找法

從肩膀最突出之處下方約三寸（四指橫寬）的位置。觸摸整個三角肌區域偏下方的肌肉溝，會感覺到疼痛的地方，就是臑會穴的位置，左右各一。

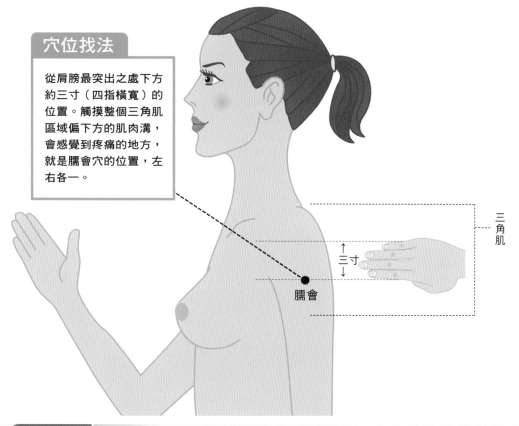

三角肌

三寸

臑會

名稱由來

「臑」是上手臂肌肉隆起的地方，「會」是交會，「臑會」指上手臂肌肉隆起處、經脈交會的穴位。因為此處有許多經絡經過、交會，因此以此命名。

臂臑

治療效果 舒緩肩臂疾病

臂臑是眾多經絡的交會處，有驅寒通經的功效，主治肩臂、手臂疼痛。按壓臂臑穴可以改善胸痛、肌肉萎縮、舒解眼睛疲勞、放鬆肩臂肌肉緊張、加速新陳代謝，因此有纖細手臂的功能。

按摩方法

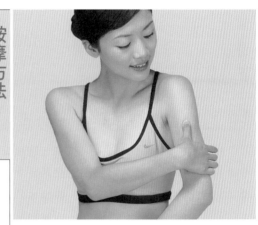

握住手臂，再以另一手的拇指指尖指壓穴位。

穴位找法

位於曲池穴（第101頁）直上七寸（約二倍四指橫寬）處，左右各一。尋找穴位時，把肩膀放鬆，手肘屈成90度，手用力握拳，使肌肉呈現緊繃狀態，在上臂三角肌下方的凹陷處，就是穴位所在。

臂臑

↑

七寸

↓

曲池

名稱由來

「臂」是肘部到手腕的部位，「臑」是肘部到肩膀的上臂部位，「臂臑」便是與前手臂到上臂病痛有關的穴位。

中醫認為，上臂內側的地方稱「臑」，而本穴位位於上臂肱骨的內側，故名「臂臑」。

俠白

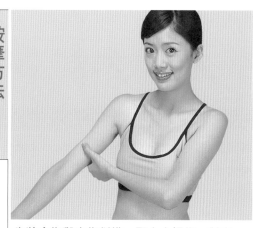

按摩方法

先將食指與中指併攏，配合大拇指，對穴位進行指壓。

治療效果 主治肺部疾病

俠白位在肺部兩側，左右各一，因此如果是患有呼吸道疾病時，按壓俠白有不錯的療效。另外，如果常常感到胸悶、心悸、呼吸困難、咳嗽、痰多或手臂痠痛等，也可以按摩俠白舒緩症狀。

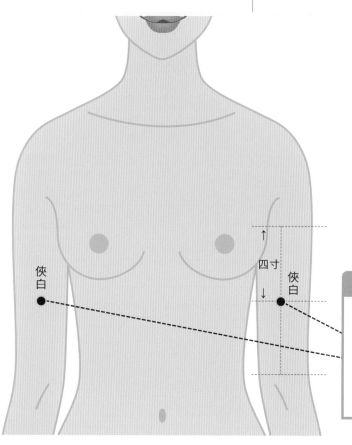

俠白

四寸

俠白

穴位找法

以腋下為基準點，從腋下往手臂約四寸（約腋下至手肘中點距離處）的地方，大約在上手臂的正中央，左右各一。

名稱由來

「俠」通「夾」，指旁邊的意思。「白」是白色，白色乃是肺色。「俠白」是與肺部健康有關的穴位。

《素問・陰陽應象大論》記載：「在藏為肺，在色為白。」可見「白」為「肺色」，可意指為「肺」，而本穴位位於胸肺兩旁，故名「俠白」。

天井

按
摩
方
法

治療效果 改善頸肩疾病

天井是治療頸肩臂等部位的特效穴位，例如：手臂痠痛、頸部疼痛、關節炎、五十肩等，都具有治療的功效。另外，對一般的喉嚨痛、頭痛、鼻塞、咳嗽、胸痛氣悶、腰痛、心悸、抽筋、風濕、重聽、食慾不振等症，也都有效果。

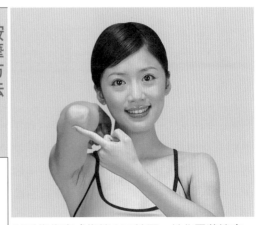

以手指指腹或指節向下按壓，並作圈狀按摩。

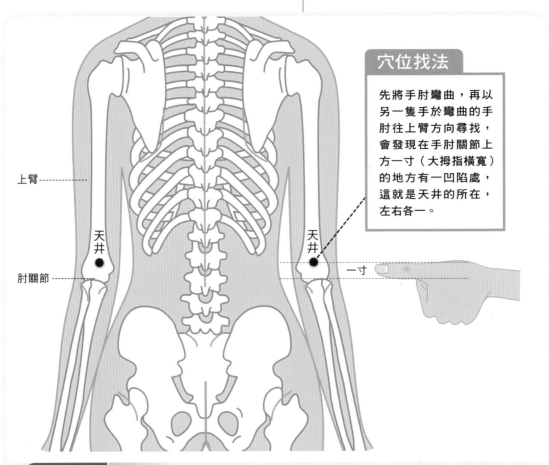

上臂

天井

肘關節

穴位找法

先將手肘彎曲，再以另一隻手於彎曲的手肘往上臂方向尋找，會發現在手肘關節上方一寸（大拇指橫寬）的地方有一凹陷處，這就是天井的所在，左右各一。

天井

一寸

名稱由來

古代以「上」為「天」，「井」是水井，因此「天井」是位於人體上方，外貌有如水井的穴位。

中醫認為，本穴位在手肘上方一寸，稱「天」，而且本穴位位於手臂肱骨鷹嘴窩的部位，凹陷較深有如「井」，故名「天井」。

曲池

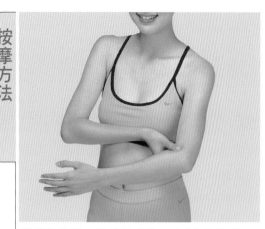

治療效果 增強氣血循環

常按壓曲池穴可增加氣血循環，改善氣色與膚質、消除手臂的脂肪，對於氣虛型的肥胖也有幫助。對於緩解發燒、頭重、頭痛、拉肚子、關節疼痛、腹瀉、便秘、咳嗽、氣喘、鼻子過敏、眼睛疲勞，有一定的療效。

單手握住另一隻手的手臂，以手指指腹或指節向下按壓，並作圈狀按摩，但如果施力過重，反而會造成事後更加疼痛。

穴位找法

將手掌抵住胸口彎曲手肘時，手肘關節會產生橫紋，曲池穴就位於肘橫紋外側凹陷處與拇指側端的交接點上，壓迫此處會感覺疼痛，左右各一。

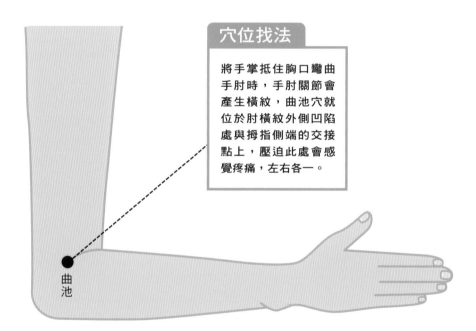

曲池

名稱由來

「曲」是彎曲，「池」是水池，「曲池」指人體彎曲、凹陷如水池般的穴位。

《通玄指要賦》記載：「但見兩肘之拘攣，仗曲池而掃平。」拘攣指肌肉收縮而不能伸展自如，當外部「風邪」侵入人體，造成經絡的氣血瘀積，便會阻礙肌肉或關節的正常機能。中醫認為，本穴位位於手肘彎曲的地方，有如「水池」，而且本穴位屬於陽經，脈氣流注本穴位時，好像水流入池中，故名「曲池」。

曲澤

治療效果 舒緩手臂疾病

曲澤主治手肘與腕關節附近的疾病，因此，對手臂僵硬、手臂痿痺、網球肘、風濕、關節炎有不錯的療效，當手部扭傷時，按壓此穴可即時緩解症狀。此外，本穴也可以治療心悸、胸部疼痛、胃痛、腹痛、腹瀉、煩渴、發燒、心絞痛等疾病。

按摩方法

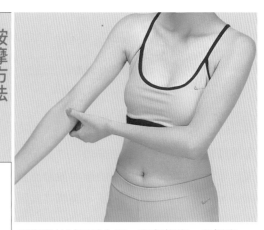

四指置於肘關節內側，豎起拇指，以拇指指節的力量壓迫穴位。

穴位找法

手掌朝上，彎曲手肘，在肘關節的內側可觸摸到一條硬筋，曲澤就位在硬筋內側、與肘部橫紋的交接點上，左右各一，按壓此凹陷處時，手肘會有痠痛感。

● 曲澤

名稱由來

「曲」是彎曲，「澤」是水彙集的地方，與「池」相較，「澤」淺而廣。中醫認為，本穴位於手肘內部的下凹處，本穴位是手厥陰心包經的合穴，屬水，可視為「水歸聚、聚合的地方」，故名「曲澤」。

尺澤

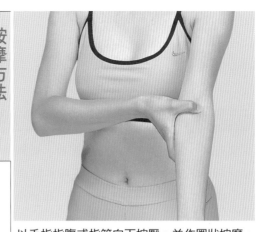

治療效果 主治手部疾病

尺澤可紓解手肘痠痛、腹痛、發熱、喉嚨痛、劇烈咳嗽、咳血、氣喘、皮膚過敏、胸悶胸痛、慢性關節炎、風濕、五十肩等疾病，還可以消除手臂的脂肪，避免手臂肥厚。

以手指指腹或指節向下按壓，並作圈狀按摩。

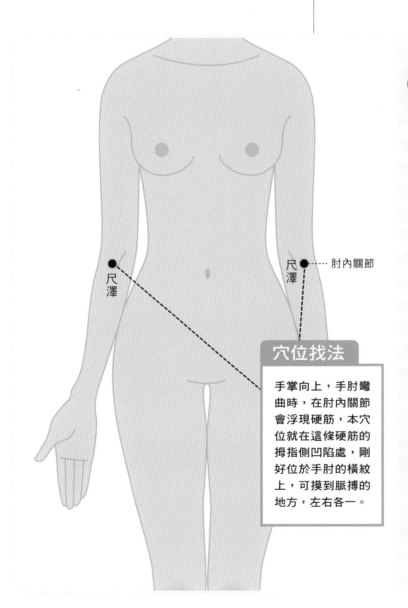

尺澤

尺澤 ---- 肘內關節

名稱由來

「尺」是指肘部，「澤」是水澤、水聚之處，「尺澤」便是人體肘部凹陷如水澤的穴位。

中醫認為，手腕至手肘為「一尺」，所以手的前臂稱「尺」，而本穴位位於前臂的肘紋中，同時手太陰脈氣流動到本穴位時，如同水流歸聚於此，故名「尺澤」。

穴位找法

手掌向上，手肘彎曲時，在肘內關節會浮現硬筋，本穴位就在這條硬筋的拇指側凹陷處，剛好位於手肘的橫紋上，可摸到脈搏的地方，左右各一。

少海

治療效果 **主治手部疾病**

少海可以改善前臂麻木、手指顫抖、肘關節疼痛、神經衰弱、頭暈目眩、牙痛、胸痛、健忘，還能活化肩膀與手臂的經脈，改善手部肥胖。

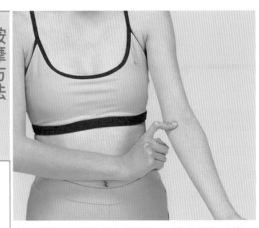

按摩方法

以手指指腹或指節向下按壓，並作圈狀按摩。

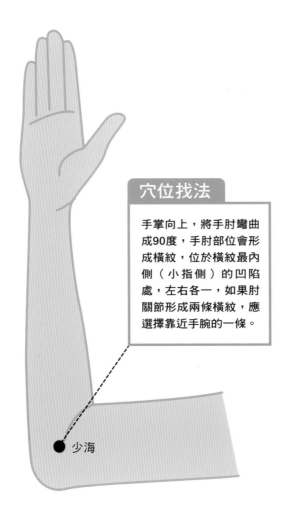

穴位找法

手掌向上，將手肘彎曲成90度，手肘部位會形成橫紋，位於橫紋最內側（小指側）的凹陷處，左右各一，如果肘關節形成兩條橫紋，應選擇靠近手腕的一條。

少海

名稱由來

「少」是幼小，意指「少陰經」，「海」是百川的匯聚。「少海」是與少陰經脈匯聚有關的穴位。中醫認為，本穴位屬於手少陰經，而且是手少陰經脈氣匯聚的地方，脈氣強盛有如百川匯聚成「海」，故名「少海」。

手三里

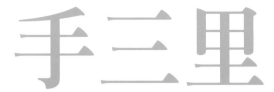

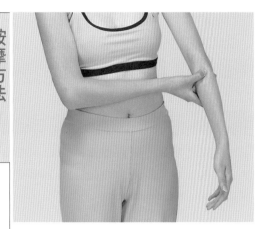

治療效果　主治腹部疾病

手三里穴主治腸部、腹痛、腹瀉及位於肩背的症狀，可以治療手部痠麻、手肘疼痛、網球肘、青春痘、濕疹、牙痛、肩膀痠痛僵硬、糖尿病、流鼻水、鼻塞等，手三里穴也能安定精神、改善容易感冒的體質。

按摩方法

單手握住另一隻手臂，以拇指指腹按壓4～5次，並作圈狀按摩，但是要避免過於用力，以免事後更疼痛。

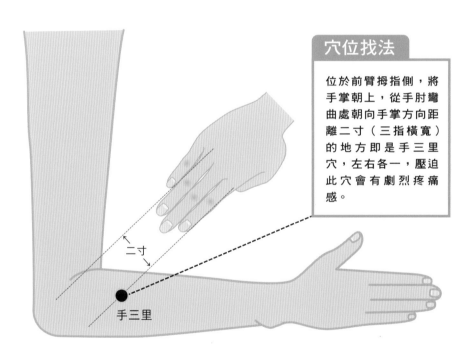

二寸

手三里

穴位找法

位於前臂拇指側，將手掌朝上，從手肘彎曲處朝向手掌方向距離二寸（三指橫寬）的地方即是手三里穴，左右各一，壓迫此穴會有劇烈疼痛感。

名稱由來

「手」是上肢。古代有以里為寸之說，「三里」便是「三寸」。「手三里」即是在手臂、上肢取穴三寸的穴位。

中醫認為，此處可以針灸祛除人體邪氣於三里之外，而本穴位位於手臂上側、距離手肘端三寸（三里）之處，故名「手三里」。

溫溜

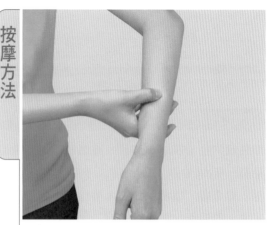

治療效果　主治腸胃疾病

溫溜有清熱解毒、調整腸胃的功能。主治胃痛、腹脹腹鳴、頭痛、喉嚨腫痛、肩臂疼痛、嘴角發炎、牙齒疼痛等症。

將拇指豎起與肌肉垂直，其餘四指握住手臂，以拇指向下按壓4～5次，直到疼痛和緩為止，也可以用拇指作圈狀按摩。

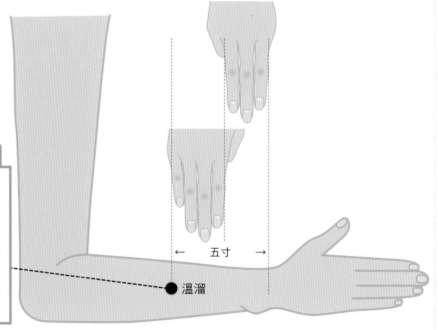

穴位找法

位於前臂的手腕橫紋往上五寸（七指橫寬）處的位置，左右各一。溫溜位於手肘與手腕中間，加以壓迫會感覺到疼痛。

← 五寸 →

溫溜

名稱由來

「溫」是溫熱，「溜」通留，是停留的意思，「溫溜」是人體停留溫熱陽氣的穴位。

中醫認為，本穴位屬於手陽明大腸經的孔穴，「陽明」是多氣、多血的陽經，本穴位便成為溫熱陽氣流注、停留的地方，故名「溫溜」。

孔最

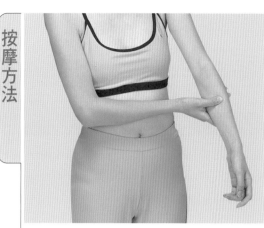

以手指指腹或指節向下按壓，並作圈狀按摩。

治療效果 ── **主治肺部疾病**

孔最有調理肺氣的功效。對於慢性支氣管炎、氣喘、咳嗽等呼吸系統疾病有療效，尤其突然咳嗽不止時，按壓本穴位可緩和症狀。另外也可以治療痔瘡、脫肛、掉髮、手臂疼痛、牙痛、鼻塞、聲音沙啞、喉嚨腫痛等症狀。

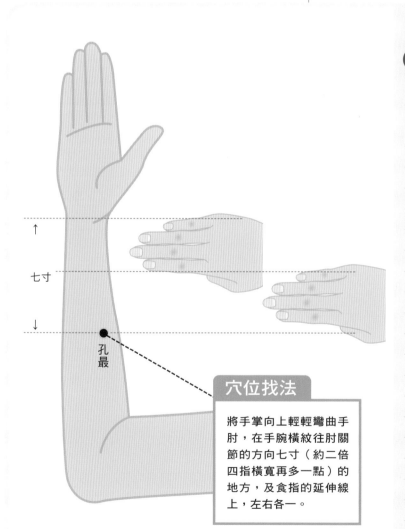

↑

七寸

↓

孔最

穴位找法

將手掌向上輕輕彎曲手肘，在手腕橫紋往肘關節的方向七寸（約二倍四指橫寬再多一點）的地方，及食指的延伸線上，左右各一。

名稱由來

「孔」是孔隙，「最」表示最深處，「孔最」是人體孔穴最深部位的穴位。

中醫認為，本穴位屬於手太陰肺經，是肺臟氣血深聚的地方，最能開竅通瘀、調理孔竅疾病，故名「孔最」。

支溝

治療效果 主治上肢疾病

支溝可改善肩背和手臂痠痛、指頭痠麻、胸脅部疼痛、耳鳴等症狀，並能緊實手臂、治療腹脹、便秘、小便困難等症。

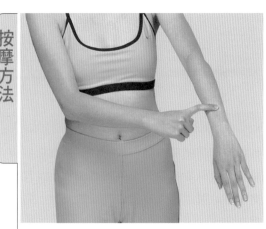

按摩方法

以手指指腹或指節向下按壓，並作圈狀按摩。

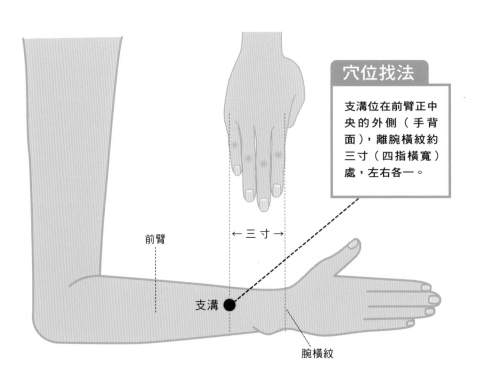

穴位找法

支溝位在前臂正中央的外側（手背面），離腕橫紋約三寸（四指橫寬）處，左右各一。

前臂

← 三寸 →

支溝

腕橫紋

名稱由來

「支」通「肢」，意指上肢，「溝」是溝渠，「支溝」是人體上肢凹陷如溝渠的穴位。

中醫認為，本穴位在上肢（前手臂）背側兩骨間，表面兩筋之間狹長凹陷如「溝」，故名「支溝」。

外關

治療效果　消炎止痛

外關主治重聽、偏頭痛、眼睛腫痛、耳鳴、牙痛、落枕、高血壓、上肢關節痛、腦中風、手腳麻痺、風濕疼痛等疾病，都可以藉由按摩外關穴得到改善。

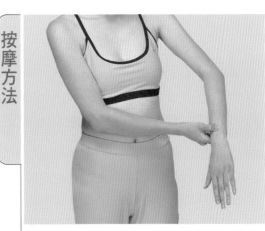

按摩方法

以拇指指腹向下按壓，並作圈狀按摩。按摩時應兩手同時進行並左右交替，每次約5秒鐘，反覆進行約10次。按摩前可以先用毛巾熱敷，提高治療效果。

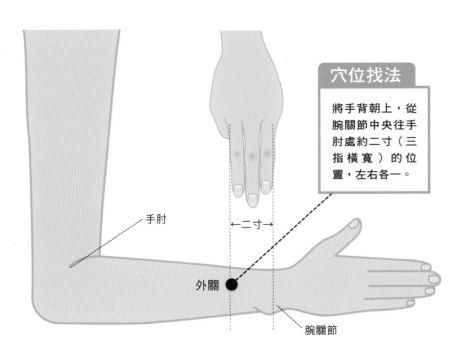

穴位找法

將手背朝上，從腕關節中央往手肘處約二寸（三指橫寬）的位置，左右各一。

手肘

←二寸→

外關

腕關節

名稱由來

「外」是外部，意指體表。關是關聯、聯絡。「外關」是與外部體表有關聯的穴位。

中醫認為，本穴位屬於手少陽經，與陽維（具有維繫、聯絡全身陽經的作用）脈氣相通，為陽經、陽脈通達於外的關節，故名「外關」。

郄門

治療效果 ## 主治心臟疾病

郄門主治心臟疾病，當心悸、胸痛或上氣不接下氣時，立即按壓就能夠舒緩不適症狀。此外，對於手臂痠麻、頸椎扭傷也有不錯的療效，本穴位也能抑制自律神經，達到安定精神的效果。

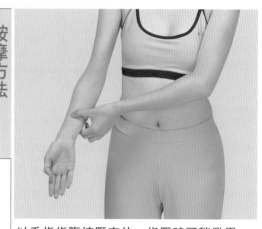

以手指指腹按壓穴位。指壓時可稍微用力，並且可以一併按摩穴位四周的肌肉。

名稱由來

「郄」是孔隙，「門」是出入的門戶，「郄門」是人體神氣、脈氣出入門戶的穴位。中醫認為，本穴位是手厥陰心包經的郄穴（孔穴），脈氣經由本穴位進入手臂肌肉之中，同時本穴位有兩筋相夾、兩邊肌肉分列相對，形貌有如兩扇大門，故名「郄門」。

↑

五寸

↓

郄門

穴位找法

郄門是位在前臂中央的穴位。手掌朝上彎曲手肘時，手肘中央會浮現硬筋，連接硬筋與手腕中點的連接線，在距離手腕處約五寸（七指橫寬）的地方，就是郄門穴，左右各一。

內關

治療效果 **主治消化道疾病**

內關具有緩和消化系統不適及改善胃部、口部、喉部疾病的功效，並且具有安定心神、調整血壓的作用。可以改善風濕痛、頸部痠痛、嘔吐、暈車、失眠、胸悶、心絞痛、偏頭痛、胃痛、腹脹腹鳴、感冒、女性生理疾病、失眠，對緩和焦慮、緊張、歇斯底里症、手痛、手麻等都有效果，同時也能豐胸，促進胸部血液循環。

按摩方法

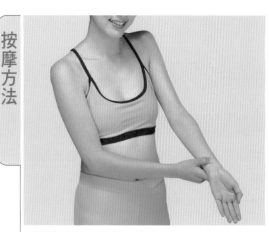

以拇指指腹向筋的凹陷處用力按壓，拇指同時可作環狀按摩。

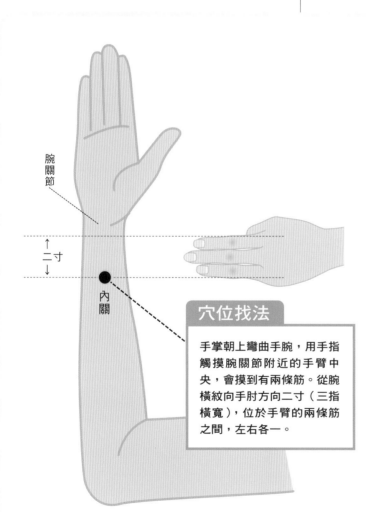

腕關節

↑二寸↓

內關

穴位找法

手掌朝上彎曲手腕，用手指觸摸腕關節附近的手臂中央，會摸到有兩條筋。從腕橫紋向手肘方向二寸（三指橫寬），位於手臂的兩條筋之間，左右各一。

名稱由來

「內」是內藏，意指內臟。「關」是關聯、聯絡。「內關」是與人體內臟有關聯的穴位。

中醫認為，本穴位是手心包經的主要絡脈，既是陰維（具有維繫、聯絡全身陰經的作用）脈氣發出的地方，又能通達任脈聯絡內臟，負責血脈的聯絡，是治療內臟疾病的重要穴位，故名「內關」。

陽谿

治療效果 舒緩手部疼痛

陽谿主治手肘痠麻、手腕疼痛、前臂麻痺、頭痛、耳鳴、重聽、牙痛、喉嚨痛、咳嗽、氣喘、中風、冷虛症等，也可以緩解胸痛、心律不整等症狀。

按摩方法

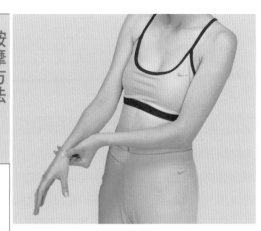

以手指指腹或指節向下按壓，並作圈狀按摩。

名稱由來

「陽」是陽氣、陽經，「谿」是溝溪。「陽谿」是陽氣匯聚於人體像山間溝溪部位的穴位。一般而言，手背屬陽，手掌屬陰，因此由穴名可知，陽谿是位在手背的穴位。

中醫認為，本穴位屬於陽經，且位於手腕上側橫紋前、兩筋骨凹陷的地方，由於外貌如同山間的溝溪，故名「陽谿」。

陽
谿

穴位找法

陽谿位於手掌根部與前臂骨骼的交接處，左右各一。若將手指盡量張開，大拇指用力翹起，在大拇指根部會產生兩條硬筋，陽谿就位在兩筋中央的腕關節橫紋中。

列缺

治療效果 | **主治肺部疾病**

列缺對於咳嗽、牙痛、慢性支氣管炎、半身不遂、手臂痠痛麻痺、頭頸痠痛及鼻子方面的疾病，都有不錯的效果。另外，治療風濕或在季節轉換而舊疾復發時，可以按摩列缺，減輕不適感。

按摩方法

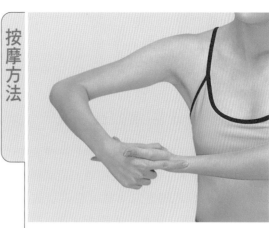

以手指指腹或指節向下按壓，並作圈狀按摩。

穴位找法

將手掌朝上，從手掌橫紋的拇指側方向尋找，往手肘方向約一寸半（比大拇指稍寬）的地方就是穴位所在，左右各一。也可以將兩手虎口交叉，一側食指壓於另一側手腕骨頭的突出處附近，再略往內側移動，可摸到脈搏跳動處即為穴位所在。

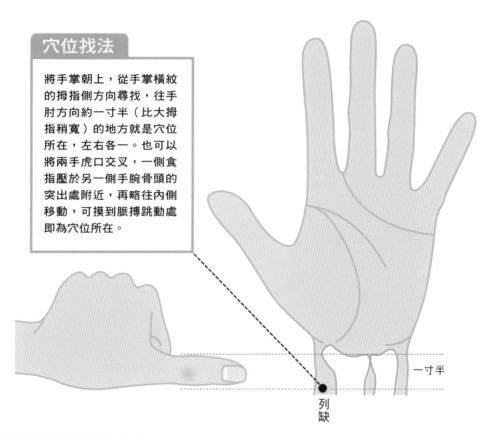

一寸半

列缺

名稱由來

「列」通裂，表示分裂的意思。「缺」是破裂。「列缺」是經脈、脈氣出現分裂現象的穴位。

中醫認為，本穴位是手太陰肺經的絡穴，肺臟位居體內臟器的上方，肺葉四垂有如諸臟的頂蓋、天庭，而手太陰肺經至本穴位時，分走手陽明大腸經，脈氣由此處分裂而去，造成天庭破裂，故名「列缺」。

陽池

治療效果 主治手部疾病

陽池對於手腕扭傷或手臂疼痛有很好的治療效果，所以五十肩、風濕、神經痛、指關節疼痛等症狀都可以用陽池穴治療，也可以改善白帶、頻尿、疲勞、濕疹、蕁麻疹、青春痘、黑斑。本穴也是很多慢性疾病的整體療法中不可或缺的穴位。

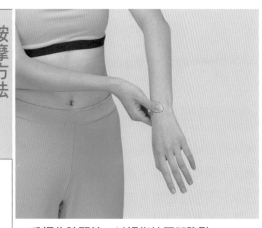

一手握住腕關節，以拇指按壓凹陷點。

穴位找法

陽池位於手背腕橫紋的中點，左右各一。手背朝上，握拳，在腕關節的橫紋與無名指延伸線的交接點上，有一個凹陷處，陽池穴就位在此凹陷中。

名稱由來

「陽」是陽經，「池」是池塘，「陽池」是位於人體陽經、形狀凹陷如池塘的穴位。

中醫認為，本穴位位於手背腕上的凹陷地方，手背為「陽」，本穴位凹陷如「池」，故名「陽池」。

手腕橫紋

陽
池

養老

治療效果 養生抗老

養老是治療手指及腕關節紅腫疼痛的主穴，在美容上可用於治療雀斑，主治視力模糊、視力減退、落枕、腰痛、肩背肘痠痛、小便不順，還可抗衰老、活絡經脈。

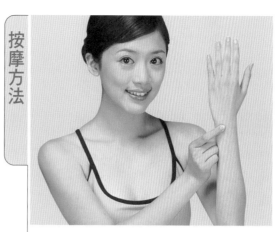

按摩方法

以手指指腹或指節向下按壓，並作圈狀按摩。

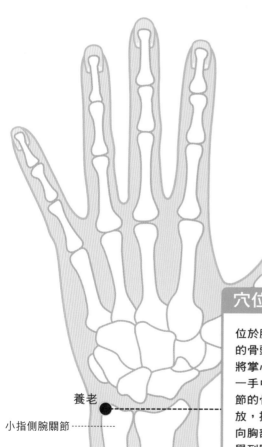

養老

小指側腕關節

名稱由來

「養」是贍養，「老」是老人，顧名思義「養老」是奉養、調養老人的穴位。

中醫認為，本穴位屬於小腸經，小腸能吸收水穀（水分及穀物）轉化成的精華，足以養身、抗老，同時本穴位亦有助調養、治療老人毛病，故名「養老」。

穴位找法

位於腕關節小指側的骨頭突出處。先將掌心向下，以另一手中指壓住腕關節的骨頭凸出處不放，接著將掌心轉向胸部，此時可感覺到剛才中指壓住的地方出現了縫隙，養老穴就位在此縫隙中，左右各一。

注音/ㄓㄨㄥ ㄓㄨ　羅馬拼音/ Chung Chu

中渚

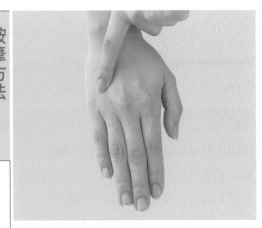

按摩方法

以手指指腹向下按壓。

治療效果 **緩解耳部疾病**

中渚有清熱、疏筋活絡的功效,對於耳朵疾病、手背腫痛、坐骨神經痛、眼睛紅腫、頭痛、暈眩都有不錯的治療效果。

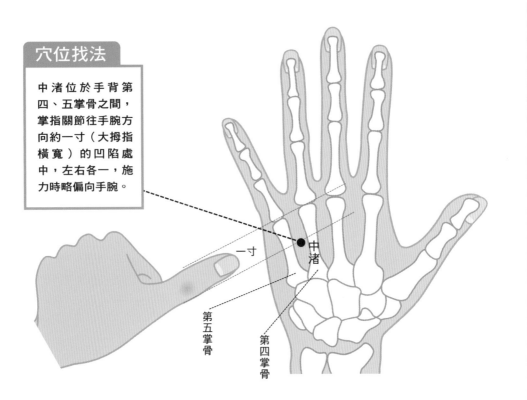

穴位找法

中渚位於手背第四、五掌骨之間,掌指關節往手腕方向約一寸(大拇指橫寬)的凹陷處中,左右各一,施力時略偏向手腕。

一寸

中渚

第五掌骨

第四掌骨

名稱由來

「渚」有水中小洲的意思。

在《會元針灸學》中「中渚者,約束經皮膜陽氣回折入經脈之中,其旺於春仗依腎原與中土相扶助,而生萬物,充實經絡,以防天地之厲氣,如中風、中暑之害,故名中渚。」表示三焦經水道好比江水,其脈氣在此留連,就好像江中的沙洲,因此稱為「中渚」。

第二篇 全身穴位按摩圖解

116

液門

治療效果 緩解發炎症狀

主治頭痛、眼睛紅腫、聽力障礙、喉嚨痛等症。

按摩方法

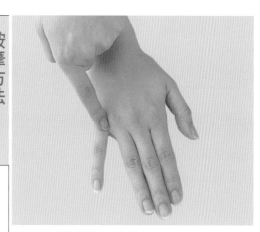

以指尖或棒狀物向下按壓。

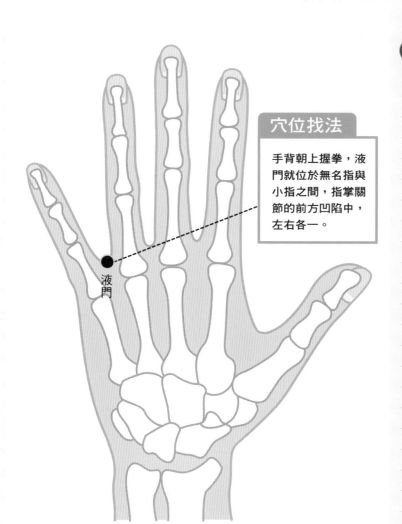

穴位找法

手背朝上握拳，液門就位於無名指與小指之間，指掌關節的前方凹陷中，左右各一。

液門

名稱由來

在《會元針灸學》中「液門者，陽經之精液，血津出入之門戶，故名液門。」由於此穴是三焦經滎穴，所以屬水；另此穴位在小指和無名指關節間的凹窩處，因小指和無名指分開的樣子猶如一扇門，所以稱位在此的穴位為「液門」。

二間

治療效果 舒緩疼痛

主治牙齒疼痛、喉嚨痛、頭暈、口乾舌燥、消化不良、流鼻血、便秘等症。

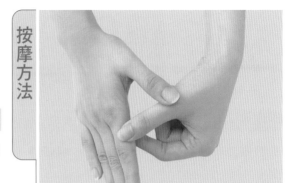

按摩方法

以拇指指腹向下按壓。

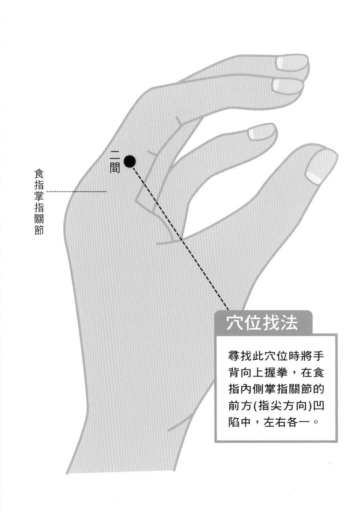

食指掌指關節

二間

穴位找法

尋找此穴位時將手背向上握拳，在食指內側掌指關節的前方(指尖方向)凹陷中，左右各一。

名稱由來

「間」指間隙的意思。由於此穴的位置在第二掌指關節前的凹陷處，也是手陽明經脈經過的第二個穴位，所以稱為二間。

在《會元針灸學》中「二間者，二者穴之次部，相交食指本節之節前，有間隙，故名二間。」表示二間是位在第二掌指關節前，靠近赤白肉的凹窩處。

三間

治療效果 舒緩發炎症狀

三間主治牙痛、牙齦腫痛、喉嚨痛、流鼻血、全身燥熱、眼睛發炎、腹部疼痛及消化不良等症。

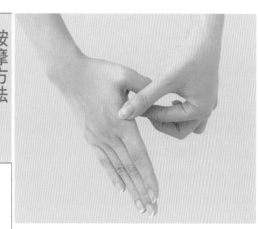

以拇指指腹向下按壓

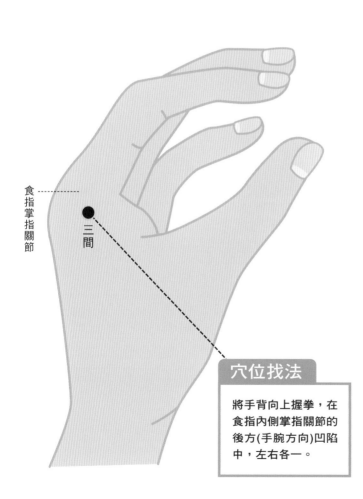

食指掌指關節

三間

名稱由來

「間」指間隙，「三間」指為位在手部的穴位。在《子午流注說難》中『三間乃陽俞本穴，手陽明脈之所注。在食指本節第三骨之後，大次指歧骨之前，穴居其中，故名三間。』由於此穴位在手第二掌指關節後方的凹窩處，也是手陽明經脈經過的第三個穴位，因此稱為三間。

穴位找法

將手背向上握拳，在食指內側掌指關節的後方(手腕方向)凹陷中，左右各一。

太淵

治療效果 改善關節炎

太淵主治腕關節疼痛、咳嗽、氣喘、胸部疼痛、消化不良。此外，對緩和疲勞、扭傷、眼睛疲勞、風濕、關節炎也有不錯的效果。手部僵硬、手臂疲勞疼痛時，可以藉由按摩太淵穴加以緩解。

按摩方法

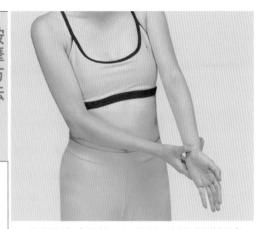

以手指指腹或指節向下按壓，並作圈狀按摩。

穴位找法

手掌朝上，輕輕彎曲手腕，在手腕關節處會產生橫紋，並有兩條硬筋浮現，太淵就位在硬筋外側的橫紋上，左右各一，按壓穴位時可感覺到脈膊跳動。

太淵

名稱由來

「太」是大、旺盛，「淵」是深潭，「太淵」是人體脈氣旺盛如深潭的穴位。中醫認為，本穴位位於手掌後凹陷處，是手太陰肺經的「原穴」，原穴是十二經脈的根本，因此本穴位是全身百脈大會聚的地方，氣血旺盛如「深淵」，故名「太淵」。

大陵

治療效果 **安定心神**

大陵穴有安定心神、清心除煩的功效，對歇斯底里、煩躁等心理症狀有治療效果。此外，本穴也能有效治療手臂或手腕疼痛痠麻、胸悶心痛、胃痛胃脹、頭痛、喉嚨痛、嘔吐、半身不遂，經常按壓還可預防感冒，想要瘦手臂的人可以按此穴消除手臂脂肪。

按摩方法

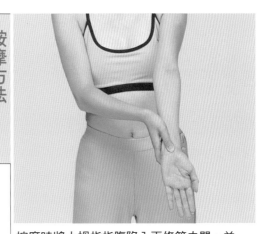

按摩時將大拇指指腹陷入兩條筋之間，並左右移動指尖給予刺激。

名稱由來

「大」是高大，「陵」是丘陵，「大陵」是隆起如丘陵的穴位。

中醫認為，因為穴位位在手掌骨附近，此處掌骨隆起如大丘陵，故名「大陵」。

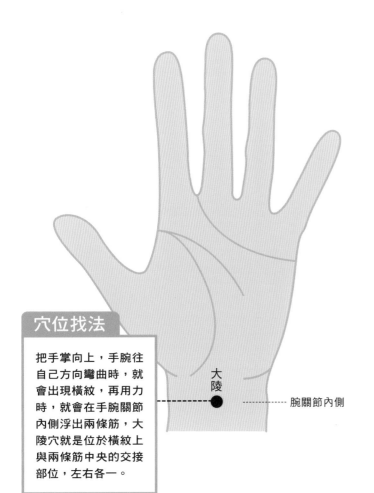

穴位找法

把手掌向上，手腕往自己方向彎曲時，就會出現橫紋，再用力時，就會在手腕關節內側浮出兩條筋，大陵穴就是位於橫紋上與兩條筋中央的交接部位，左右各一。

大陵 —————— 腕關節內側

121

陰郄

治療效果 主治心臟疾病

常按壓陰郄穴可以預防或治療心臟疾病，如：狹心症、心律不整、頭部充血、心痛等心臟引起的症狀，也可以緩和鼻塞、眼睛痠澀、幼兒抽筋等症狀。

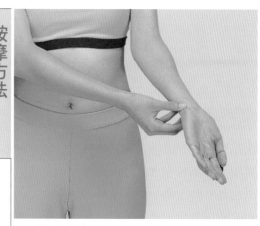

按摩方法

以手指指腹或指節向下按壓，並作圈狀按摩。

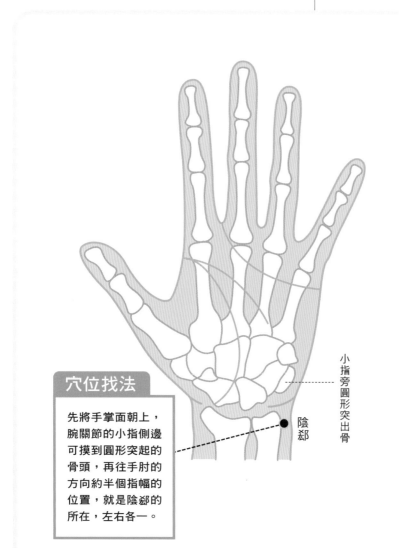

穴位找法

先將手掌面朝上，腕關節的小指側邊可摸到圓形突起的骨頭，再往手肘的方向約半個指幅的位置，就是陰郄的所在，左右各一。

小指旁圓形突出骨

陰郄

名稱由來

「陰」是陰經，「郄」是孔隙，意指「經脈、氣血深聚的地方」，「陰郄」是陰經脈氣深聚的穴位。

中醫認為，本穴位屬於手少陰心經的孔穴，心主血脈，本穴位便是經脈、氣血深聚的地方，故名「陰郄」。

神門

治療效果 | **主治失眠**

神門穴可以舒緩心臟劇烈跳動或心律不整，在能量檢測上，是檢查心臟是否異常的重要穴位。對於因焦慮、歇斯底里症所引起的心悸也有效，另外，也可用於治療食慾不振、心絞痛、低血壓、手臂痠麻疼痛、關節痛、眼睛疲勞、疲勞困倦、便秘、失眠、健忘等症狀。

按摩方法

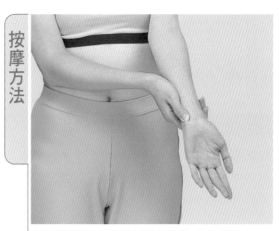

以拇指指腹直接按壓位於凹陷處的神門穴約30秒。

名稱由來

「神」是心神，「門」是出入之處，「神門」是有關心神出入的穴位。中醫認為，本穴位屬於手少陰心經，心臟保護人的精神、心脈之氣，而本穴位正是心臟精神、心脈之氣的出入門戶，故名「神門」。

穴位找法

將手掌朝上，位於前臂靠小指側之手腕橫紋上。手握空拳輕輕彎曲手腕時，觸摸靠近小指側的手腕關節處，會發現有一條硬筋，神門穴的位置就是在硬筋與手腕橫紋的交會處，左右各一。

神門

手腕

陽谷

治療效果 **主治手部疾病**

按壓陽谷穴可以治療手腕扭傷、頭痛、牙痛、手臂無力、暈眩、耳鳴等症狀，此外，對於腸胃道的症狀也有療效。

按摩方法

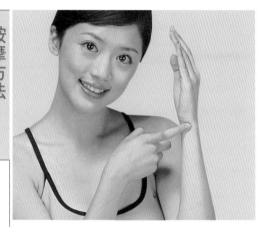

以手指指腹或指節向下按壓，並作圈狀按摩。

名稱由來

「陽」是陽經，「谷」是山谷，「陽谷」是位於人體陽經、形狀如山谷的穴位。

中醫認為，本穴位位於手外側腕背低陷處，腕背屬「陽經」，而本穴位位置低陷如谷，故名「陽谷」。

陽谷

穴位找法

手背朝上，在小指側的手腕附近有一骨頭凸出處，陽谷就位於此凸出部分的前方凹陷處，左右各一。

腕骨

治療效果 調理腸胃、頸項痠痛

腕骨有清熱利濕、舒筋活絡的功效，因此當飲食失調、消化不良、手肘痠痛、頸肩僵硬、耳鳴、手腕疼痛、眼睛疲勞時，按壓此穴有不錯的舒緩效果。

按摩方法

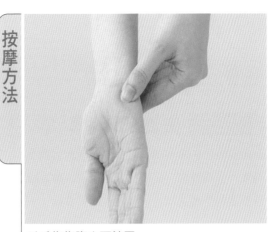

以手指指腹向下按壓。

名稱由來

「腕」是手腕的意思。

在《會元針灸學》中「腕骨者，是臂骨與腕骨相交接之處，骨者腕前之骨，曰起骨，腕後之骨曰手髁骨，手腕前之起手下陷處，故名腕骨。」由於此穴位在手部外側腕骨前方，所以以「腕骨」命名。

腕骨

穴位找法

位在手背外側，小指與三角骨之間的凹陷中。手背朝上握拳時，小指掌骨後方的橫紋凹陷外側，即為腕骨，左右各一，施力時偏向腕骨方向。

合谷

治療效果 主治面部疾病

合谷主治口部及面部五官的疾病，對於頭痛、口腔炎、喉嚨腫痛、發燒、眼睛疲勞、神經痛及腸胃不適的各種症狀，以及腦神經系症狀、高低血壓、過敏性鼻炎、胃痛、牙痛、生理痛、感冒也有療效。還可消除青春痘、改善眼袋和皮膚粗糙，是應用範圍相當廣泛的穴位。

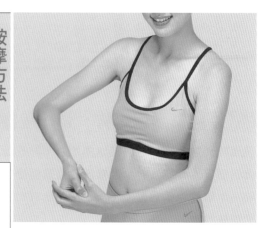

按摩方法

以拇指向下用力按壓4～5次，並作圈狀按摩。

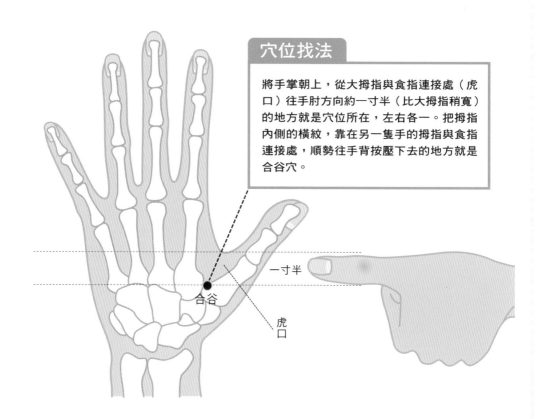

穴位找法

將手掌朝上，從大拇指與食指連接處（虎口）往手肘方向約一寸半（比大拇指稍寬）的地方就是穴位所在，左右各一。把拇指內側的橫紋，靠在另一隻手的拇指與食指連接處，順勢往手背按壓下去的地方就是合谷穴。

一寸半

合谷

虎口

名稱由來

「合」是合攏，「谷」是山谷，「合谷」指低陷如山谷的穴位。

中醫認為，本穴位的位置在大拇指與食指之間的凹陷處（即手掌的虎口），就好像兩山之間低陷的山谷，故名「合谷」，又名「虎口」。

後谿

治療效果 安定心神

後谿穴有安定心神、通經活絡的功效，可以改善頭頸疼痛、喉嚨痛、落枕、上肢痠麻、手指肘臂痙攣、腰部扭傷、耳鳴、耳痛、視力不佳等症狀。

按摩方法

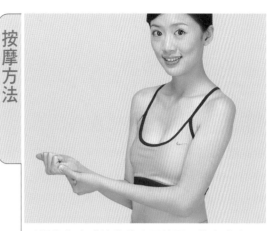

以拇指指尖或棒狀物向下按壓，施力時略偏向小指根部的關節處。

後谿

穴位找法

手掌向上握拳，在小指指尖彎曲處的外側，有一條明顯的橫紋，後谿就位在此橫紋的盡頭，左右各一。

名稱由來

「後」是後面，「谿」是溝溪，「後谿」是位於低處如溪溝的穴位。

中醫認為，本穴位在手掌第五指關節後方，手握拳時，本穴位部位的肌肉突起似山峰，皮膚表面的橫紋則像溪溝，故名「後谿」。

魚際

治療效果 主治腸胃疾病

從魚際穴的膚色，可以判斷腸胃、肝臟的健康狀況。例如：腹瀉時拇指根部會呈現青筋；當肝臟出現異狀時，則拇指根部會呈現紅色的斑塊；當患有慢性疾病時，筋脈的顏色會偏黑。因此，按壓此穴可緩解長期的身體疲勞及慢性病造成的不適感，除此之外，魚際穴還可以治療咳嗽、喉嚨痛、聲音沙啞、流鼻血、胸痛及手臂疼痛等症狀。

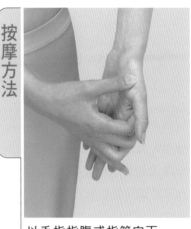

以手指指腹或指節向下按壓，並作圈狀按摩。

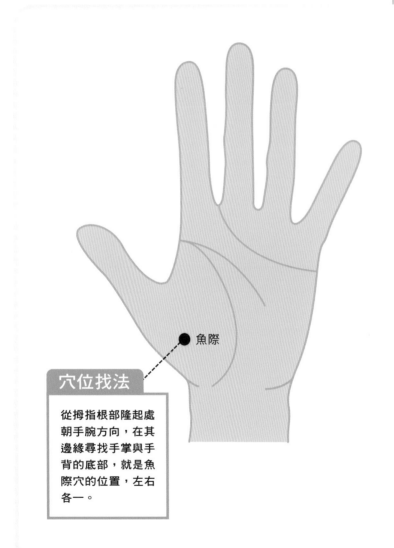

● 魚際

穴位找法

從拇指根部隆起處朝手腕方向，在其邊緣尋找手掌與手背的底部，就是魚際穴的位置，左右各一。

名稱由來

「魚」是魚腹，「際」是邊際，「魚際」是位於人體突起如魚腹旁的穴位。

中醫認為，大拇指後的手掌內側，肌肉豐厚隆起如「魚腹」，而本穴位位於「魚腹部位」的邊側，故名「魚際」。

勞宮

治療效果 提神醒腦

勞宮有清心瀉火、提神醒腦的功效，所以對火氣大造成的嘴破、口臭有治療效果，另外對胸痛、胃痛、手掌多汗、嘔吐、昏迷也有不錯的療效。

按摩方法

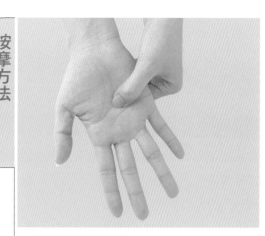

以拇指指腹向下按壓。

穴位找法

勞宮位在手掌心，第二、三掌骨之間。手心向上握空拳，中指與無名指輕壓掌心，中指與無名指尖之間的位置，就是勞宮穴，左右各一。

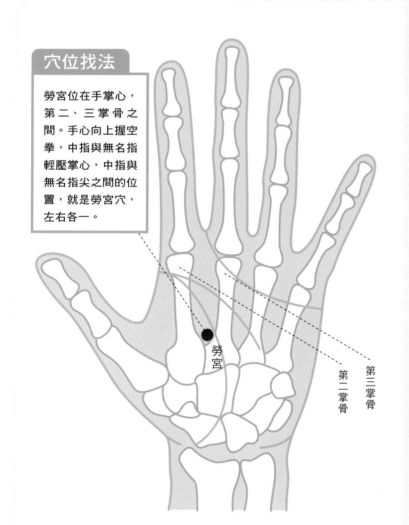

勞宮

第二掌骨

第三掌骨

名稱由來

「勞」有勞動的意思，「宮」指中室。

在《甲乙經》中「勞宮…在掌中央動脈中。」《采艾編》中「勞宮，手勞於把握，此其都宮也。」由於此穴位在手掌心，即當手部勞動最常使用的部位，所以命名為「勞宮」。

少府

治療效果 舒緩胸部疼痛

少府主治心悸、胸部脹痛、遺尿、小便困難及手指痠痛。

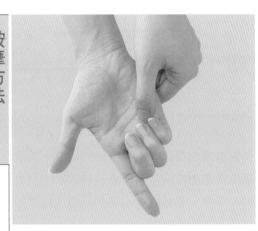

按摩方法

以拇指指腹向下按壓。

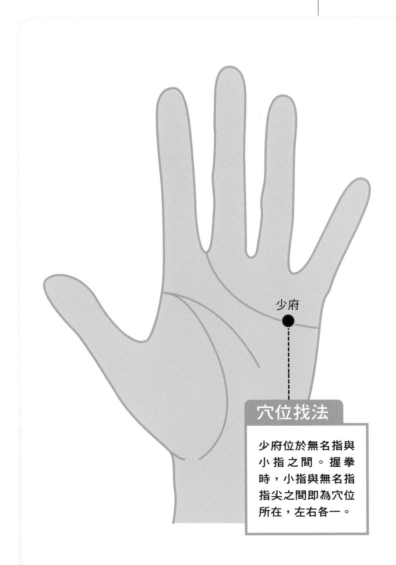

少府

名稱由來

「少」指手少陰經，「府」指匯聚。

在《會元針灸學》中「少府者，手少陰心脈，出腋走手小指，交少府而通心之府小腸也，故名少府。」表示少府位在手部，小指及無名指附近的穴位。

穴位找法

少府位於無名指與小指之間。握拳時，小指與無名指指尖之間即為穴位所在，左右各一。

前谷

治療效果 減輕頭痛

前谷可治療頭痛、眼睛痠痛、耳鳴、手麻、喉嚨痛及婦女乳汁分泌不足等疾病。

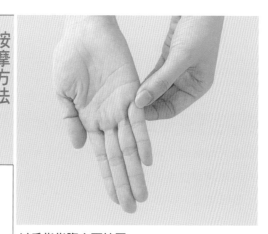

按摩方法

以手指指腹向下按壓。

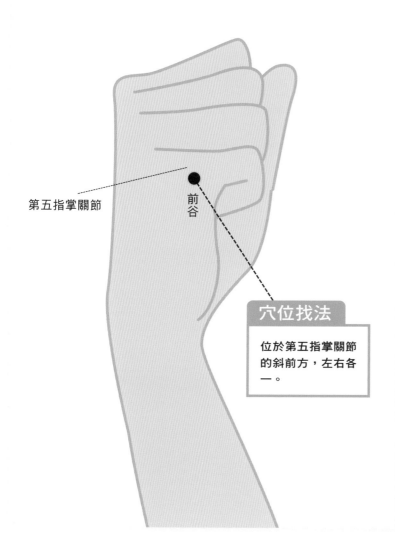

第五指掌關節

前谷

穴位找法

位於第五指掌關節的斜前方，左右各一。

名稱由來

在《會元針灸學》中「前谷者，前指本節之前也，谷者，谷之空洞也，手小指本節前，骨之空處，通於經孔，與分泌之孔竅，故名前谷。」表示前谷穴位在第五指掌關節的凹窩處，因為凹陷的地方宛如山谷，所以稱為「前谷」。

少商

治療效果 中風、休克急救穴

少商穴對暈厥、中風、中暑等有急救作用，也有治療精神疾病的作用，此外，本穴也可用來治療喉嚨痛、咳嗽、手麻。

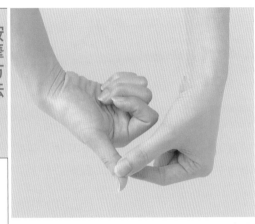

以指尖或棒狀物向下按壓，或用拇指與食指捏住拇指兩側，以揉捏的方式間接刺激穴位。

穴位找法

位於拇指側，指甲底部外側旁一分(一粒米大小)的位置，左右各一。

少商

名稱由來

「少」是細小、微小的意思，肺在五行中屬金，在音為「商」。肺經之氣從肺部運行至手部，走到位於拇指尖端的少商穴，脈氣已微弱，故名「少商」。

商陽

治療效果 舒緩牙齒疼痛

商陽穴對於牙痛、腹痛、上吐下瀉、中風、昏迷、喉嚨痛、咳嗽、口渴、眼睛疲勞及胸口疼痛有良好的療效。

按摩方法

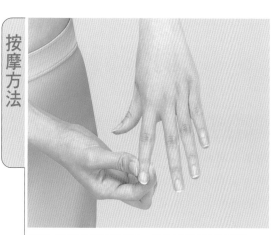

因為在指尖按壓不易，可以用棒狀物直接刺激穴位，或是用另一手的拇指和食指抓住食指指尖的二側，加以揉捏。

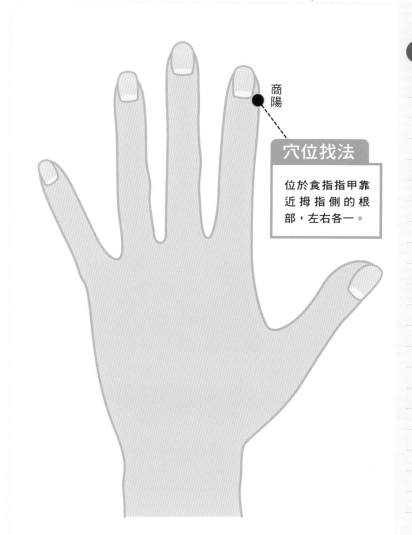

商陽

穴位找法

位於食指指甲靠近拇指側的根部，左右各一。

名稱由來

「商」是五音之一，屬金，大腸屬金，意指「大腸經」。「陽」是陽氣，「商陽」是大腸經陽氣發出的穴位。

中醫認為，本穴位是手陽明大腸經的起始穴位，大腸屬金，在音為「商」，大腸又是六腑之一，屬於陽經，故名「商陽」。

中衝

治療效果 昏迷急救穴

中衝有開竅通閉的作用，所以有極佳的急救效果，主治中風、心痛、暈厥、休克、中暑、舌頭腫痛。

按摩方法

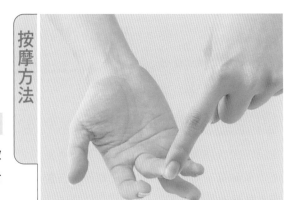

以指尖或棒狀物向下按壓。

穴位找法 ------------------ ● 中衝

中衝位在中指尖端的中央，距離指甲約一分(一粒米大小)的地方，左右各一。

名稱由來

「中」指中間、中央，「衝」有搏動的意思。

在《會元針灸學》中「中衝者，心陽以中指而衝出也，故名中衝。」表示此穴位在中指尖端的中央處，當以另一手指按住此穴位時，因為手指下動靜脈引起搏動的感覺，所以稱為「中衝」。

關衝

治療效果 提神醒腦

關衝有清熱瀉火、提神醒腦的作用，所以此穴常用於昏迷急救。此外，此穴對頭痛、眼睛紅腫、喉嚨痛等症狀也有緩解效果。

按摩方法

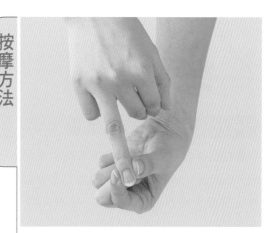

以指尖或棒狀物向下按壓，或用拇指與食指捏住無名指兩側，加以揉捏，間接刺激穴位。

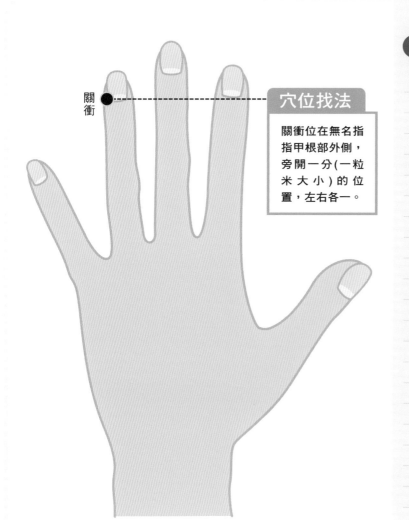

關衝

穴位找法

關衝位在無名指指甲根部外側，旁開一分(一粒米大小)的位置，左右各一。

名稱由來

「關」指出入的要道。在《會元針灸學》中「關衝者，關乎上，而通下，達於上中下，頭腰腿也，內關於腦胸，外關於肢體，三焦經絡從四肢外側始發之根，故名關衝。」由於此穴是手少陽和手少陰出入的重要樞紐，並且位置在少衝及中衝之間，因此以「關衝」稱之。

少衝

治療效果 治療心臟疾病

少衝可以有效治療心臟疾病，有醒腦安神的作
用，對於呼吸困難、胸悶、頭部充血、口乾舌
燥、手臂疼痛等症狀的治療，都有不錯的效
果。

按摩方法

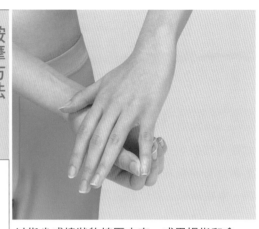

以指尖或棒狀物按壓本穴，或用拇指和食
指捏住小指二側，向指甲方向施力、揉
捏，間接刺激穴位。

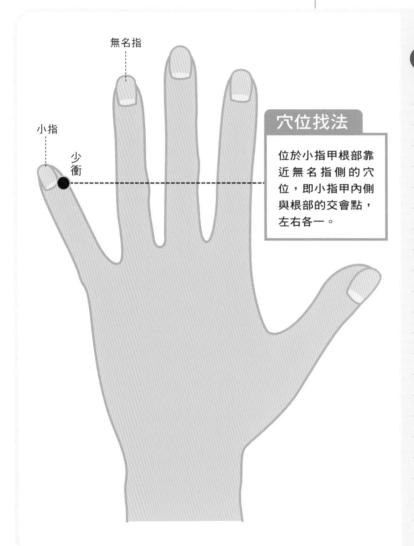

無名指

小指

少衝

穴位找法

位於小指甲根部靠
近無名指側的穴
位，即小指甲內側
與根部的交會點，
左右各一。

名稱由來

「少」是小，意指「小
指」。「衝」是要衝。
「少衝」是位於小指指尖
重要位置的穴位。
中醫認為，本穴位位於
人體小指，是手少陰心
經之「井」，也就是脈氣
起源、衝出的地方，又
是手少陰經與手太陽經
脈氣交通的「要衝」，故
名「少衝」。

少澤

治療效果　潤澤全身

少澤穴位於小腸經的起點，小腸主管人體水分及養分的吸收，所以，本穴位有潤澤全身的功能。主治頭痛、青光眼、白內障、喉嚨痛、心悸、胸部悶痛、中風昏迷、頸部痠痛、頭痛、頭重、半身不遂等症狀，也有助於改善產後乳汁過少、乳腺炎，還有豐胸的效果。

按摩方法

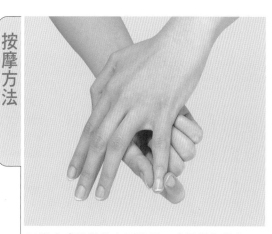

以指尖或棒狀物向下按壓，或用拇指與食指捏住小指兩側，加以揉捏，間接刺激穴位。

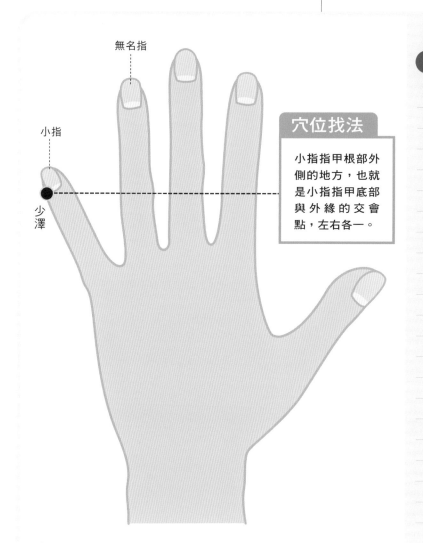

無名指

小指

少澤

穴位找法

小指指甲根部外側的地方，也就是小指指甲底部與外緣的交會點，左右各一。

名稱由來

「少」是小，「澤」是水澤、水匯聚的地方；少澤的功能有如小水澤的穴位。中醫認為，本穴位屬於小腸經，是小腸經脈氣行進的起點，由於剛發出的脈氣頗微小，而且小腸主液（主管人體水分的吸收），故名「少澤」。

胸腹部

缺盆

治療效果 | 調理氣血

缺盆可以調理全身的氣血，活絡胸部及手臂的神經，對於氣喘、呼吸困難、胸部疼痛、喉嚨痛、咳嗽、頸肩痠痛、身體疲累等症有不錯的療效。

穴位找法

位在兩側鎖骨的凹陷處。在左右乳頭往上的延伸線上，可觸摸到鎖骨上方有較深的凹陷處，在此處尋找疼痛點，就是缺盆穴的位置，左右各一。

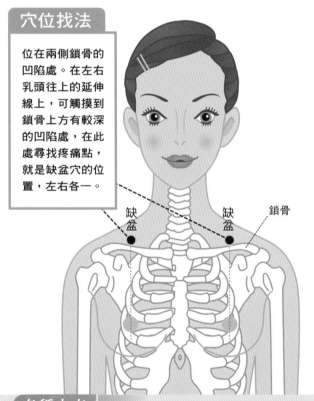

缺盆　　　缺盆　　　鎖骨

名稱由來

在《會元針灸學》中「缺盆者，盆骨下缺處，故名缺盆。又名天蓋者，肩盤像天之蓋下，經氣衝至而蓋開，故又名天蓋。」表示缺盆是位在肩膀上的橫骨，也就是一般所稱鎖骨凹陷處，因鎖骨形狀好像破缺的盆子，所以將位在此的穴位稱為「缺盆」。

按摩方法

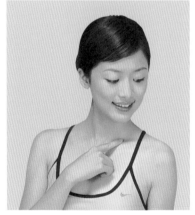

以手指指腹或指節向下按壓，並作圈狀按摩。

中府

治療效果 | 主治肺部疾病

中府是手太陰肺經和足太陰脾經的交會，有調理肺氣、治療喘咳的功效，可以用來檢測肺臟是否出現疾病。主治咳嗽、氣喘、祛痰、胸部疼痛、支氣管炎、肩背疼痛，也可治療青春痘與掉髮。

按摩方法

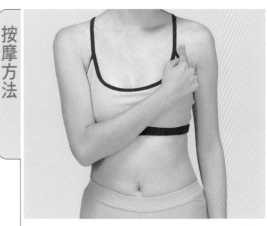

以手指指腹或指節向下按壓，並作圈狀按摩。

穴位找法

位於乳頭外側二寸（三指橫寬），再往上三條肋骨的地方，左右各一。兩手叉腰立正，在鎖骨外側下方會形成三角窩，由此處往下觸摸，越過第一條肋骨的地方就是中府穴。

鎖骨

中府

中府

二寸

名稱由來

「中」指中焦的意思，「府」指匯聚的意思。在《會元針灸學》中「中府者，肺之絡系，府者從陽，由內而達於外。又名膺俞者，膺膺之部，氣之所過之俞穴。」表示手太陰經脈起於中焦，此穴為中氣聚集之處，因脾、胃、肺合氣於此穴，所以稱為「中府」。

俞府

治療效果 **主治胸部疾病**

本穴主治胸部疾病，對於胸悶、胸痛、食慾不振、氣喘、支氣管炎、咳嗽、嘔吐及心臟病，都有不錯的療效。

名稱由來

「俞」指脈氣輸注之處，「府」指匯聚的意思，「俞府」指脈氣聚集通過的重要穴位。

在《會元針灸學》中「俞府者，俞者過也。府者會也。足少陰之交於手厥陰，而絡終會過於處，故名俞府也。」表示由於從足部到胸部的足少陰脈氣都會聚在此，所以將此穴位稱為「俞府」。

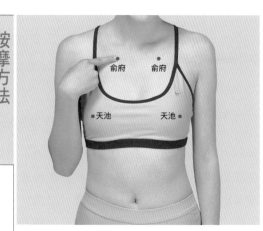

按摩方法

以手指指腹或指節向下按壓，並作圈狀按摩。

天池

治療效果 **改善乳房血液循環**

天池穴有改善乳房血液循環的效果，也具豐胸與調節臟腑功能。

名稱由來

天，指高位。池，水聚處。穴在胸廓、肋之肉陷處，故名天池。

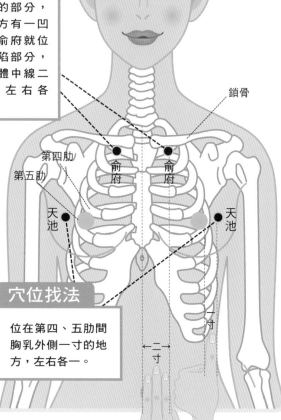

穴位找法

從鎖骨下方由外而內尋找，可以感覺到鎖骨朝內側隆起的部分，此處下方有一凹陷處，俞府就位在此凹陷部分，約離身體中線二寸處。左右各一。

鎖骨

第四肋

第五肋

俞府　俞府

天池　天池

穴位找法

位在第四、五肋間胸乳外側一寸的地方，左右各一。

←二→
寸

一寸

注音 / ㄩˋ ㄓㄨㄥ　羅馬拼音 / Yu Chung

彧中

治療效果 改善氣喘

彧中對胸部疼痛、胸悶、支氣管炎、嘔吐、咳
嗽、心臟病、食慾不振等症狀都有治療的效
果。另外，當感覺氣喘快要發作時，馬上指壓
本穴，可在氣喘發作前，就先獲得控制。

按摩方法

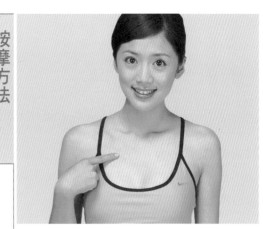

以手指指腹或指節向下按壓，並作圈狀按摩。

穴位找法

位於第一肋骨與
第二肋骨之間，
距離身體中心線
外側約二寸（三
指橫寬）的地
方，左右各一。

彧中

彧中

第一肋骨
第二肋骨

←二寸→

名稱由來

「彧」指富有文采的樣
子。
在《腧穴命名匯解》中
「所謂彧中，出其腎經脈
氣至此鬱其中而得名。」
因為彧中穴位在靠近肺
臟的地方，在古代，肺
臟被視為人體最精華重
要的部位，並比喻為文
鬱之府，即華美之處，
故以「彧中」命名此穴
位。

141

膺窗

治療效果 緩解胸部疼痛

膺窗可緩和乳房疼痛及胸痛等症狀，對乳汁分泌不足或乳腺炎等症狀也有治療效果。另外，也可用於治療呼吸系統及心臟疾病。

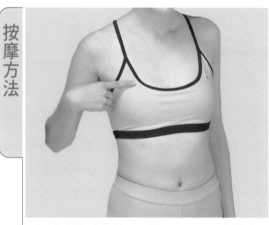

按摩方法

以手指指腹或指節向下按壓，並作圈狀按摩。

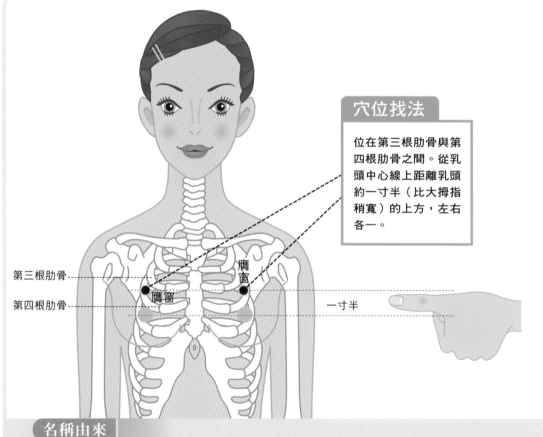

穴位找法

位在第三根肋骨與第四根肋骨之間。從乳頭中心線上距離乳頭約一寸半（比大拇指稍寬）的上方，左右各一。

第三根肋骨 ----- 膺窗

第四根肋骨 ----- 膺窗

一寸半

名稱由來

「膺」胸也，「窗」指通孔的意思，「膺窗」指位在胸部的穴位。

在《醫經解理》中「肺之下面，其狀如蓮蓬，有孔如窗，故曰膺窗。」指膺窗位在肺部下方，因為接近肺泡的位置，而將肺泡形容為有孔的窗戶，故稱此穴為膺窗。在《會元針灸學》中「膺窗者，膺是肩臂連胸之膺，窗是孔窗窾也。足三陰由胸走手之經孔，又係婦人通乳汁孔竅，故名膺窗。」表示膺窗位在胸部乳房的乳暈上緣，常為婦人通乳汁的重要穴位。

第二篇 — 全身穴位按摩圖解

注音 / ㄉㄢ ㄓㄨㄥ　羅馬拼音 / Tan Chung

膻中

治療效果 | 主治呼吸系統疾病

膻中主要用於治療呼吸系統及血液循環方面的疾病，可以改善胸悶胸鬱、心悸、咳嗽、氣喘、慢性支氣管炎、焦躁、歇斯底里症，此外，還有豐胸、暢通乳腺的功效，所以胸部脹痛、乳汁分泌不足的婦女可以多按壓膻中穴。

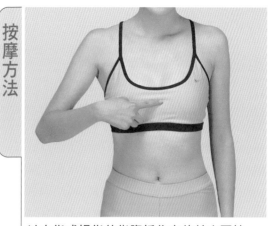

按摩方法

以中指或拇指的指腹抵住穴位並向下按壓，並作圈狀按摩。如果痛的太厲害，可以改為施灸較為有效。

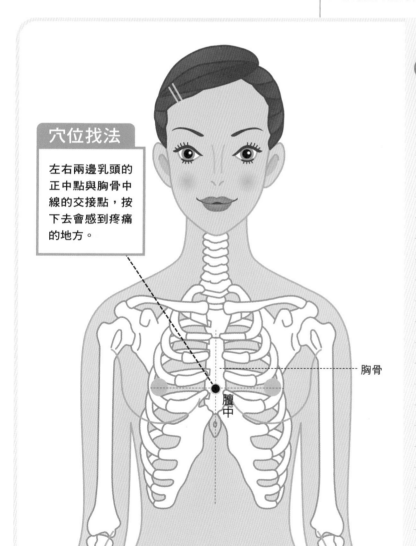

穴位找法

左右兩邊乳頭的正中點與胸骨中線的交接點，按下去會感到疼痛的地方。

胸骨

膻中

名稱由來

「膻」為心臟阻擋邪氣的膈膜，「中」為正中央的意思。
在《靈樞·經脈》中「三焦手少陽之脈...入缺盆，布膻中，散落心包。」膻中指胸腔的中心，因此穴位是心包所在之處，因此稱為「膻中」。

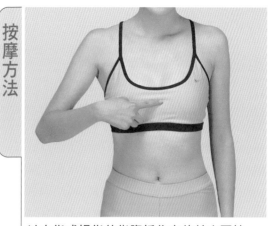

胸腹部穴位

膺窗

膻中

神封

治療效果 **主治心臟病**

神封為治療心臟病的主要穴位，也可以舒緩因狹心症所引起的各種不適症狀，例如：胸悶、胸部發熱、頭痛、噁心、嘔吐、呼吸困難、咳嗽，此外，乳汁分泌不足、豐胸、通乳，都可以透過按摩本穴位達到改善的效果。

按摩方法

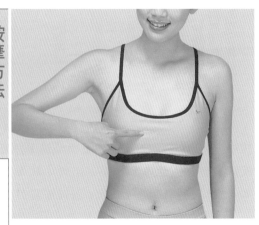

以手指指腹向下按壓，並作圈狀按摩。

穴位找法

位於左右乳頭連線中點，再往外側約二寸（三指橫寬）的距離，左右各一。也就是位在膻中穴（第143頁）的兩旁約二寸（三指橫寬）的地方。

膻中　神封

神封

←二寸→

名稱由來

「神」指神明，「封」指疆界的意思。

在《經穴釋義匯解》中「穴為腎脈之腧穴。腎者，封藏之本。穴臨心，主心疾。心者，神之變，藏神，故名神封。」表示此穴因接近心臟，地處心臟所在的疆界，又因心臟以神明為比喻，因此以「神封」命名。

乳中

治療效果 | **改善性冷感**

按摩乳中穴可以改善性冷感，還可調理月經、豐胸、使乳房尖挺的功效。乳汁分泌不足的婦女，可以手指捏住乳頭，刺激乳中，也可以針對整個乳房進行按摩。

按摩方法

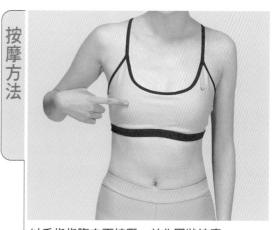

以手指指腹向下按壓，並作圈狀按摩。

名稱由來

「乳」指乳房，「中」指正中，乳中因位在乳房正中央，所以稱為「乳中」。

穴位找法

身體平躺，位於乳頭的中央。約在第四肋骨與第五肋骨之間，左右各一。

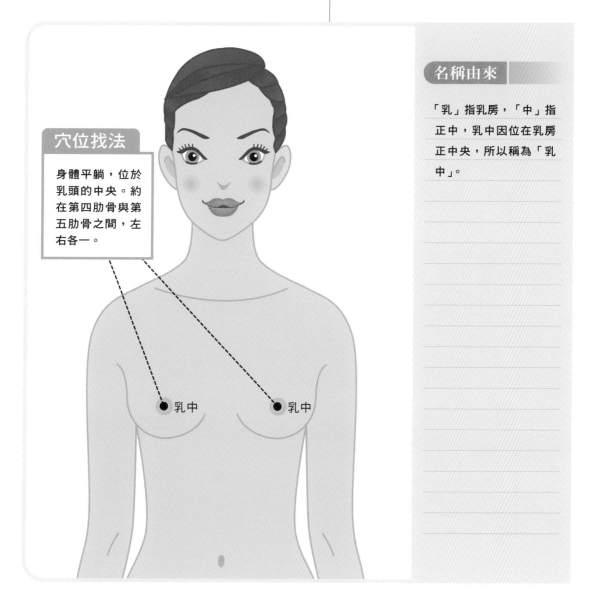

● 乳中　　● 乳中

天谿

治療效果 | **緩解疼痛**

天谿常用於治療胸痛、胸悶，如果乳房腫大疼痛或乳腺炎時，也可以按壓本穴減輕疼痛感。

按摩方法

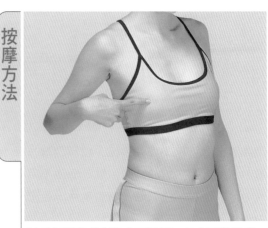

以手指指腹或指節向下按壓，並作圈狀按摩。

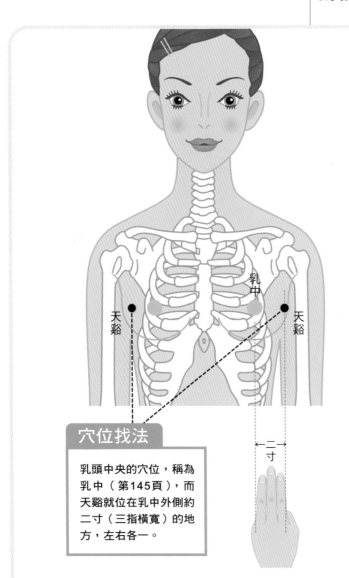

名稱由來

心主神明，因此稱為「天」。因天谿穴、天池穴和八會穴中的經氣匯聚在膻中穴，「谿」有陷入的意思，因此將氣穴所在之處，就稱為「天谿」。

乳中

天谿

天谿

穴位找法

乳頭中央的穴位，稱為乳中（第145頁），而天谿就位在乳中外側約二寸（三指橫寬）的地方，左右各一。

二寸

乳根

治療效果 | **美化胸形**

按壓乳根穴可改善乳汁分泌不足、乳腺炎、腹脹、胸部疼痛、咳嗽、氣喘、小腿腫脹、心肌梗塞、肋膜炎等，都可以藉由按壓本穴位，達到治療的效果，本穴也有健胸、使乳房尖挺的功效。

按摩方法

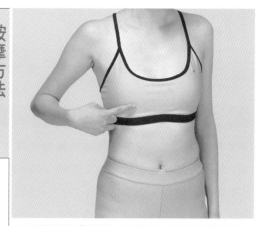

以手指指腹或指節向下按壓，並作圈狀按摩。

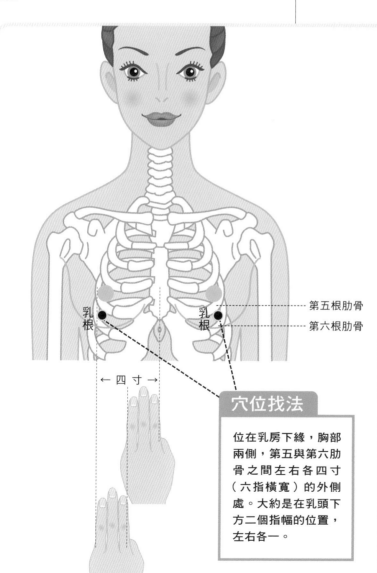

第五根肋骨

第六根肋骨

← 四寸 →

名稱由來

「乳」指乳房，「根」指根部，乳根因位在乳房下方根部的穴位上，所以稱為「乳根」。

在《會元針灸學》中「乳根」者，乳房下之根結也，故名乳根。」

穴位找法

位在乳房下緣，胸部兩側，第五與第六肋骨之間左右各四寸（六指橫寬）的外側處。大約是在乳頭下方二個指幅的位置，左右各一。

147

鳩尾

治療效果　穩定情緒

鳩尾可治療因情緒不穩定引起的生理症狀，例如：心悸、氣喘、手腳冰冷、腹瀉、胃痛、食慾不振、失眠等，因為按壓本穴可以促進血液循環，使身體的器官活化，自然可以使多種不適症狀不藥而癒。

按摩方法

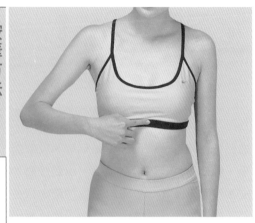

以手指指腹或指節向下按壓，二人進行時，可將兩手重疊加以指壓。

穴位找法

鳩尾位於胸骨突起處的下緣。用指頭觸摸左右肋骨下方，在中心合起來的地方就是胸骨下端，而位於這胸骨下端正下方約一寸（大拇指橫寬）的地方就是鳩尾。

名稱由來

「鳩」指鳥類，斑鳩的意思。

在《會元針灸學》中「鳩尾者，言骨下垂如鳩尾形。又名尾翳者，兩脇左右分陰陽，如鳩之有兩翼，心下有蔽骨一方，鳩尾遮蔽心臟之外，翳蒙其上，故又名尾翳。」表示鳩尾位於胸部前，因為胸骨突出的部分，形狀好比斑鳩的尾巴，因此取其外形，將位於此的穴位稱為「鳩尾」。

胸骨下端
胸骨突起處
一寸
鳩尾

第二篇｜全身穴位按摩圖解

148

通谷

治療效果 健脾和胃

通谷有健脾和胃的效果，主治脾胃虛弱、胃痛、腹脹、消化不良、嘔吐、胸悶、心悸、氣喘、咳嗽等症狀。

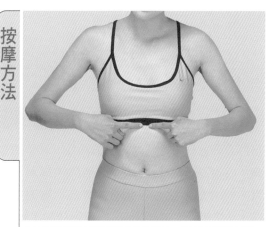

以手指指腹或指節向下按壓，並作圈狀按摩。

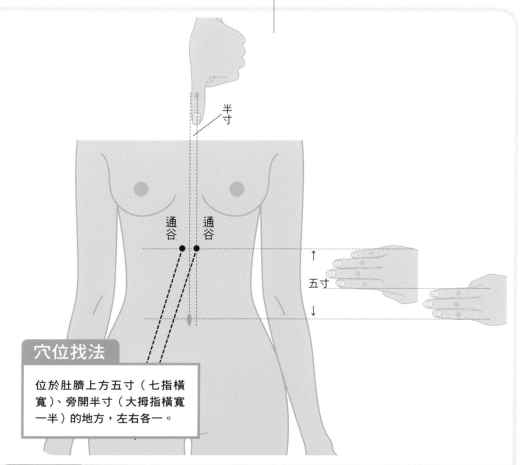

半寸

通谷　通谷

五寸

穴位找法

位於肚臍上方五寸（七指橫寬）、旁開半寸（大拇指橫寬一半）的地方，左右各一。

名稱由來

「通」有通達、暢通的意思，「谷」為凹陷處，「通谷」是人體有脈氣通過且凹陷如山谷的穴位。《甲乙經》中「通谷在幽門下一寸陷者中。」因為通谷穴在胃部附近，而胃臟是飲食五穀到達、匯集的場所，且本穴位屬於腎經，與足太陽膀胱經為表裡經，此處骨間有空隙而相通，猶如高山下的「空谷」，膀胱經的脈氣通過此「空谷」可含養、蘊積精氣，故名「通谷」。

期門

治療效果　疏肝理氣、活血化瘀

期門有疏肝理氣、活血化瘀的功效，可治療乳痛、月經失調、胸部脹痛、肋間神經痛、肝炎、無食慾、噁心、嘔吐、胃痛、腹瀉、腹痛、糖尿病、氣喘、打嗝、呼吸困難等症狀。

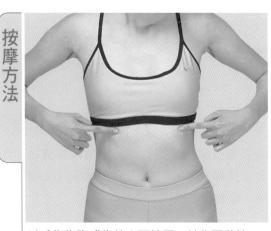

以手指指腹或指節向下按壓，並作圈狀按摩。進行時須斟酌力道。

穴位找法

乳中直下第六肋骨與第七肋骨之間的肋骨內側，左右各一。

第六肋骨

第七肋骨

期門　　期門

名稱由來

「期」指週期，「門」指出入要地。

十二經血氣之運行，從手太陰肺經雲門開端，最後抵達足厥陰肝經期門，以此循環，週而復始。由於以「期門」為限，故以此命名。

大包

治療效果 緩解疼痛、調經活絡

大包有調經活絡、止痛的功效，可以改善全身疲勞、四肢無力、消化不良、胸部悶痛、氣喘、咳嗽、全身肌肉疼痛等症狀。

按摩方法

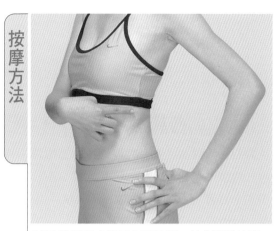

以手指指腹或指節向下按壓，並作圈狀按摩。

穴位找法

在腋窩的正下方與第六肋間的交接點上，也就是距離腋下六寸（二倍四指橫寬）的地方，左右各一。

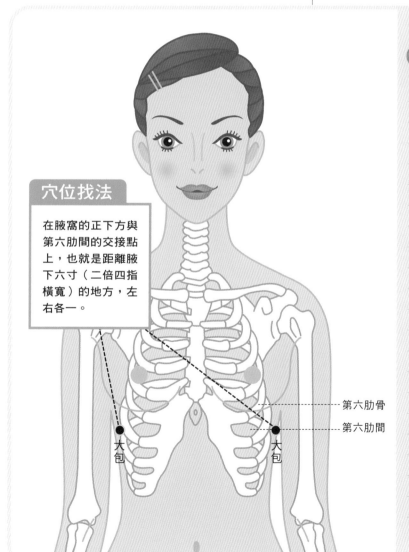

第六肋骨

第六肋間

大包　　大包

名稱由來

在《太素》中「脾為中土，四藏之主，包裹處也，故曰大包。」表示脾臟是人體重要的部位，由於此穴位是脾臟的主要絡脈，統絡陰陽諸經，猶如包裹住脾臟，因此以「大包」稱呼。

巨闕

治療效果 **舒緩胃部疾病**

巨闕對於因胃酸過多、胃痙攣、胸部灼熱、打嗝、腹脹、腹瀉、噁心、嘔吐、胃下垂、消化不良等所引起的症狀都有治療效果。除此之外，對於心臟疾病也有不錯的療效。

按摩方法

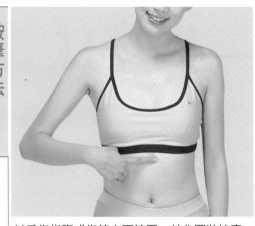

以手指指腹或指節向下按壓，並作圈狀按摩。

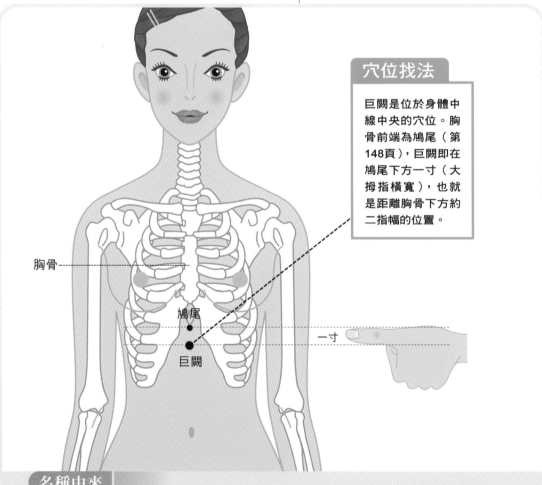

穴位找法

巨闕是位於身體中線中央的穴位。胸骨前端為鳩尾（第148頁），巨闕即在鳩尾下方一寸（大拇指橫寬），也就是距離胸骨下方約二指幅的位置。

胸骨

鳩尾

巨闕

一寸

名稱由來

「巨」指巨大的意思，表示其位置之尊貴。「闕」指君主居住之所在地。古籍中「經氣流住而深居之穴位，稱為堂或闕，如心氣募之處稱為巨闕。」表示經脈之氣流經並停駐之處，就稱為闕，而古代將心臟視為君主之官，因此匯聚心臟脈氣之處，就稱為「巨闕」。

不容

治療效果 改善胃部疾病

按摩不容能抑制胃部各種症狀，對於改善胸部到胃部的持續沉痛、絞痛、打嗝、胸部灼熱、消化不良、慢性胃炎、胃酸過多、胃下垂等症狀有效果。除此之外，對腹脹、嘔吐、打嗝等症也有效。

按摩方法

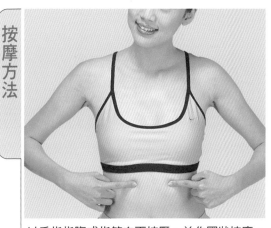

以手指指腹或指節向下按壓，並作圈狀按摩。

穴位找法

位在第八根肋骨的內側前緣，正好在心窩的兩側，左右各一。

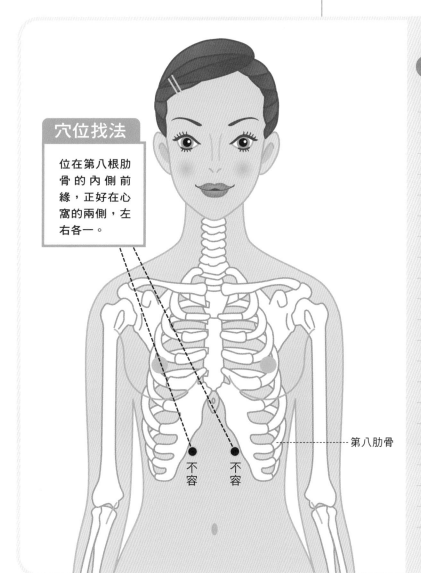

第八肋骨

不容　不容

名稱由來

「不」在此處指開始的意思，「容」為容納，「不容」指食物進入的地方，也就是胃部的重要入口處。

在《會元針灸學》中「不容者，在膈微下，證胃之氣滿，不容濁氣薰蒸五臟也，故名不容。」表示不容位在橫隔膜下方，即胃部的上方入口處。

日月

治療效果 **調理胃部疾病**

日月穴有疏肝和胃的功效，對於胸部疼痛、胸腹灼熱、呼吸困難、嘔吐、肝炎、膽囊炎皆有療效。另外，常按壓日月穴可以調理氣血，使肌膚緊緻細膩。

按摩方法

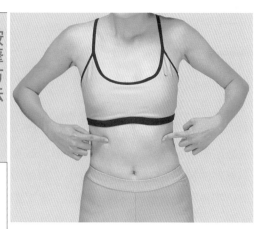

以手指指腹或指節向下按壓，並作圈狀按摩。

穴位找法

位在期門穴（第150頁）的下方，第七肋間的內側，左右各一。

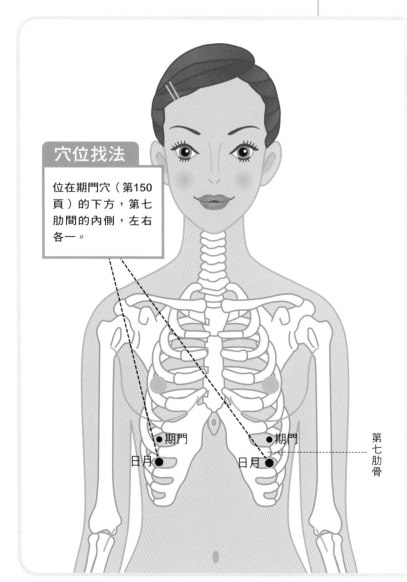

●期門　●期門

日月●　日月●

第七肋骨

名稱由來

在《醫經解理》中「日月，膽募也，期門下五分，第三肋端，橫於蔽骨，上直兩乳，日月東出，目之體也，膽為甲木，故有神光之稱。」「日」表示太陽、日、晝；「月」為夜晚，所以「日月」就是陰陽的意思。可調和、掌管人體機能，並維持健康的重要穴位。別名為「神光」。在乳頭下，直數第三肋間。

中脘

治療效果 | **改善消化道疾病**

中脘穴多用於治療消化系統的疾病，尤其以胃部、十二指腸疾病的效果最佳，所以中脘可以治療胃痛、胃酸過多、噁心嘔吐、消化不良、腹部脹痛等症狀。另外，對於改善食慾不振、脾胃虛弱、便秘、腹瀉也有不錯的效果。也可以降低食慾，讓身體恢復正常狀況，小腹贅肉自然消除。

按摩方法

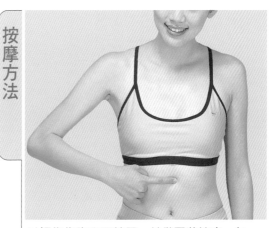

以拇指指腹向下按壓，並做圈狀按摩，勿施力過重，以免壓迫腹部的內臟。

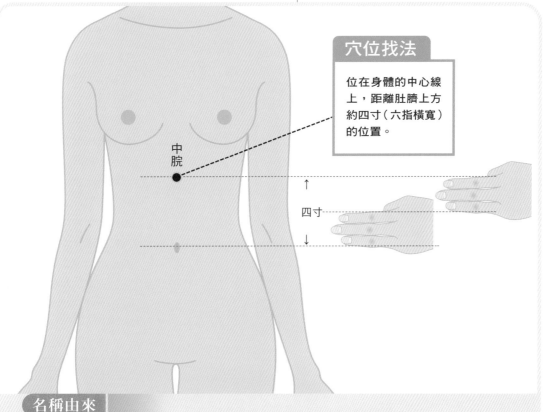

中脘

穴位找法

位在身體的中心線上，距離肚臍上方約四寸（六指橫寬）的位置。

↑
四寸
↓

名稱由來

「中」指中間，「脘」指胃府、胃部的意思，指「中脘」是位在胃部中央的穴位。

在《會元針灸學》中「中脘者，稟人之中氣，營氣之所出。…常夏居四季之中，當脾胃之令，脾胃居肺肝心腎之中，當於上中下胃脘之中，故名中脘。」表示胃部在人體是位居肺臟、肝臟和心臟的中間部位，因此將位在胃部中央的穴位稱為「中脘」。

梁門

治療效果　改善胃部疾病

針對胃部疾病，例如：胃炎、胃下垂、胃潰瘍、消化不良、神經性胃炎引起的胃痙攣、急性胃炎、食慾不振等症狀，按壓梁門都有治療效果。除此之外，對黃疸或膽石症的治療也有效果。

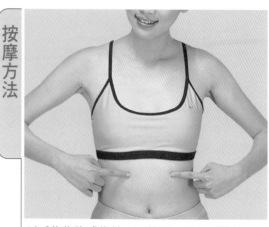

按摩方法

以手指指腹或指節向下按壓，並作圈狀按摩。

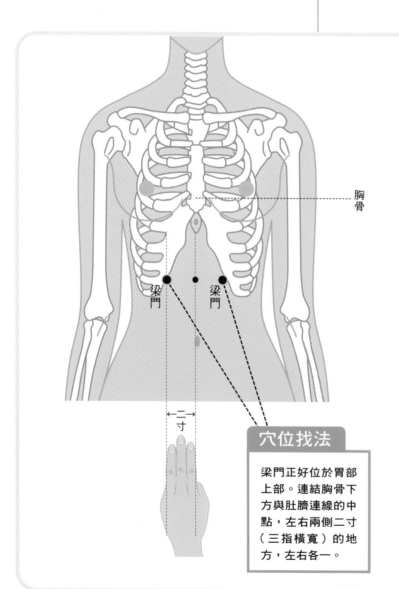

胸骨

梁門　　梁門

二寸

名稱由來

「梁」與粱通，是稻穀類植物，也有樑柱的意思。「門」指門戶。本穴位在上腹部，內有胃臟，胃是聚積穀糧的地方，「梁門」表示穴位在膏粱之物出入的門戶。因為肚臍和心臟中間積聚如橫梁，此穴能消積化滯，又「梁」指膏粱之物，以此比喻為津梁關要，胃氣出入之重要門戶，故以此命名。

穴位找法

梁門正好位於胃部上部。連結胸骨下方與肚臍連線的中點，左右兩側二寸（三指橫寬）的地方，左右各一。

章門

治療效果 | 主治消化道疾病

章門掌管消化器官的疾病，因此對於胃痛、胃下垂、消化不良、肝臟、脾臟疾病有治療效果，此外，對黃疸、嘔吐、水腫、小便困難、便秘、背部僵硬、腹脹、腹瀉、水腫等症也有療效。

按摩方法

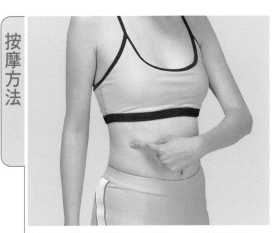

以手指指腹或指節向下按壓，並作圈狀按摩。按壓時力道偏向上方骨頭。

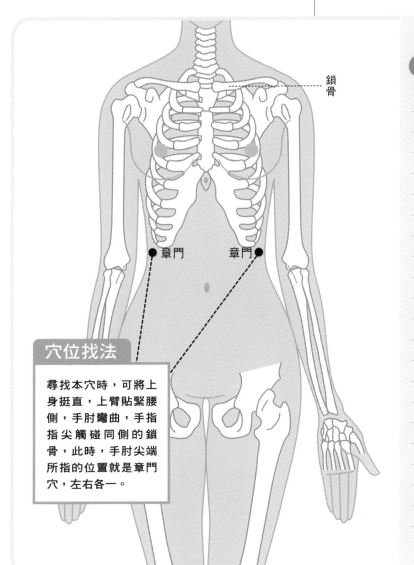

鎖骨

章門　　章門

名稱由來

「章」指彰盛的意思，「門」指出入要地的意思。

在《楚辭・九歌・雲中君》中「本穴屬足厥陰肝經，十二經脈流注至此行將終盡一周。所稱章門意指經氣周流將竟，出入於此門戶。」表示足厥陰脈行此與五臟之經氣交會，是臟器出入的門戶，因為是主治臟病的重要穴位，因此稱為「章門」。

穴位找法

尋找本穴時，可將上身挺直，上臂貼緊腰側，手肘彎曲，手指指尖觸碰同側的鎖骨，此時，手肘尖端所指的位置就是章門穴，左右各一。

157

水分

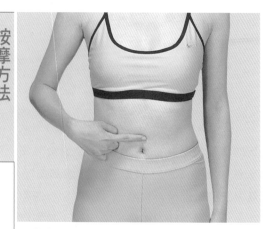

以指腹向下按壓後放鬆，如此反覆進行。

治療效果 | 消除水腫

本穴位負責排除體內多餘的水分，把身體的水分調節到均衡的狀態，不僅體型會變得更完美，身體健康也會因此而改善。所以按壓本穴位可以增進新陳代謝、消除小腹、鍛鍊腹肌、消除水腫，也能改善因冷虛引起的腰背痠痛、胸悶、腹脹、胃下垂、排尿困難、腎臟病、頻尿等症。

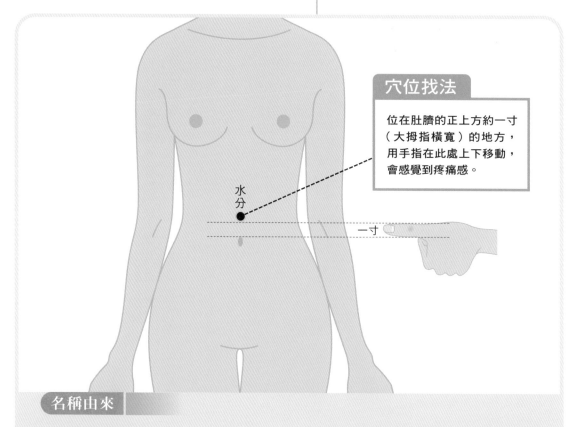

穴位找法

位在肚臍的正上方約一寸（大拇指橫寬）的地方，用手指在此處上下移動，會感覺到疼痛感。

水分

一寸

名稱由來

水分，即分水處的意思。

在《聚英》中「水分，下脘下一寸，臍上一寸。穴當小腸下口，至是而泌別清濁，水液入膀胱，渣滓入大腸，故曰水分。」表示穴位在肚臍上方約一寸的地方，由於人體內水分從此穴開始分為體內體外，即體內的水可在身體靠血液循環運轉，而體外的水則透過腸道留至膀胱排出，因此將此穴位稱為「水分」。

滑肉門

治療效果 | 健脾益胃

滑肉門有健脾益胃的效果，也能止吐，可以改善慢性胃腸病、胃下垂、腹瀉、幫助消化，治療月經不順和便秘等症。

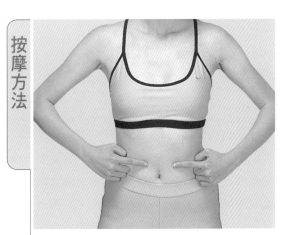

以手指指腹或指節向下按壓，並作圈狀按摩。

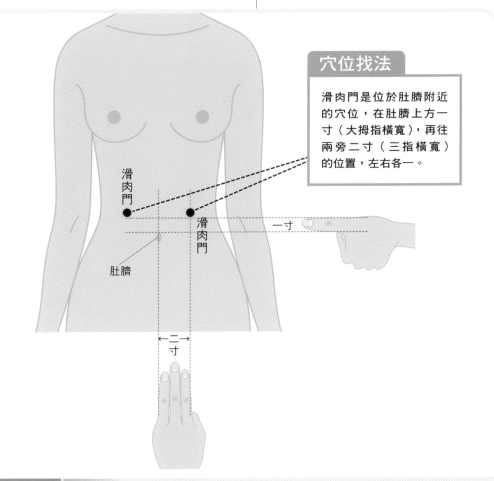

穴位找法

滑肉門是位於肚臍附近的穴位，在肚臍上方一寸（大拇指橫寬），再往兩旁二寸（三指橫寬）的位置，左右各一。

滑肉門

滑肉門

肚臍

一寸

二寸

名稱由來

在《會元針灸學》中「滑肉門者，滑是光滑，肉是肌肉，門是門戶也。胃下附腸部有軟肉生質，而滑潤胃腸口門，故名滑肉門。」表示滑肉門具有潤滑腸胃的功能，並為胃腸的重要入口，因此以此命名。

天樞

治療效果　主治大腸疾病

天樞是治療大腸疾病的重要穴位，可以促進腸胃蠕動、治療消化系統相關疾病。除此之外，還有改善便秘、腹瀉、消化不良、闌尾炎、中暑、嘔吐、感冒、食慾不振、痛經、月經不順等症狀，也有瘦腰、消除小腹贅肉的功效。

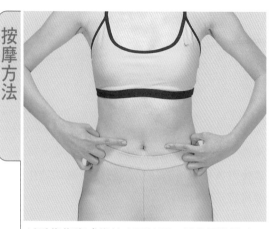

按摩方法

以手指指腹或指節向下按壓，並作圈狀按摩。

穴位找法

肚臍兩旁約二寸（三指橫寬）處，左右各一。

天樞

天樞

肚臍

←二→
寸

名稱由來

在《會元針灸學》中「天樞者，天是上部之氣，樞是樞紐司轉樞，清氣達胃府，上通肺金轉濁氣出腸部，故名天樞。」天樞因位在肚臍旁，宛若上、下腹部的分界點，具有斡旋身體氣機使其正常運轉之樞紐，因此稱之為「天樞」。

第二篇　全身穴位按摩圖解

帶脈

治療效果 改善婦女疾病

帶脈主治婦女疾病，用於治療月經失調、白帶異常，及子宮、卵巢、輸卵管方面的疾病；此外，對腰部或背部痠痛也有舒緩效果，也可治療腹瀉、尿量少、排尿困難、疝氣、小孩慢性腸胃疾病。

按摩方法

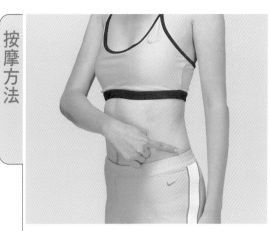

治療者將兩手的食指、無名指、中指併攏，對穴位同時進行指壓，但須注意力道強度。

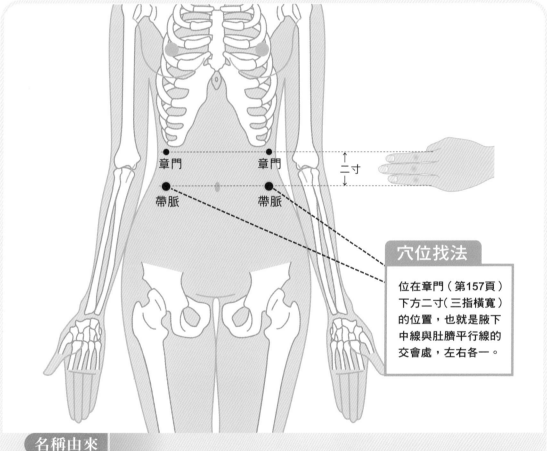

章門　　章門　　二寸

帶脈　　帶脈

穴位找法

位在章門（第157頁）下方二寸（三指橫寬）的位置，也就是腋下中線與肚臍平行線的交會處，左右各一。

名稱由來

古籍中「穴在季肋下一寸八分，足少陽、帶脈二經之會。如帶繞身，管束諸經，又主帶脈病及婦人經帶疾患，故名帶脈。」表示穴位在肋骨下方約一寸八分的地方，帶脈經氣需經由此通過，也是足少陽和帶脈兩經交會之所，因主治婦人經帶的疾病，因此稱之為「帶脈」。

161

神闕

治療效果 | 緩解腹部疼痛

腹痛、腹瀉時，可以手掌輕輕按摩神闕穴，或者先以熱毛巾覆蓋，再予以按摩。

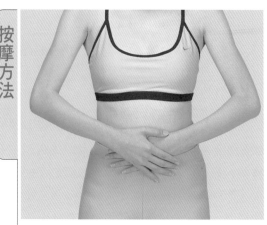

按摩方法

以手掌輕輕按摩，不可用力指壓。

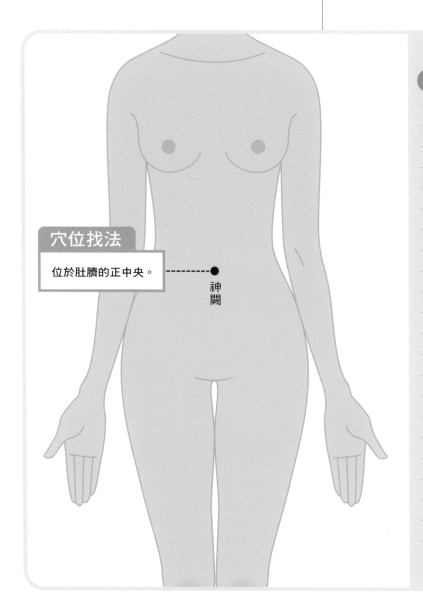

穴位找法

位於肚臍的正中央。

- - - - - - - - ● 神闕

名稱由來

「闕」指宮城門，是古代天子居住地的統稱。在《腧穴學》中「闕原指門樓、牌樓、宮門，神闕即神氣通行之門戶。此指胎兒賴此處從母體獲得營養以發育之意。」此穴位在肚臍中央，因為胎兒皆透過臍帶倚賴母體吸收充足的養分，由於臍帶與母體相連，俗稱母子連心，而心臟主血且藏元神，因此以此比喻為元神的宮門，並以此命名。

第二篇　全身穴位按摩圖解

肓俞

治療效果　改善腰部扭傷、腹脹腹痛

肓俞可治療因姿勢不良或運動傷害所造成的腰部扭傷、低血壓、糖尿病、便秘、腹瀉、腹痛、心臟病、胸悶胸痛、黃疸、胃潰瘍、十二指腸潰瘍、不孕症、眼睛紅腫、容易疲倦及神經性耳痛等疾病。此外，因下痢導致體力不濟時，也可以藉由按壓肓俞穴來恢復體力。

按摩方法

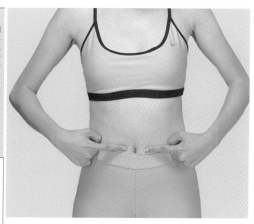

以手指指腹或指節向下按壓，並作圈狀按摩。每次約10秒鐘左右，並且持續3～5分鐘即可。

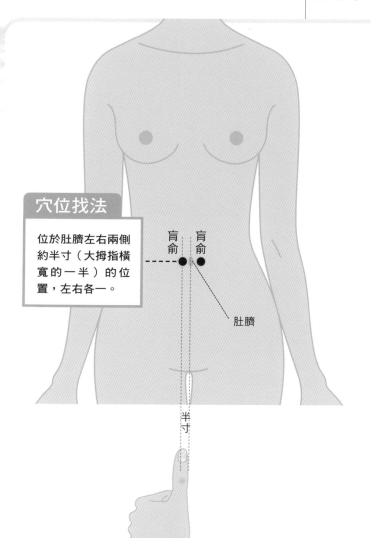

穴位找法

位於肚臍左右兩側約半寸（大拇指橫寬的一半）的位置，左右各一。

肓俞　肓俞

肚臍

半寸

名稱由來

「肓」指肓膜，「俞」指穴位的意思，「肓俞」指位在腹部肓膜附近的穴位。在《醫經精義》中「肓俞調膜之要會在心也，入於腎，上絡心，循喉嚨，挾舌本。因腎脈由此深入肓膜，故名肓俞。」表示藉由此穴可以接應深入肓膜，因能夠針治胸膈以下的疾病，因此以此命名。

胸腹部穴位｜神闕｜肓俞

陰交

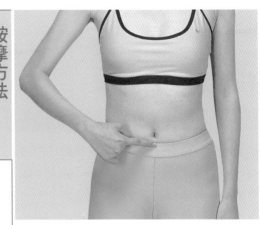

治療效果 | 減緩疼痛

腰部扭傷而無法轉動身體時,可以按壓陰交減緩疼痛。此外,還能加速新陳代謝,改善冷虛症、白帶過多、月經失調、子宮異常出血、腹脹腹瀉、便秘、腎臟病、腹膜炎、坐骨神經痛,還有纖細腰部、緊縮小腹的功效。

以手指指腹或指節向下按壓,並作圈狀按摩。

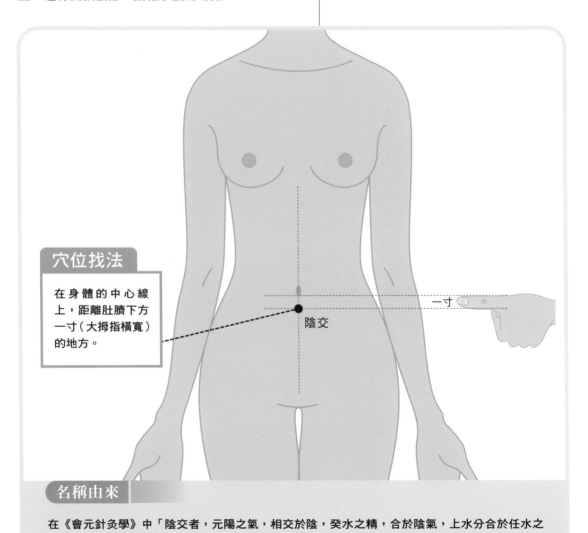

穴位找法

在身體的中心線上,距離肚臍下方一寸(大拇指橫寬)的地方。

一寸

陰交

名稱由來

在《會元針灸學》中「陰交者,元陽之氣,相交於陰,癸水之精,合於陰氣,上水分合於任水之精,陽氣從上而下,與元陰相交注丹田,水火既濟,故名陰交。」表示此穴因位在任、衝、足少陰三陰脈交會之處,因此稱為「陰交」。

氣海

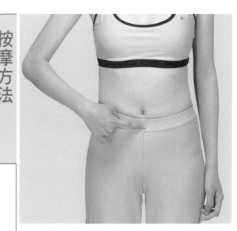

以手指指腹或指節向下按壓，並作圈狀按摩。

治療效果 理氣解鬱、補腎壯陽

按摩氣海有理氣解鬱、補腎壯陽的作用。主治婦女及泌尿方面的疾病，如生理痛、子宮肌瘤、月經失調、經痛、不孕症、腹悶、腹脹、膀胱炎、日夜頻尿、腎臟炎、淋病、陽痿早洩。此外，對於腦神經衰弱引起的躁鬱症、神經緊張、歇斯底里症也有療效。氣海又稱丹田，也是男性精力的泉源，指壓此穴，能使男性精力旺盛、活力充沛。

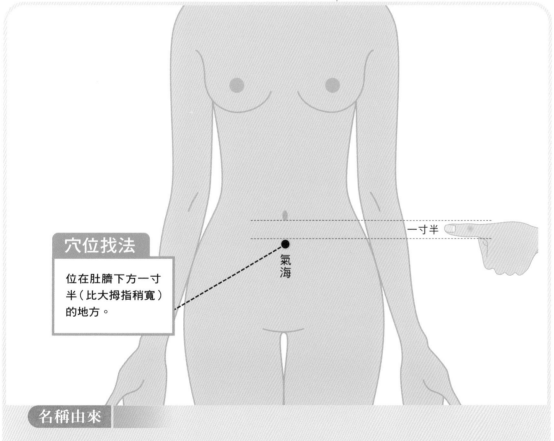

一寸半

氣海

穴位找法

位在肚臍下方一寸半（比大拇指稍寬）的地方。

名稱由來

在《醫經理解》中「氣海，一名下肓，在臍下一寸半宛宛中，肓之原，生氣之海。」表示氣海位在肚臍下方約一寸處，由於此穴位是先天元氣匯聚的地方，因此稱為「氣海」。

腹結

治療效果 **主治腸胃疾病**

由穴名可知，腹結主治腸胃疾病。當便秘、側
腹痛、下腹部神經痛等導致腹部疼痛的情形，
可藉由按摩腹結穴加以改善。

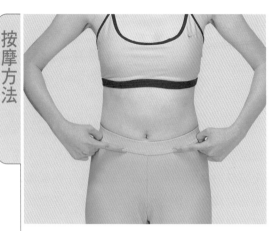

以手指指腹或指節向下按壓，並作圈狀按摩。

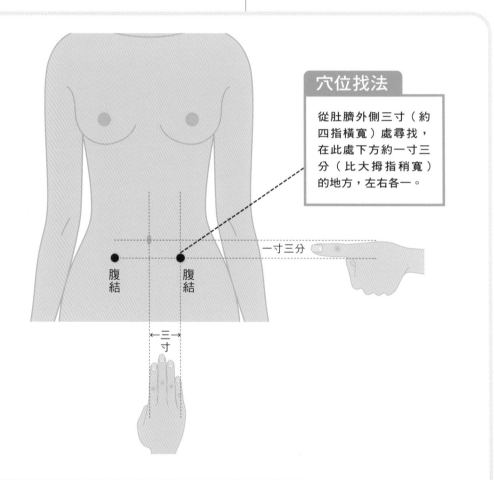

穴位找法

從肚臍外側三寸（約
四指橫寬）處尋找，
在此處下方約一寸三
分（比大拇指稍寬）
的地方，左右各一。

一寸三分

腹結　　腹結

三寸

名稱由來

「腹」指腹氣，「結」指結聚，表示「腹結」穴是位在腹部的重要穴位之一。

在《采艾編》中「腹結：言人小腸盤回曲結之所。」腹結，又名腸結，表示腹氣結聚或便秘結聚
的意思，透過此穴，可以針治腹部內的諸多患疾，因此以此命名。

關元

治療效果 | 主治生殖及泌尿疾病

關元穴主治生殖及泌尿系統疾病，可治療陽痿
早洩、改善頻尿、月經失調、經痛、遺精、不
孕症、腹痛、腹瀉、胃下垂、高血壓、失眠等
症狀，還能緊實肌肉、恢復元氣，也可改善青
春痘、蕁麻疹等皮膚病症。

按摩方法

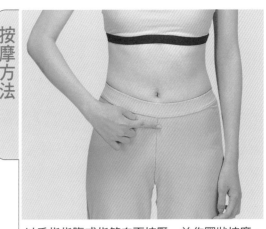

以手指指腹或指節向下按壓，並作圈狀按摩。

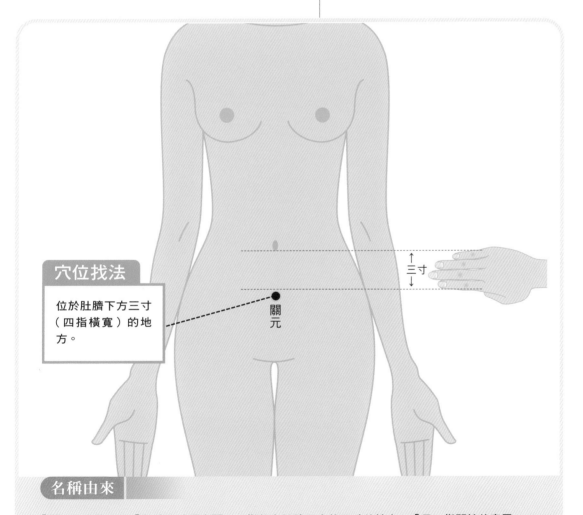

穴位找法

位於肚臍下方三寸
（四指橫寬）的地
方。

關元

三寸

名稱由來

「關」在申鑒曰：「鄰臍三寸謂之關。」指位在肚臍下方約三寸的地方。「元」指開始的意思。
在《內經》中「衛氣出於下焦，而行於表，元陰元陽之交關，故名關元。」表示關元位在下丹
田，為經氣運行的開端，因此命名為「關元」。

167

大巨

治療效果 主治腹脹、小便不利

大巨對於慢性疾病有不錯的療效。主治高血壓、頭部充血、糖尿病、血液循環不良、腹鳴、腹脹、慢性腸炎、腎臟發炎、膀胱炎等疾病。大巨也可治療不孕症、子宮內膜異位、白帶、月經失調等婦女疾病。

按摩方法

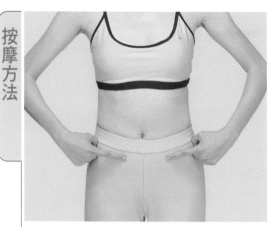

以手指指腹或指節向下按壓，並作圈狀按摩。

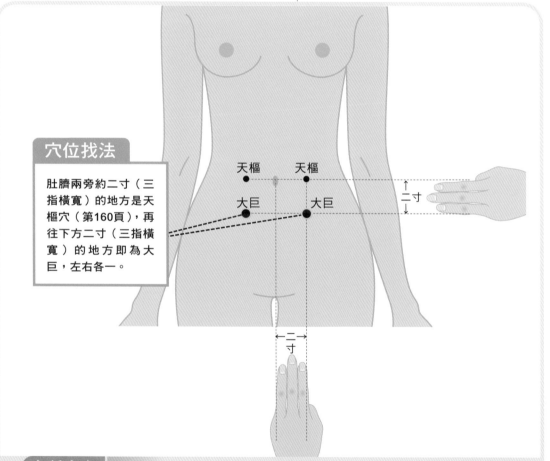

穴位找法

肚臍兩旁約二寸（三指橫寬）的地方是天樞穴（第160頁），再往下方二寸（三指橫寬）的地方即為大巨，左右各一。

天樞　天樞

大巨　大巨

二寸

二寸

名稱由來

在《會元針灸學》中「大巨者，是腸系之旁，在腸曲上，大空闊之處，直行通經，空長如巨，故名大巨。」表示此穴位在身體腸道分布處的兩側，即腹直肌隆起高突的闊大處，因「巨」有碩大的意思，因此將此穴以「大巨」命名。

水道

治療效果 緩解下腹疼痛

水道對下腹部的各種疼痛,例如:排便、排尿困難、尿道炎、膀胱炎有治療效果。另外,也可以緩和糖尿病、腎臟病所帶來的不適感。除此之外,對婦女疾病也有效果,可緩和子宮的各種疾病、月經、更年期障礙等所伴隨的腰痛、從肩膀到背部,以及腰部痠痛等的症狀

按摩方法

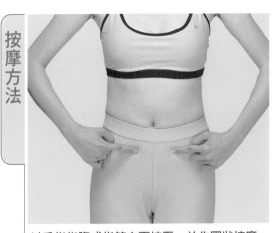

以手指指腹或指節向下按壓,並作圈狀按摩。

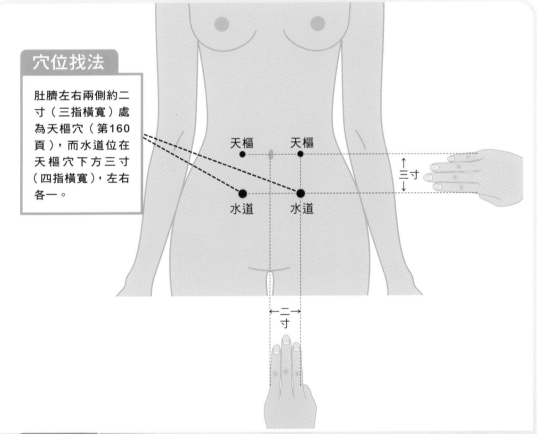

穴位找法

肚臍左右兩側約二寸(三指橫寬)處為天樞穴(第160頁),而水道位在天樞穴下方三寸(四指橫寬),左右各一。

天樞　天樞

水道　水道

三寸

二寸

名稱由來

古籍中「道,通也。腎主水,膀胱屬水,三焦者水道出焉,又位在大巨下一寸,正當膀胱出水之道,故名水道。」表示此穴位位在腹直肌上的大巨穴位下約一寸處,因為此穴具有通調人體水道的功能,使多餘的水分可以滲流灌注到膀胱,因此以「水道」命名。

大赫

治療效果 | 重振男性雄風

常常按摩大赫可以治療男性陽痿、早洩、性冷感等症狀。

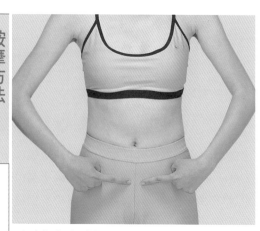

按摩方法

以手指指腹或指節以較為緩慢的速度按壓，並作圈狀按摩。進行中須配合呼吸。

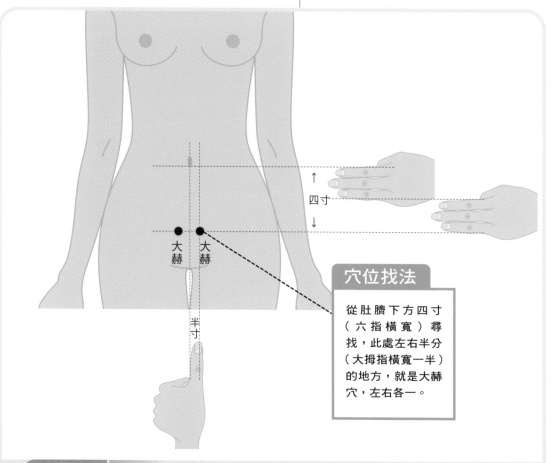

↑
四寸
↓

大赫　大赫

半寸

穴位找法

從肚臍下方四寸（六指橫寬）尋找，此處左右半分（大拇指橫寬一半）的地方，就是大赫穴，左右各一。

名稱由來

古籍中「赫，有明顯、顯著的含意，穴屬腎經，內臨子宮，考婦人妊娠後，此處突起顯而易見，因名大赫。」表示此穴為衝脈少陰之會，因所在的位置向內接應子宮，而婦人生產後，此處會突起明顯可見，加上本穴陰氣盛大，因此以「大赫」命名。

中極

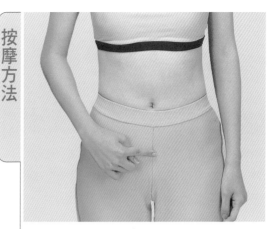

按摩方法

身體平躺，以中指或食指向下用力按壓
4～5次。

治療效果 | **主治泌尿系統疾病**

中極是治療泌尿系統的特效穴位，可以增強精力，改善尿道炎、排尿困難、頻尿等症。對婦科疾病也相當有效，如停經、經痛、月經不順、白帶、子宮肌瘤、子宮內膜炎、下腹虛冷等症狀，另外，對坐骨神經痛、頭重、風濕也有效果。

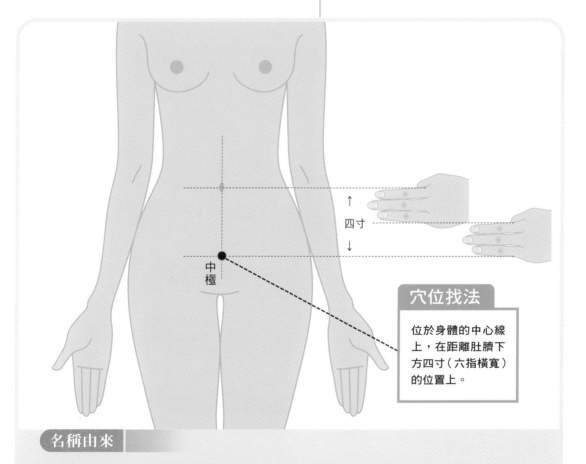

↑
四寸
↓

中極

穴位找法

位於身體的中心線上，在距離肚臍下方四寸（六指橫寬）的位置上。

名稱由來

「中」指中點的意思，「極」指盡頭處。

在《張衡賦》中「垂萬象乎列星，仰四覽乎中極。穴位星名，居天之中，因穴在腹部，喻有天體垂布之象，其位居人體上下左右之中央，故名中極。」表示此穴位在腹部，因為是一身上下長度的中心點，因此稱為「中極」。

氣衝

治療效果 ｜ **主治生殖系統疾病**

氣衝可治療生殖系統相關疾病，主治腹痛、疝氣、遺精、陽痿、陰部腫痛、月經不順、經痛、不孕症、白帶異常、子宮內膜炎、卵巢炎，對尿道炎、膀胱炎也有療效。

按摩方法

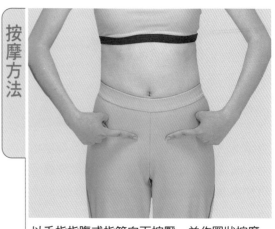

以手指指腹或指節向下按壓，並作圈狀按摩。

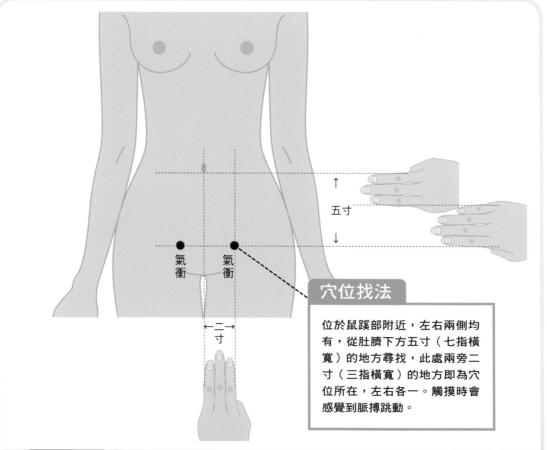

五寸

二寸

氣衝　氣衝

穴位找法

位於鼠蹊部附近，左右兩側均有，從肚臍下方五寸（七指橫寬）的地方尋找，此處兩旁二寸（三指橫寬）的地方即為穴位所在，左右各一。觸摸時會感覺到脈搏跳動。

名稱由來

「氣」指氣血之街，「衝」指衝脈。

在《醫精理解》中「氣衝又名氣街，在歸來下，鼠蹊上一寸動脈處，氣所衝行之街也，為胃脈所入，膽脈所出，衝脈所起。」表示此穴是腹部胃的氣街，又是奇經八脈之衝脈起始的部位，因此稱之為「氣衝」。

曲骨

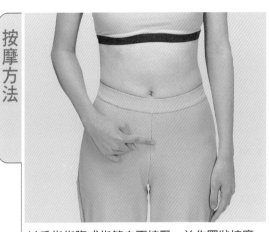

以手指指腹或指節向下按壓，並作圈狀按摩。

治療效果｜主治婦女疾病

曲骨對於婦女疾病，例如：產後有分泌物、白帶異常、月經不順等，或男性腎虛、攝護腺肥大等症狀有緩和效果。同時，對治療尿道炎、膀胱炎、頻尿症、胃炎也有不錯的功效。

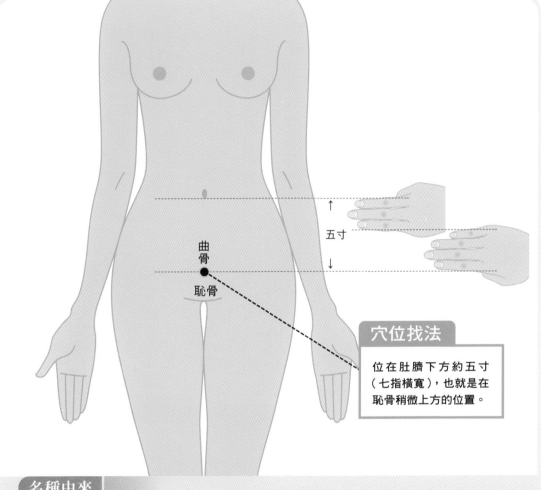

五寸

曲骨

恥骨

穴位找法

位在肚臍下方約五寸（七指橫寬），也就是在恥骨稍微上方的位置。

名稱由來

古籍中「曲骨，恥骨聯合叫『曲骨』。穴當其上緣，故名。」表示曲骨因位在恥骨聯合處的上緣，因為恥骨聯合處呈現彎曲的形狀，因此以「曲骨」命名。

衝門

治療效果 改善婦女疾病

衝門主治一般的婦女疾病，例如：生理期疼痛、子宮痙攣等，對此穴位加以按摩都有治療效果。而衝門穴位於男女生殖器附近，因此，對男女生殖器官的疾病也有不錯的療效。此外，幼兒抽筋、心悸、氣喘等症也可藉由按摩達到治療效果。

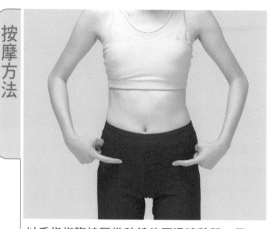

以手指指腹按壓幾秒鐘後再迅速移開，反覆數次。

穴位找法

在下腹部與大腿間的鼠蹊溝中間，可以感覺到一動脈跳動的部位，就是衝門穴，左右各一。

衝門　　衝門

名稱由來

「衝」是要衝，「門」是門戶，「衝門」表人體經氣通過的重要門戶。中醫認為，本穴位屬於足太陰脾經，位於腹股溝外側，穴位可觸及股動脈的脈衝，且本穴位是脾經脈氣往上衝而進入腹部的「門戶」，故名「衝門」。

174

五樞

| 治療效果 | 緩解疼痛 |

五樞主治虛冷症、腰痠、腹部疼痛,以及精囊炎等男性生殖器官的疾病。

按摩方法

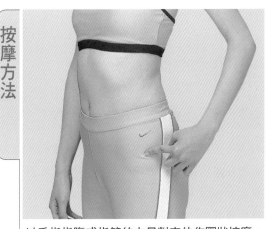

以手指指腹或指節的力量對穴位作圈狀按摩。

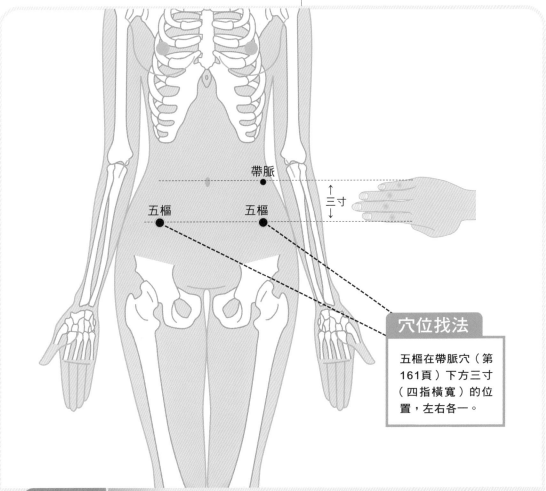

帶脈

五樞　　　五樞

↑三寸↓

穴位找法

五樞在帶脈穴(第161頁)下方三寸(四指橫寬)的位置,左右各一。

名稱由來

「五」通「午」,有縱橫交錯的意思,「樞」有樞紐、轉樞之意。此穴因位在身體臀部骨的中心部位,加上許多經脈交錯匯聚於此,此穴宛若樞紐般的重要,故以「五樞」命名。

注音／ㄐㄩ ㄌㄧㄠˊ　羅馬拼音／Ghun Liao

居髎

治療效果　緩解疼痛

居髎可改善因運動過度導致的膝蓋疼痛、腿部肌肉痠痛、抽筋、僵硬等症狀，按摩本穴位有一定的療效。另外，對坐骨神經痛、腰痛、下腹疼痛等症的治療也有效果。

按摩方法

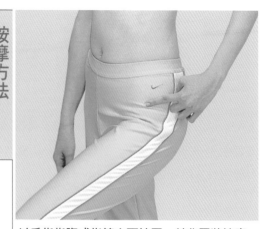

以手指指腹或指節向下按壓，並作圈狀按摩。

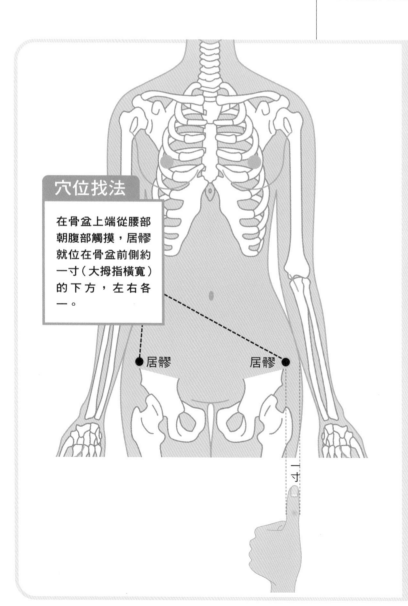

穴位找法

在骨盆上端從腰部朝腹部觸摸，居髎就位在骨盆前側約一寸（大拇指橫寬）的下方，左右各一。

● 居髎　　居髎 ●

一寸

名稱由來

「居」是彎曲、折曲的意思，「髎」是表示骨頭的一角。由字面可知，居髎穴位在骨頭突出的角落部位。

第二篇　全身穴位按摩圖解

176

背部

大椎

治療效果 | 改善體質

大椎主治頭痛、嘔吐、流鼻血、咳嗽、氣喘、癲癇、感冒、貧血及肩背疼痛，尤其當肩部有嚴重的僵硬感時，按摩此穴可加以緩解。另外，對濕疹、青春痘、掉髮、蕁麻疹、改善體質也有不錯的療效。常常刺激大椎穴可以改善新陳代謝、增強抵抗力。

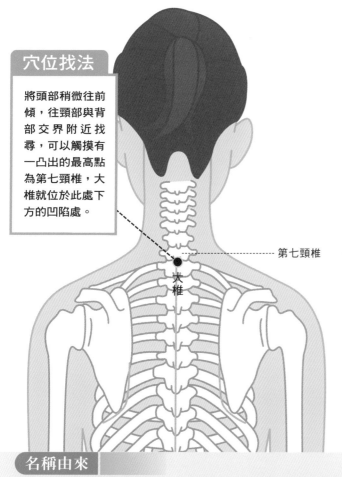

穴位找法

將頭部稍微往前傾，往頸部與背部交界附近找尋，可以觸摸有一凸出的最高點為第七頸椎，大椎就位於此處下方的凹陷處。

第七頸椎

大椎

名稱由來

「大」有重要、偉大的意思，古代稱第一胸椎棘突處為大椎骨，因此將位在大椎骨上方的穴位，稱為「大椎」，表示是位在脊椎骨的重要穴位。

按摩方法

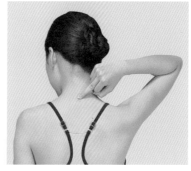

以手指指腹或指節向下按壓，並作圈狀按摩。

大杼

治療效果 **舒筋活絡、清熱散風**

大杼有舒筋活絡、清熱散風的功效，主治因頭痛而發熱、咳嗽、氣喘、胸悶、鼻塞、流鼻水、喉嚨腫痛、肩胛痠痛、頸部僵硬疼痛、肩胛痠痛、手臂疼痛等症狀。

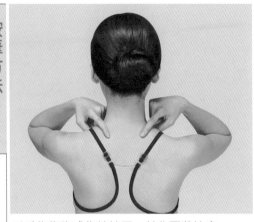

按摩方法

以手指指腹或指節按壓，並作圈狀按摩。

穴位找法

大杼位在第一胸椎下方的凹陷處，往兩旁約一寸半（比大拇指稍寬）的地方。

第一胸椎

大杼　大杼

一寸半

名稱由來

「杼」指織布機上的梭子，由於人體脊椎兩側的骨頭隆出，形狀像織杼一般，因此常以此比喻。大杼則指位於脊柱上的穴位之一。

古籍記載「大杼，第一椎之骨稱『杼骨』，穴當杼骨旁邊而得名。」表示人體頸項後方的第一段椎骨就稱為杼骨，而位在此杼骨兩旁的穴位，就稱為「大杼」。

風門

治療效果 | 改善感冒症狀

風門是治療初期感冒的重要穴位，對各種感冒症狀皆有效果，平時可按摩本穴位保健，可增強抵抗力、預防感冒，可以緩解上氣不接下氣、頭痛、肩頸痠痛、胸背痛、嘔吐、暈眩、慢性支氣管炎及臉部浮腫等現象。

按摩方法

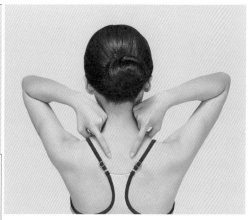

自己按摩時，以手指指腹向下按壓，或作圈狀按摩。但最好以俯臥姿勢，由他人按摩較能充分按壓，尤其是此處僵硬的人，更要仔細按摩本穴。

穴位找法

在第二胸椎的兩側約一寸半（比大拇指稍寬）的地方。

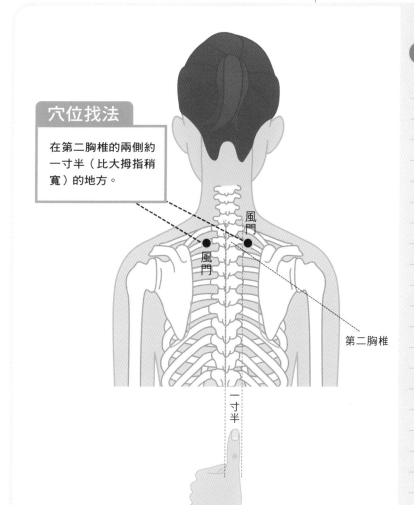

風門

風門

第二胸椎

一寸半

名稱由來

《甲乙經》中「風眩頭痛，鼻不利時嚏，清涕自出，風門主之。」表示風門是掌控身體的重要穴門，猶如一道藩籬，如果風邪入侵，則容易引發傷風咳嗽、發熱頭痛、目眩、鼻塞、胸中悶熱及頸背痠痛等症狀。在中醫命名中，風門又稱「熱府俞」，凡胸中之熱風都需要從此瀉之，所以命名為「風門」。

附分

治療效果 改善頸肩背痠痛

隨著年齡增長，背骨與背骨之間會逐漸失去彈性而變得僵硬，因此可藉由按壓附分，改善背脊僵直毛病。另外，一般的頸肩背痠痛、因感冒而引起的身體疲倦、胸悶、咳嗽、呼吸困難、心悸等症狀，按摩本穴位也都可以獲得相當不錯的療效。

按摩方法

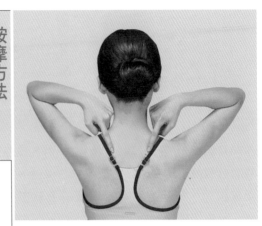

以手指指腹或指節向下按壓，但最好以俯臥姿勢，由他人按摩較能充分按壓。

穴位找法

本穴位於第二肋間（第二肋骨與第三肋骨之間），距離第二胸椎的下方，兩側約三寸（四指橫寬）的位置。

第二胸椎
第二肋骨
第三肋骨

附分　附分

三寸

名稱由來

「附」有靠近的意思，「分」指分支的意思。在《會元針灸學》中「附分者，諸陽斜屈而為經，足太陽之氣獨盛，故能上下循環，附者附於脊肉相分，肺之上部兩旁，連項附內廉，故名附分。」表示此穴位在肺部上方兩側，因為是膀胱經循行在背部的第二行分支上，所以稱為「附分」。

天宗

治療效果 | 舒緩疼痛

可以舒緩上臂神經痛、五十肩、手臂活動困難、肩胛疼痛、手臂高舉不易等症狀，常按摩本穴能促進肩臂的血氣循環。此外，本穴位可改善女性乳汁分泌不足、乳腺炎，對臉部浮腫、胸部疼痛、坐骨神經痛也有療效。

按摩方法

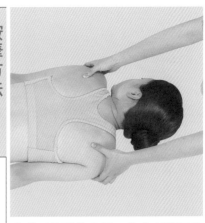

患者以俯臥的姿勢，治療者將兩手放在患者肩上，以指尖同持按壓左右二側的天宗穴。

穴位找法

位於背部，大約在肩胛骨的中央，左右各一，按壓時會有疼痛感傳到手臂。

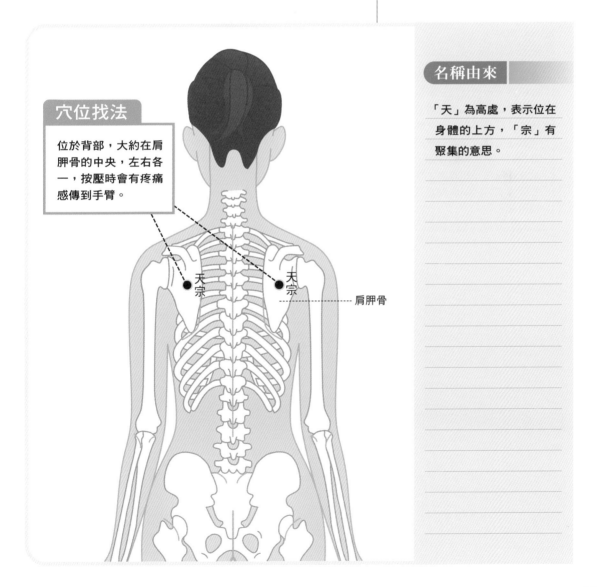

天宗　　天宗

肩胛骨

名稱由來

「天」為高處，表示位在身體的上方，「宗」有聚集的意思。

181

身柱

治療效果 增強抵抗力

常按壓身柱穴可以加強小孩的抵抗力，改善虛弱體質。本穴對於頭、頸、肩部疼痛的緩解也有效果，可用於治療抽筋、癲癇、氣喘、感冒、脫毛、臉部神經痛。此外，本穴對於增強性功能也有不錯的效果。

按摩方法

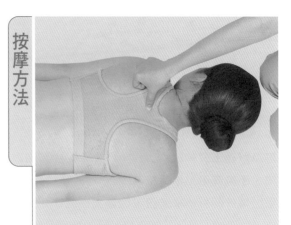

以俯臥的姿勢由他人幫忙按摩，治療者以拇指向下用力按壓。

穴位找法

身柱位在左右肩胛骨的連線中點，也就是第三胸椎棘突的正下方。也可從頸後的骨頭去尋找，首先將頭部往前傾，在脖子根部會摸到一最突出的骨頭，以此骨為第一起算，在第三骨的下方凹陷處就是穴位所在。

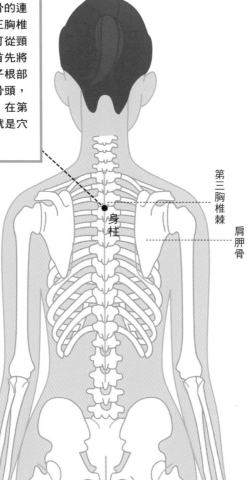

第三胸椎棘

身柱

肩胛骨

名稱由來

「身」為身體，「柱」表示柱子，表示此穴是支撐身體的重要部位。

在《腧穴學》中「支撐為柱，意指其重要。穴當第三胸椎下，在兩肺之間，意指脊椎為一身之柱，又指肺主人一身之氣，其作用重要，故名。」表示此穴在兩肩胛的中央處，因其穴位猶如肩胛的撐柱，因此命名為「身柱」。本穴別名「散氣」。

魄戶

治療效果 | 主治肺部疾病

魄戶對治療肺部的疾病非常有效，例如：肺結核、肺氣腫、氣喘、支氣管炎等，都非常有效果。另外，對於咳嗽、下肢冷虛、過度疲勞所引起的身心衰弱、後頸僵硬、肩膀痠痛、五十肩等症狀也都有效果。

按摩方法

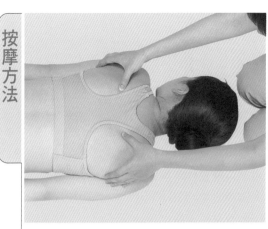

患者俯臥，治療者以拇指指腹稍微用力揉壓。

背部穴位 | 身柱 — 魄戶

穴位找法

魄戶位在肺俞（第184頁）的旁邊，也就是第三胸椎棘突起處，往左右兩側三寸（四指橫寬）的第三肋間（第三肋骨與第四肋骨之間）。

第三肋骨
第四肋骨

魄戶
肺俞
魄戶

第三胸椎棘

三寸

名稱由來

「魄」為聚積在肺部的精氣，「戶」為出入，二字合解表示「魄戶」位於肺部邪氣出入之處。而且古時候將肺部視為神魄藏身之處，所以稱為「魄戶」。

183

肺俞

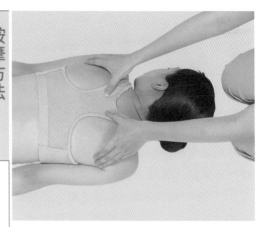

治療效果 | **主治慢性疾病**

當內臟有疾病時，按壓此處會感覺痠痛，此處也是治療慢性疾病的重要穴位，此外，也常用於治療咳嗽、氣喘等呼吸系統的疾病，可改善腰痠背痛、身體虛冷發燒、感冒、青春痘、疹子、蕁麻疹、糖尿病、疲勞、盜汗、胸悶、咳嗽、氣喘等症狀。

按摩方法

以手指指腹或指節向下按壓，並作圈狀按摩。

穴位找法

位於背部第三胸椎的左右兩側，離脊椎約一寸半（比大拇指稍寬）的地方。

肺俞

肺俞

第三胸椎

一寸半

名稱由來

「肺」指肺臟，「俞」是邪氣注入的地方，有灌輸的意思。

在《靈樞・背腧》中「肺俞在三焦（椎）之間...皆挾脊去三寸所。」表示此穴是肺臟經氣轉輸、輸注膀胱經的重要部位，並且具有診療肺部疾病的功能，因此稱之為「肺俞」。

厥陰俞

治療效果 | **主治心臟、呼吸疾病**

本穴對於心臟及呼吸器官疾病都有不錯的治療效果。如果患有咳嗽急喘、冷虛、噁心嘔吐、胸悶、精神煩悶、牙痛、心痛及心悸等症狀時，可以按摩本穴減低不適感，另外對於精神緊張、壓力大、過敏性腸胃炎也有療效。

按摩方法

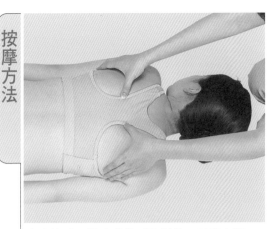

患者俯臥，治療者將手指併攏，以指尖輕輕刺激穴位，也可以用拇指指腹稍微用力揉壓本穴，達到血液循環的效果。

穴位找法

位在左右肩胛骨與第四胸椎內緣相連結的中央部位，距離第四胸椎兩側約一寸半（比大拇指稍寬）的地方。

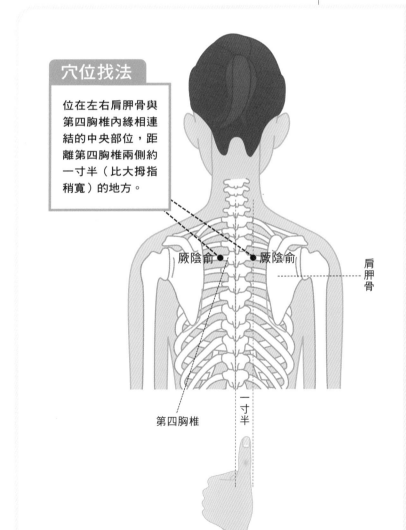

厥陰俞　厥陰俞

肩胛骨

第四胸椎

一寸半

名稱由來

「厥」表血液循環不良，「陰」代表中醫所謂的陰證，表示器官功能衰退導致循環發生障礙。

在《會元針灸學》中「厥陰俞者，即手厥陰心包絡之所繫。足太陽之所過，心包絡之系，故名厥陰俞。」表示此穴位在肺俞和心俞之間，是手厥陰心包絡氣血輸注的重要部位，並具有治療心臟和心包疾患的重要腧穴，因此以「厥陰俞」命名。

膏肓

治療效果　促進血液循環

按摩膏肓可以促進全身血液循環、加強心臟機能，且對一般手部、頸部、肩部的痠痛都能獲得改善。另外，對於心悸、胸悶、胸痛、咳嗽、痰多等，也都具有治療效果。除此之外，按摩膏肓可以消除背部脂肪、美化曲線，塑造玲瓏有致的身材。

按摩方法

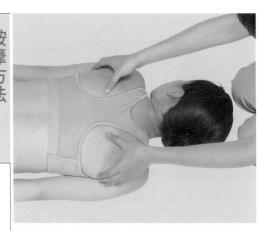

除了請他人按壓外，不妨以高爾夫球輔助，達到自我按摩的運用。可以躺在高爾夫球上，或者坐著的時候，將小球放在背後，以身體的自我移動，達到按摩的效果。

穴位找法

從第四胸椎的左右兩側尋找，距離此處約三寸（四指橫寬）的第四肋間（第四肋骨與第五肋骨之間），左右各一。

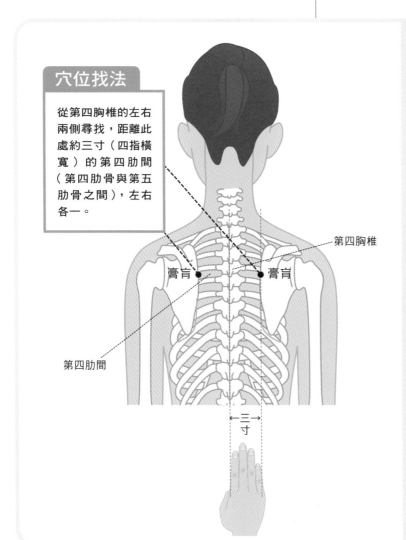

第四胸椎

膏肓　　膏肓

第四肋間

←三寸→

名稱由來

「膏」指心下微脂，此指不治的重症。「肓」為孔穴、穴位，是邪氣注入的地方，有灌輸的意思。因此可知，「膏肓」是可以用來治療難治重病或慢性病的穴位。

心俞

治療效果 改善心血管疾病

心俞是治療心血管疾病及精神疾病的重要穴位，因為指壓心俞穴時，能擴大氣道，使心臟獲得舒緩。主治心臟病、心悸、胸悶、頭暈、心絞痛、失眠、神經衰弱、躁鬱症、健忘、咳嗽、嘔吐，患有胃腸不適、慢性支氣管炎，也可以使用本穴位來治療。

按摩方法

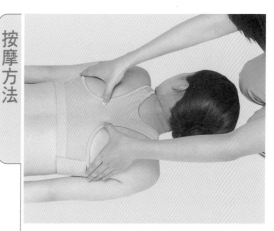

患者以俯臥的姿勢，治療者高於患者，以兩手拇指指腹同時向下用力按壓。

穴位找法

位在第五胸椎的左右兩旁，約一寸半（比大拇指稍寬）的地方。

心俞　●　●　心俞

第五胸椎

一寸半

名稱由來

「心」指心臟，「俞」是邪氣注入的地方，有灌輸的意思。

在《靈樞·背腧》中「心俞在五焦之間...皆挾脊相去三寸所。」表示此穴為心臟經氣輸注足太陽膀胱經的重要部位，因具有治療心臟疾病的功能，因此以「心俞」命名。

神堂

治療效果 **改善心臟疾病**

本穴對於心臟疾病有療效，可以緩和心悸、上氣不接下氣、胸悶、呼吸急促等症狀，或對畏寒而引起的反覆發燒、胸部到腹部沉重感等症狀有相當程度的療效。此外，對支氣管炎、氣喘、肋間神經痛、五十肩、心臟病等症狀都有效果。

按摩方法

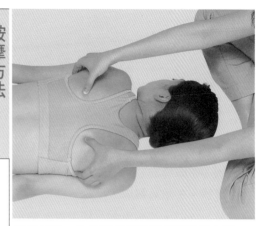

患者俯臥，治療者以拇指指腹稍微用力揉壓。進行時須隨時留意患者的反應，避免施力過重，造成患者心臟的負擔。

穴位找法

位於左右肩胛骨內側附近的穴位。在第五胸椎的兩側約三寸（四指橫寬）的位置。

神堂 ● 神堂

第五胸椎

三寸

名稱由來

「神」為心神、心靈，「堂」為居家、宮殿的意思。

在《會元針灸學》中「神堂者，心為君主之官，神明出於心焉，穴居心俞之兩旁，經氣朝會之堂，故名神堂。」表示此穴位在心俞的兩側，接應心臟部位，具有治療心臟疾病的功能。另外，古代將心臟視為元神所藏之所，因此位在此的穴位即稱為「神堂」。

至陽

治療效果 | **改善消化系統疾病**

對於胃炎、消化不良、食慾不振等消化系統的疾病有療效，也是腎臟功能異常時的特效穴位。另外，也常用於治療黃疸、咳嗽、氣喘、嘔吐、頭痛、失眠、腰背疼痛、胸痛、肋間疼痛、四肢麻痺、肩頸僵硬等症狀。

按摩方法

以手指指腹或指節按壓，並作圈狀按摩。

穴位找法

至陽穴位在第七胸椎棘突出處，也就是正好在膻中穴（第143頁）的後側，位於連接左右肩胛骨下方與脊椎中線的交接點。

肩胛骨

至陽

第七胸椎棘

脊椎中線

名稱由來

在《采艾編》中「至陽，膈以上，至陽之分也。」表示此穴位在脊背後椎節下方，即兩膈俞的中間位置。中醫以第七胸椎（橫膈）將人體區分為陰陽，因此橫膈以下就稱為陽中之陰，而橫膈以上則是陽中之陽，因此位在中間部位的穴位就以「至陽」命名。

膈俞

治療效果　主治血液疾病

膈俞是治療血液疾病的重要穴位，主治吐血、貧血、便血、胃痛、十二指腸潰瘍、嘔吐、打嗝、食慾不振、咳嗽、氣喘、心絞痛等疾病。對於呼吸器官、循環器官的症狀也都有效果。除此之外，指壓膈俞穴還可以舒緩呼吸困難、身體虛冷、容易疲倦及輕微發燒等病症。

第二篇｜全身穴位按摩圖解

按摩方法

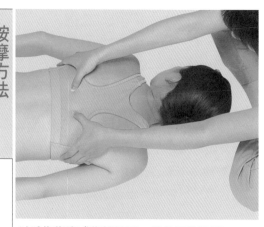

以手指指腹或指節按壓，並作圈狀按摩。

穴位找法

位於第七胸椎兩側約一寸半（比大拇指稍寬）的地方。坐在椅子上，雙手自然垂下，從肩胛骨下緣可以觸摸到第七胸椎，其兩旁大約一寸半（比大拇指稍寬）的地方為膈俞穴。

第七胸椎

膈俞　膈俞

肩胛骨

一寸半

名稱由來

「膈」指橫膈，「俞」是邪氣注入的地方，有灌輸的意思。

在《會元針灸學》中「膈俞者...即橫膈之所繫於背，腧者過也，足太陽之所過，故名膈俞。」表示此穴位位於背部，是足太陽經經過之處，因向內接應橫膈，因此以「膈俞」命名。

注音 / ㄍㄜˊ ㄍㄨㄢ　羅馬拼音 / Ke Kuan

膈關

治療效果 | 減緩嘔吐噁心

能減緩失眠、嘔吐噁心、打嗝、消化不良等症
狀所產生的不適感。

按摩方法

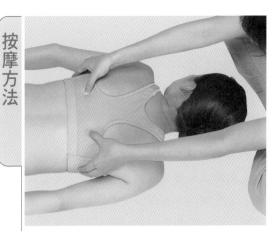

患者俯臥，治療者以拇指指腹稍微用力揉壓。

背部穴位

膈俞

膈關

穴位找法

距離第七胸椎兩側
約三寸（四指橫寬）
的地方。

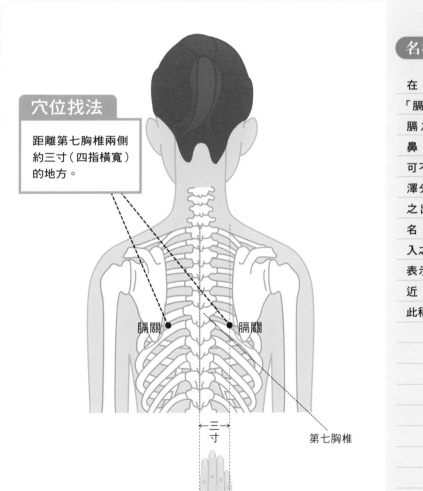

膈關　　●　　●　膈關

←三寸→

第七胸椎

名稱由來

在《會元針灸學》中
「膈關者，膈有橫膈、立
膈之分。關有耳目口
鼻，聽視言聞四關，不
可不慎。又有魚際至尺
澤分寸關尺，關乎陰陽
之出入也，…而定其
名，關清膈濁，氣血出
入之關也，故名膈關。」
表示此穴位於橫膈膜附
近，與至陽相呼應，因
此稱為「膈關」。

肝俞

治療效果 清肝明目

肝俞有清肝明目、調理氣血、安定心神的功效，對肝炎、膽囊炎、黃疸、胸痛、胃痛、暈眩有不錯的治療效果，可改善失眠、體質虛弱、口腔炎、肌肉抽筋、食慾不振等症。能刺激內臟器官活絡，提高身體代謝功能、減緩眼部肌肉鬆弛和肌膚的老化。指壓肝俞穴也有止痰的功能，但是如果患者是小孩子，則應減輕力道並增加指壓的次數。

按摩方法

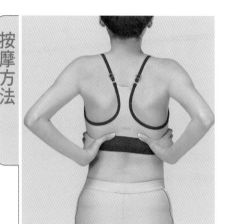

以手指指腹或指節按壓，並作圈狀按摩。

穴位找法

距離第九胸椎的左右兩側約一寸半（比大拇指稍寬）的位置。

肝俞 ● ● 肝俞

第九胸椎

一寸半

名稱由來

「肝」指肝臟，「俞」是邪氣注入的地方，有灌輸的意思。

在《會元針灸學》中「肝俞者，肝之繫於背，太陽脈之所過，故名肝俞。」表示肝俞是位在背脊間的穴位，是太陽經脈經過之處，因為是肝臟經氣輸注之處，具有診治肝臟疾病的功能，因此以「肝俞」命名。

膽俞

治療效果 調理腸胃

膽俞可以調和腸胃、幫助消化。除此之外，背部僵硬、黃疸、喉嚨乾澀、口苦無味、食慾不振、肝炎等症狀，也可藉由按摩本穴加以緩解。

按摩方法

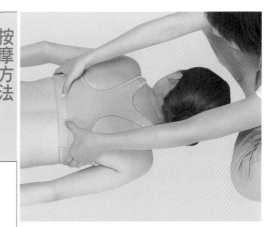

患者俯臥，治療者以拇指指腹稍微用力揉壓。

穴位找法

位在第十胸椎兩側約一寸半（比大拇指稍寬）的地方。

膽俞 ● ｜ ● 膽俞

第十胸椎

一寸半

名稱由來

「膽」指膽腑，「俞」是邪氣注入的地方，有灌輸的意思。

在《會元針灸學》中「膽俞者，膽在肝之下，而連繫於背，足太陽脈之所過膽部，故名膽俞。」表示膽俞是膽氣輸注膀胱經的地方，因具有治療膽腑疾病的功能，因此稱為「膽俞」。

193

脾俞

治療效果 調節胰島素分泌

雖名為「脾俞」，但脾俞管的是胰臟，與胰島素的分泌有關。如果時常感到口渴、全身無力、容易疲勞、食慾不振等情況時，可以按摩本穴加以緩解。此外，本穴還能改善脾胃虛弱、消化不良、胃痛、十二指腸潰瘍、腹脹、黃疸、嘔吐、腹瀉、水腫等脾胃不適所造成的疾病。

按摩方法

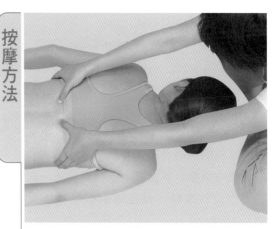

以手指指腹或指節按壓，並作圈狀按摩。

穴位找法

距離第十一胸椎兩旁一寸半（比大拇指稍寬）的地方。可將身體站直，兩隻手臂貼緊腰側，位於手肘高度附近的胸椎為第十一胸椎，此處左右兩側就是脾俞穴。

脾俞 ● ● 脾俞

第十一胸椎

一寸半

名稱由來

「脾」指脾臟，「俞」是邪氣注入的地方，有灌輸的意思。

在《會元針灸學》中「脾俞者，所繫背部，太陽經之所過，故名脾俞。」表示此穴位於脊背上，是太陽經經過之處及脾氣輸注膀胱經的重要部位，因具有治療脾臟疾病的療效，因此以「脾俞」命名。

胃俞

治療效果 改善胃腸疾病

胃俞以治療胃腸慢性疾病為主，如胃痛、十二指腸潰瘍、消化不良、胃下垂，也可以用於治療糖尿病、焦躁、口腔發炎、幼兒吐奶、肝炎、食慾不振、口角炎、噁心、嘔吐。另外，按壓本穴可使腸胃吸收變好、使身體增加豐腴的美感。

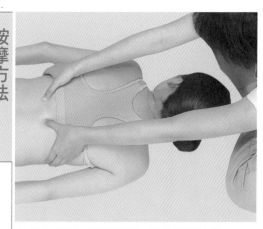

按摩方法

以手指指腹或指節按壓，並作圈狀按摩。

穴位找法

位於第十二胸椎，距離脊椎兩側約一寸半（比大拇指稍寬）的地方。

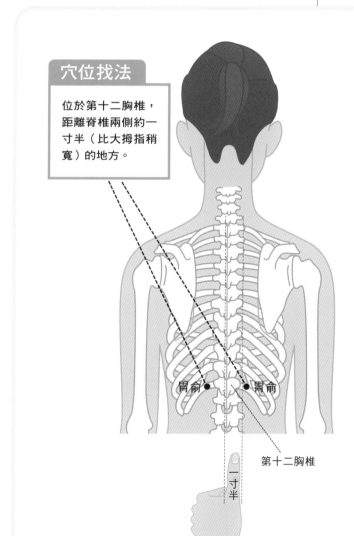

胃俞●　●胃俞

第十二胸椎

一寸半

名稱由來

「胃」指胃腑，「俞」是邪氣注入的地方，有灌輸的意思。

在《會元針灸學》中「胃俞者，胃為五穀之海，胃膜連繫於背，足太陽之所過，故名胃俞。」表示此穴是胃部經氣輸注的重要部位，也是足太陽經經過之處，因為具有治療胃部疾病的療效，因此以「胃俞」命名。

腰臀部

三焦俞

治療效果 消化系統疾病

三焦俞對於各種消化系統疾病有不錯的療效，可以改善腸鳴、消化不良、腹脹、腹痛、下痢、腰痠背痛、四肢腫脹、顏面浮腫、身心疲倦等症，也有瘦腰的功效。此外，三焦俞也是治療糖尿病的重要穴位之一，糖尿病是因胰島素功能不足，按壓三焦俞穴可以促使胰島素分泌正常，讓患者更有精神。

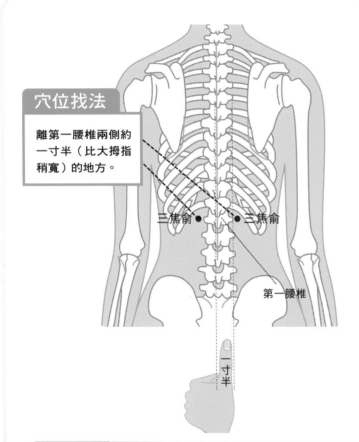

穴位找法

離第一腰椎兩側約一寸半（比大拇指稍寬）的地方。

三焦俞 ● ● 三焦俞

第一腰椎

一寸半

名稱由來

「三焦」指三焦腑，「俞」是經氣注入的地方，有灌輸的意思。在《孔穴命名的淺說》中「三焦俞，有主三焦病之義。」表示此穴為三焦氣輸轉的重要地方，並具有針治三焦疾患的功能，因此以「三焦俞」命名。

按摩方法

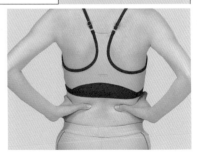

兩手掌環住腰部，以拇指指尖用力向下按壓。

命門

治療效果 增強體力

命門掌管先天的元氣，因此可以增強體力、恢復元氣，當體質虛弱或精力衰退時，可按壓本穴，尤其與腎俞、三焦俞、關元合用，可迅速恢復耗弱的體力。此外，本穴也可以改善下肢痠麻疼痛、頭痛、陽痿、早洩、白帶異常、小兒遺尿、神經衰弱、小便失禁，還能促進血液循環、具瘦腰臀的功效，還可緩解坐骨神經痛、腰痛扭傷。

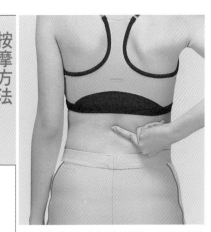

以手指指腹或指節按壓，並作圈狀按摩。

穴位找法

位於第二腰椎下的凹陷處。也就是當身體站直時，把肚臍作中線環繞身體一圈，命門就位在後背中線與肚臍周線的交會處。

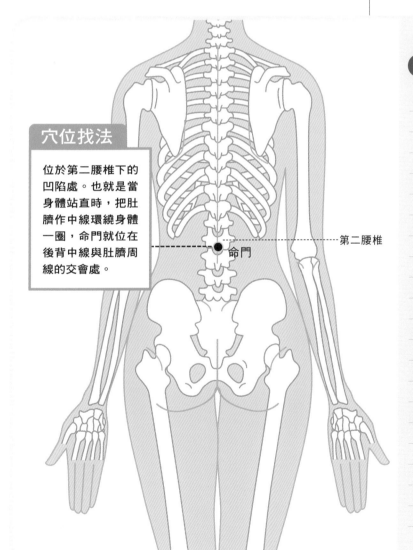

第二腰椎

命門

名稱由來

「命門」就是「生命之門」，本穴位可視為掌管生命的樞紐之門。

命門位於左右兩腎之間，《難經》記載：「腎間動氣者，生命之根本也。」表示腎臟是儲藏精力、元氣的重鎮，攸關生命之根、先天之本，因此本穴位有提升精力、改進體質的作用。傳統醫學認為，本穴位是孕育胚胎的搖籃，是人體體溫的根源，是注入生命、關乎生命存亡的重要大門，故名「命門」。

腎俞

治療效果 **主治生殖系統疾病**

主要用於治療生殖系統的疾病，如男性遺精、早瀉、陽痿、女性月經失調、經痛、白帶異常、不孕、子宮脫垂等。腎臟的另一功能為代謝身體的水分，所以本穴也可治療泌尿系統的疾病。此外，也可消除水腫、疲勞，改善腰痠背痛、下肢無力、腹瀉腹鳴、坐骨神經痛，對於纖細腰部、緊實腿部線條、改善氣色與膚質均有不錯的功效。

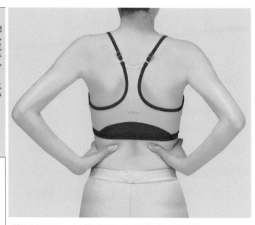

按摩方法

雙手叉腰，以拇指指尖用力向下按壓。

穴位找法

與腰部最下方的肋骨等高的背骨為第二腰椎，腎俞即位在第二腰椎下方兩旁約一寸半（比大拇指稍寬）的位置，左右各一。

腎俞

腎俞

第二腰椎

一寸半

名稱由來

「腎」指腎臟，「俞」是經氣注入的地方，有灌輸的意思。

在《會元針灸學》中「腎俞者，腎為做強之官，智巧出焉，與膀胱表裡相通，帶脈相連繫，其繫於背，足太陽脈之所過，故名腎俞。」表示本穴為腎臟經氣輸注膀胱經的重要部位，因為具有治療腎臟疾病的療效，因此以「腎俞」命名。

志室

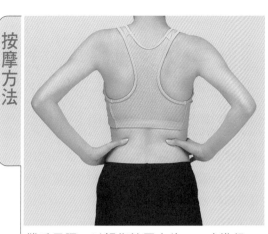

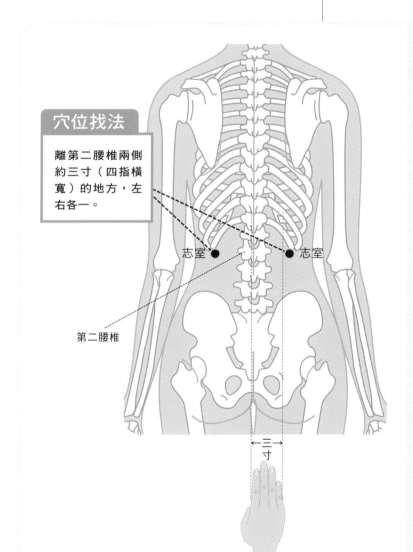

治療效果 紓解疲勞

按壓志室可紓解疲勞，改善腰部疼痛、排尿困難等症狀，對於生殖器官疾病，如：陰部發炎、睪丸腫大、陽痿等也都有治療效果。常按摩此穴可以達到祛除脂肪、消除贅肉的功效，讓女性擁有纖細的腰身與平坦的小腹。

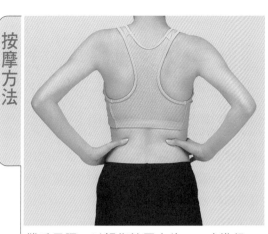

按摩方法

雙手叉腰，以拇指按壓穴位。二人進行時，患者俯臥，治療者以手掌環住患者腰部，再以拇指指尖進行指壓。

穴位找法

離第二腰椎兩側約三寸（四指橫寬）的地方，左右各一。

志室 ●　　● 志室

第二腰椎

←三寸→

名稱由來

「志」是指志氣、腎臟的精氣，「室」是指房間、房屋，所以本穴位是留住人體精氣的重要地方。古籍記載，「腎為志之住宿」，表示腎臟是志氣（精氣）停駐的房屋，因此藉由本穴位可判斷人體的精氣虛旺、體力強弱。中醫認為，腎臟主要的功能在於儲藏「精」與「志」，因此命名為「志室」，別名「精宮」。

腰陽關

治療效果 改善腰部疼痛

腰陽關是全身活動時，最大承受著力之處，所以本穴為固精補腎、治療腰痛的重要穴位。主治腰膝痠軟、遺精、陽痿、月經失調、白帶異常、下肢痠麻，對坐骨神經痛、風濕、關節炎、膝蓋疼痛、半身不遂，或下肢寒冷、膀胱炎、頻尿、攝護腺發炎等症狀的治療，成效良好。

按摩方法

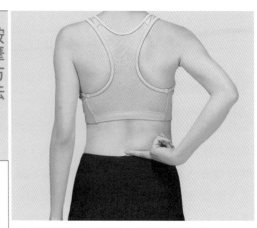

以拇指指腹向下按壓，並作圈狀按摩。

穴位找法

人體俯臥時，將腰骨最高點左右連接的線稱作雅可比線，雅可比線與脊椎中心的交會點附近為第四腰椎，位於第四腰椎棘的凹陷處就是腰陽關穴，左右各一。

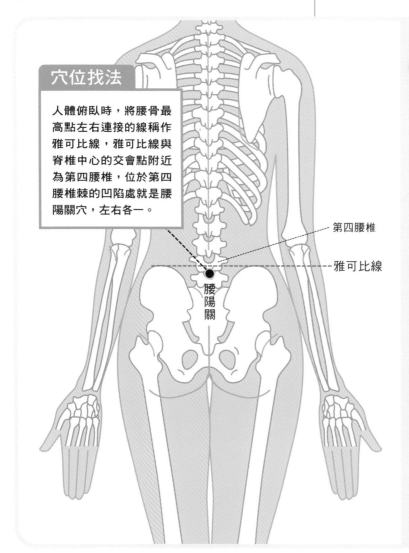

第四腰椎

雅可比線

腰陽關

名稱由來

「腰」是腰部，「陽」是陽氣，「關」是機關，因此「腰陽關」是掌理人體腰部陽氣的穴位。中醫認為，本穴位屬於督脈，督脈是人體陽脈之海（匯聚的地方），而且本穴位位於腰部，是人體轉動的樞紐機關，故名「腰陽關」。

大腸俞

治療效果 改善大腸疾病

主治大腸部位的疾病，如腹瀉、腹痛、慢性腸
炎、腹鳴、便秘等症狀，可以改善背部僵硬、
腰足疼痛、腰部扭傷、坐骨神經痛，也可代謝
體內毒素、增加肌膚光澤。對於男性早洩也有
不錯的療效，左右各一。

按摩方法

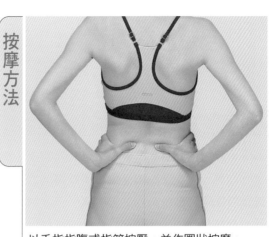

以手指指腹或指節按壓，並作圈狀按摩。

穴位找法

距離第四腰椎兩側
約一寸半（比大拇
指稍寬）的位置。

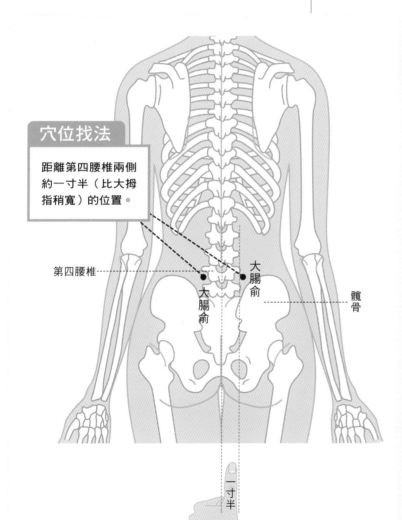

第四腰椎

大腸俞

大腸俞

髖骨

一寸半

名稱由來

「大腸俞」就是對應大腸
的俞穴，而俞穴則是臟
腑之氣在背部輸注、轉
輸的部位。
《資生經》記載：「大腸
俞、腎俞治洞泄，食不
化。」洞泄就是腹泄、
拉肚子，食不化就是消
化不良，表示本穴位主
治大腸機能失調。中醫
認為，大腸的腑氣是經
由本穴位輸入膀胱經，
故名「大腸俞」。

關元俞

治療效果 改善腰痠背痛

關元俞對腰部症狀有療效，主治腰痠背疼、腹脹、腹瀉、大小便困難、頻尿。按摩此穴能加速血液循環，對手腳冰冷、經痛、子宮脫垂等婦科疾病也有效果，還可以改善青春痘、蘿蔔腿，是美容常用的穴位之一。

按摩方法

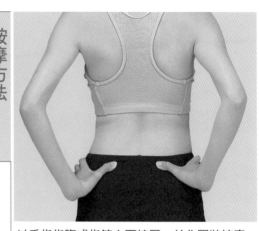

以手指指腹或指節向下按壓，並作圈狀按摩。

穴位找法

位於後腰部的第五腰椎下，距離脊椎約一寸半（比大拇指稍寬）的位置，左右各一。

第五腰椎

關元俞　關元俞

一寸半

名稱由來

《會元針灸學》：「關元俞者，即通臍下之關元穴也。」關元尊陰於下，尊陽於上，有繫於背，足太陽之所過，故名關元俞。

小腸俞

治療效果 改善便秘、預防痔瘡

經常按壓小腸俞可治療便秘、預防痔瘡。此外，也可治療血便、尿色異常、尿量少、男性早洩、女性分泌物異常、足部腫脹、下腹疼痛、呼吸困難、食慾不振等症狀時，按摩小腸俞也能發揮治療的功效。

按摩方法

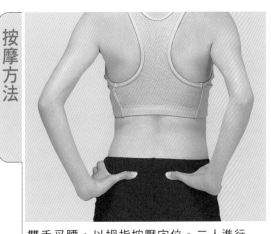

雙手叉腰，以拇指按壓穴位。二人進行時，患者俯臥，治療者雙手握住患者腰部，以拇指指壓穴位。

穴位找法

位在骶骨（臀部扁平骨）上方，骶骨兩側均有四個凹陷，在其第一個凹陷（第一後骶骨孔）外側一寸半的地方，就是小腸俞，左右各一。

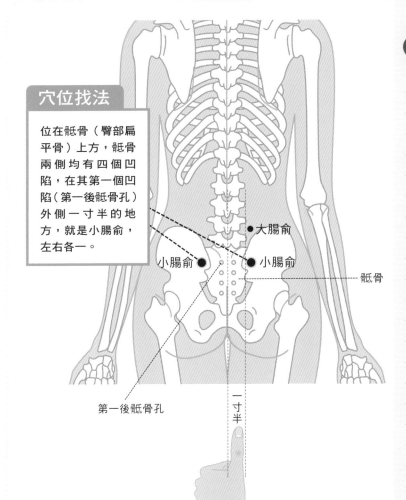

大腸俞

小腸俞

小腸俞

骶骨

第一後骶骨孔

一寸半

名稱由來

「俞」是傳輸、輸注，因此「小腸俞」是小腸之氣在背部輸注的穴位。《素問・靈蘭秘典論》記載：「小腸者，受盛之官，化物出焉。」中醫認為，透過小腸再消化與區分的功能，可將養分輸送至脾，廢物送至大腸，廢物中的水分送至腎與膀胱，故名「小腸俞」。

八髎

治療效果　主治腰部疾病

八髎是治療婦科、腰部疾病的常用穴位，均有
調經活血、壯腰補腎的功效，對於痛經、閉
經、不孕、白帶、子宮脫垂、小便困難、陽
痿、遺精、陰部搔癢等症有不錯療效，也可用
於膝蓋冷虛疼痛、流鼻血、痙攣、癲癇、腹部
脹痛、腿部浮腫等症狀的治療。

按摩方法

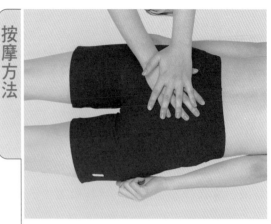

醫者雙手相疊加以按壓，或自己以拇指在
前、四指在後的姿勢，兩手抵住腰部，以
中指用力按壓穴位，如果不確定穴位的正
確位置，可以對整個後腰部的平坦部分都
加以按摩。

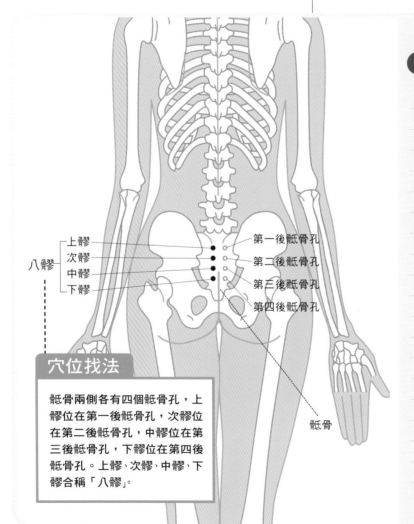

上髎
次髎
中髎　八髎
下髎

第一後骶骨孔
第二後骶骨孔
第三後骶骨孔
第四後骶骨孔

骶骨

名稱由來

「髎」為洞穴、石窟，
是骨頭中間空的縫隙，
臀部的扁平骨稱作骶
骨，在骶骨左右二側各
有四個凹陷，從上而下
的四個穴位為上髎、次
髎、中髎、下髎，合稱
「八髎」。

穴位找法

骶骨兩側各有四個骶骨孔，上
髎位在第一後骶骨孔，次髎位
在第二後骶骨孔，中髎位在第
三後骶骨孔，下髎位在第四後
骶骨孔。上髎、次髎、中髎、下
髎合稱「八髎」。

膀胱俞

治療效果 增強膀胱功能

膀胱俞主治泌尿方面的疾病，可疏通膀胱、提高膀胱功能，對於小便困難、頻尿、尿失禁、腹瀉、便秘、腰痠背痛、手腳冰冷等症狀有不錯的療效，還可排除多餘水分，消除腿部水腫。

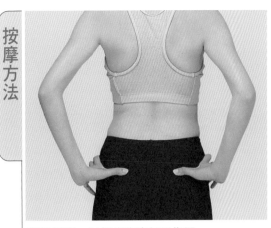

雙手叉腰，以拇指指腹加以指壓。

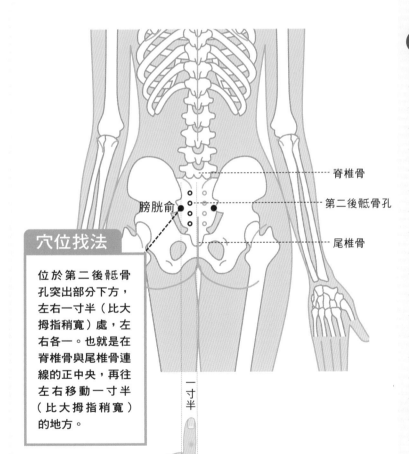

脊椎骨

第二後骶骨孔

膀胱俞

尾椎骨

一寸半

穴位找法

位於第二後骶骨孔突出部分下方，左右一寸半（比大拇指稍寬）處，左右各一。也就是在脊椎骨與尾椎骨連線的正中央，再往左右移動一寸半（比大拇指稍寬）的地方。

名稱由來

「俞」有傳輸的意思，顧名思義「膀胱俞」就是傳輸膀胱臟腑之氣的穴位。《素問・靈蘭秘典論》記載：「膀胱者，州都之官，津液藏焉，氣化則能出矣。」津液就是人體的水分，表示本穴位是與人體水分新陳代謝有關的穴位。中醫認為，膀胱屬於六腑之一，稱為津液之腑，具有儲存、排輸人體水分及尿液的機能，故名「膀胱俞」，別名「水府」、「玉海」、「尿胞」。

胞肓

治療效果 主治婦女疾病

胞肓主治婦女常見的疾病，如：頭痛、肩膀痠痛、腰痠、下腹悶痛、手腳冷虛、氣血失調、子宮脫垂等。除此之外，對攝護腺肥大或男性泌尿系統的疾病也有效。

按摩方法

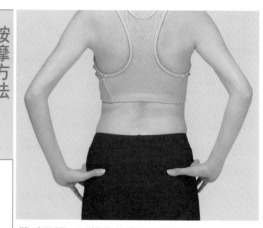

雙手叉腰，以拇指指腹加以按壓。

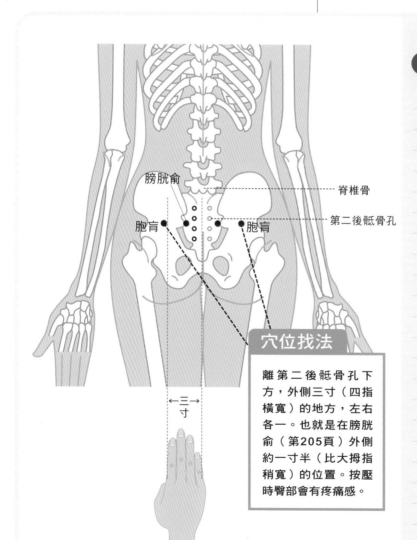

膀胱俞

胞肓

脊椎骨

第二後骶骨孔

胞肓

← 三 寸 →

穴位找法

離第二後骶骨孔下方，外側三寸（四指橫寬）的地方，左右各一。也就是在膀胱俞（第205頁）外側約一寸半（比大拇指稍寬）的位置。按壓時臀部會有疼痛感。

名稱由來

「胞」是囊袋，意指「膀胱」，「肓」是維繫膀胱的脂膜；「胞肓」是與膀胱功能有關的穴位。中醫認為，本穴位位置在膀胱俞的旁邊，主治膀胱疾病，膀胱稱「胞」，故名「胞肓」。

注音 / ㄓㄨㄥ ㄌㄩˇ ㄩˋ　羅馬拼音 / Chung Lu Yu

中膂俞

治療效果　舒緩腰痠背痛

中膂俞對腰痠背痛、腹痛、腹脹、抽筋的症狀有療效，也可應用在腎虛、糖尿病、疝氣、陽痿、膀胱炎、腸出血、直腸黏膜炎、坐骨神經痛等疾病的治療。

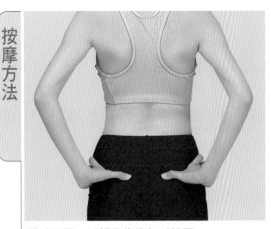

雙手叉腰，以拇指指腹加以按壓。

脊椎骨

中膂俞　●　　●　中膂俞

穴位找法

離第三後骶骨孔外側約一寸半（比大拇指稍寬）的地方，左右各一。

一寸半

第三後骶骨孔

名稱由來

「膂」是脊椎兩旁隆起的肌肉群，「中膂俞」便是位於脊椎兩旁肌肉之中的穴位。中醫認為，本穴位在脊椎兩側肌肉隆起的地方，又位於中髎穴的旁邊，故名「中膂俞」。

環跳

治療效果 活絡下肢氣血

環跳是下肢的樞紐，常常按壓可達通經活絡的功效，是治療下肢疾病的重要穴位。本穴可以改善腰腿疼痛痠麻、坐骨神經痛、下肢麻痺、行動不良，並有促進血液循環、消腫、纖腰、瘦臀、瘦腿等功效。

按摩方法

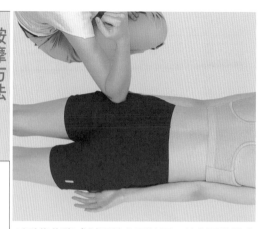

以手指指腹或肘關節向下按壓，並作圈狀按摩。

穴位找法

環跳位在兩側臀部的正中點。身體採俯臥姿勢時，將小腿往後彎曲，腳跟所碰觸到的地方，就是環跳穴，左右各一。

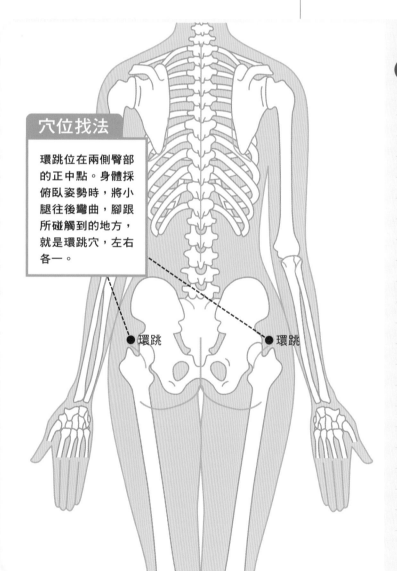

● 環跳　　環跳 ●

名稱由來

「環」有圍繞的意思，外型特徵猶如圓形中空物。「跳」指跳躍的意思。

在《經穴選解》中「環跳：穴居髀樞，髀樞之骨如環，人之下肢屈伸跳躍全仗此骨為之樞紐，是穴主治腿股風痺等，使功能復常，故名。」表示環跳穴位在大腿骨，又因大腿骨的中樞位置猶如環狀，並且主要控制人體下肢的跳躍功能，因此以此命名。

會陽

治療效果　促進局部血液循環

會陽可以促進肛門周圍的血液循環，所以常用於治療痔瘡，也可以與肛門上方的長強穴一起配合按壓，效果會更好。另外，會陽穴還可以治療手腳冰冷、血便等疾病。

按摩方法

患者俯臥，雙腳稍微分開，治療者以拇指指腹指壓。

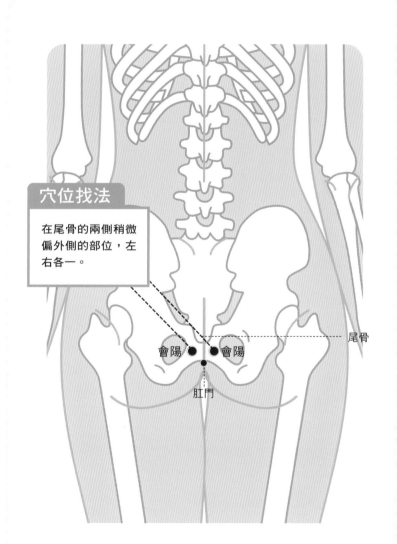

穴位找法

在尾骨的兩側稍微偏外側的部位，左右各一。

會陽　會陽

肛門

尾骨

名稱由來

「會」是交會，「陽」是陽氣、陽經；因此「會陽」是陽氣、陽經交會的穴位。中醫認為，足太陽經與督脈都是「陽經」，而這兩條陽經正好在本穴位交會，故名「會陽」。

長強

治療效果 | **強健腰脊**

長強有消炎止痛、強健腰脊的功用，可用於治療便秘、脫肛、腹瀉、痔瘡、腰脊痠痛、幼兒驚風、抽筋或精神方面的症狀。在所有治療痔瘡的穴位中，長強是最重要的穴位。

按摩方法

患者俯臥，雙腳稍微分開，治療者以拇指指腹指壓。

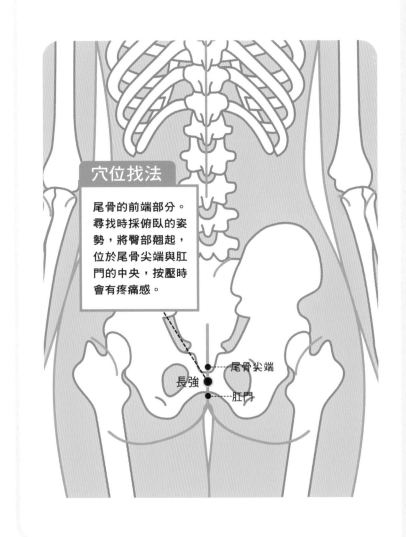

穴位找法

尾骨的前端部分。尋找時採俯臥的姿勢，將臀部翹起，位於尾骨尖端與肛門的中央，按壓時會有疼痛感。

尾骨尖端
長強
肛門

名稱由來

「長」是長久，「強」是強壯；所以「長強」是有關人體健康、強壯與否的穴位。《會元針灸學》記載：「長強者，長於陽而強於陰，其督脈於任脈之長共九尺。」本穴位屬於督脈，督脈循著人體脊椎而行，脊椎形狀長又強硬，同時督脈掌管陽氣，表示本穴位與人體陽氣的強旺息息相關。中醫認為，本穴位在脊椎尾的骶骨部位，骨形狹長，且本穴位是督脈產生純陽之氣的初始起點，有助人體臟腑產生春陽正氣，強盛各部器官，故名「長強」。

足部

承扶

治療效果 舒緩疼痛

位於骨盆的承扶穴，對於大腿後側到足部的疼痛都有療效。此穴主治腰腿痠痛、肌肉疼痛、坐骨神經痛、痔瘡、便秘，還可產生提臀作用，改善臀部肥胖、鬆弛下垂，使臀部曲線豐翹而迷人，也能促進腿部血液循環，有美腿功效。

穴位找法

俯臥時，臀部下方會產生橫紋，承扶就位在此橫紋的中點，左右各一。加以壓迫時，會有疼痛感傳到膝蓋方向。

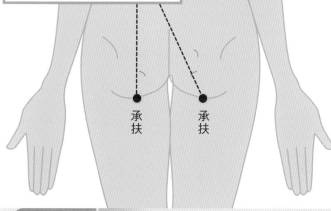

承扶　　承扶

名稱由來

「承」是承受，「扶」是支持，「承扶」是人體擔任承受、支持功能部位的穴位。

《會元針灸學》記載：「承扶者，承於上而至於下也，扶護臀下，足太陽筋挾於骨，承上而輔之下。」表示本穴位在人體大腿上部，負責支撐、保護臀部。中醫認為，本穴位屬於足太陽膀胱經，挾著膀胱經的經氣，可發揮承受上身而支持下肢的作用，故名「承扶」。

按摩方法

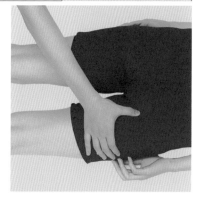

以手指指腹或指節向下按壓，並作圈狀按摩。

殷門

治療效果　改善坐骨神經痛、腰背痠痛

殷門穴是治療坐骨神經痛的特效穴位，可以改善腰背痠痛、大腿疼痛、下半身痠痛、小腿抽筋，還能促進氣血循環、消腫瘦臀，具有纖細大腿、美化曲線的功效。

按摩方法

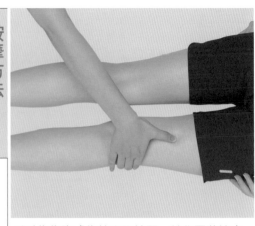

以手指指腹或指節向下按壓，並作圈狀按摩。

穴位找法

位於連接臀部肌肉正下方的橫紋中間，與膝蓋後側橫紋中點的連接線的中央位置，以指頭按壓尋找，可觸摸到有一條縱向筋的位置，就是殷門穴。

殷門 ●　　殷門 ●

委中穴

名稱由來

「殷」是正中、深厚，「門」是出入之處，代表「殷門」是位於人體某部位正中央，且為脈氣出入門戶的穴位。中醫認為，本穴位屬於足太陽膀胱經，位於大腿後面的正中央，此處肌肉深厚，又是膀胱經脈氣出入的門戶，故名「殷門」。

伏兔

治療效果 改善下肢血液循環

伏兔可改善腰痛膝冷、腳氣病、膝關節炎、腿部痠軟無力、下肢麻痺，常按摩此穴可以促進下肢血液循環。

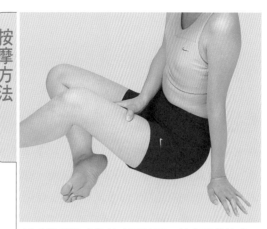

以手指指腹或指節向下按壓，並作圈狀按摩。

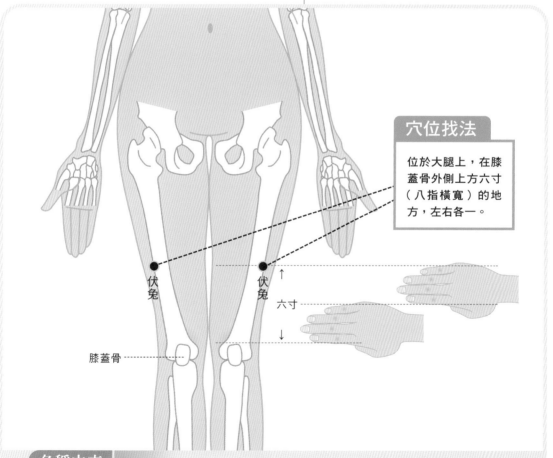

穴位找法

位於大腿上，在膝蓋骨外側上方六寸（八指橫寬）的地方，左右各一。

伏兔

伏兔

六寸

膝蓋骨

名稱由來

「伏」是伏臥，「兔」是兔子，「伏兔」是人體肌肉隆起如伏臥之兔的穴位。中醫認為，本穴位在膝上六寸，也就是大腿肌肉上，大腿肌肉肥厚如「兔」，當人跪立時，本穴位的肌肉則隆起猶如「潛伏之兔」，故名「伏兔」。

風市

治療效果 | 強壯筋骨

風市有驅風濕、強壯筋骨的功效，凡是中風癱
瘓、下肢麻痺、風濕、關節炎或頭暈、頭痛，
本穴都有很好的舒緩效果，也能改善腳冷膝
痛、全身搔癢、蕁麻疹，還可促進下肢血液循
環，消除腿腫。

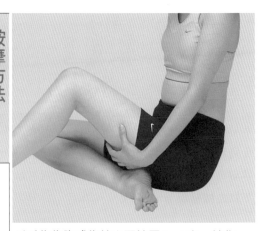

按摩方法

以手指指腹或指節向下按壓4～5次，並作
圈狀按摩。

名稱由來

「風」是風邪，「市」是
市集，「風市」是人體
風邪之氣聚如「市集」
的穴位。

中醫認為，人體下肢的
風邪之氣，聚集於本穴
位，有如「市集」，故名
「風市」。而取本穴位
時，站立垂手便能找
到，故本穴位又名「垂
手」。

穴位找法

以站立的姿勢，兩
肩成水平狀態，雙
手手指伸直自然下
垂貼於大腿外側，
中指指尖正好碰到
的位置就是風市，
左右各一。

● 風市

陰廉

治療效果 | **主治不孕症**

陰廉是治療不孕症的特效穴位。一般的婦女疾病，例如：月經不順、腰部虛冷等，可按摩此穴加以改善。而其中月經異常的症狀，如果配合腎俞穴、八髎穴、巨闕穴及太谿穴等一起治療，則治療效果更好。除此之外，對於男性的睪丸炎、陽痿等也都有治療效果。

按摩方法

以手指指腹或指節向下按壓，並作圈狀按摩。

名稱由來

「陰」是陰部，「廉」是邊緣，「陰廉」是人體位於陰部邊緣的穴位。古代以「內」為「陰」，「邊角」為「廉」，中醫認為，本穴位位於大腿內側、恥骨下方邊緣，且此處正好在人體陰部（生殖器）的旁邊，故名「陰廉」。

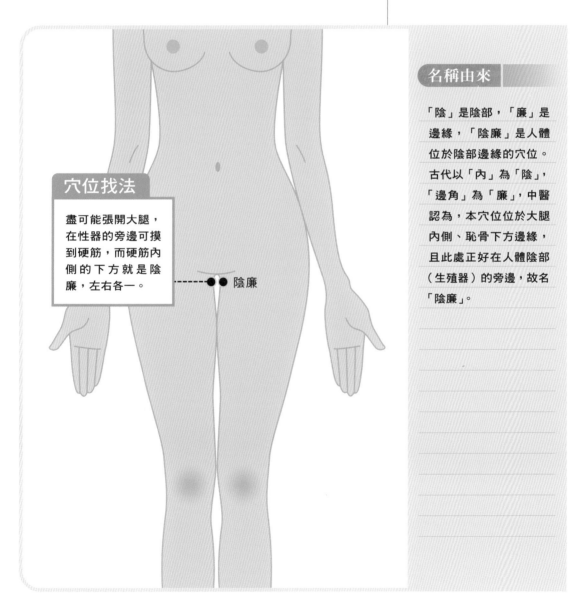

穴位找法

盡可能張開大腿，在性器的旁邊可摸到硬筋，而硬筋內側的下方就是陰廉，左右各一。

●● 陰廉

箕門

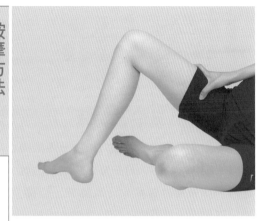

按摩方法

以手指指腹或指節向下按壓，並作圈狀按摩。

治療效果　改善婦女疾病

箕門也是治療婦女疾病及男性生殖器官疾病的穴位之一。此外，對於足部靜脈瘤、痔瘡、尿失禁、排尿困難等症都有治療效果，還可以緩和鼠蹊部腫痛。

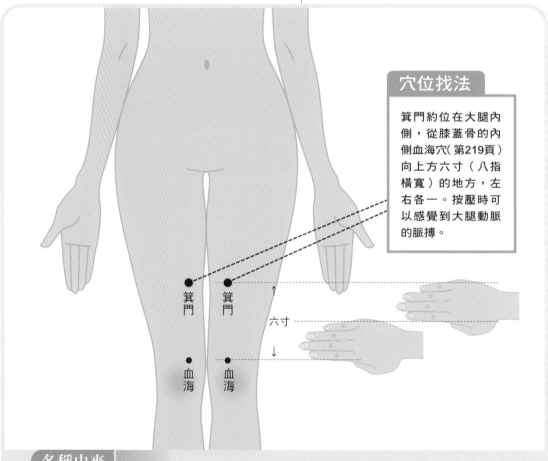

穴位找法

箕門約位在大腿內側，從膝蓋骨的內側血海穴（第219頁）向上方六寸（八指橫寬）的地方，左右各一。按壓時可以感覺到大腿動脈的脈搏。

箕門　　箕門

六寸

血海　　血海

名稱由來

「箕」是簸箕，「門」是大門，「箕門」是人體如簸箕部位且為脈氣進出門戶的穴位。

中醫認為，本穴位在大腿內側，取穴時須兩腿張開席地而坐，此時形體狀如「簸箕」，盤坐的左右大腿則像「簸箕的左右大門」，同時本穴位也是足太陰脾經脈的「門戶」，故名「箕門」。

注音 / ㄓㄨㄥ ㄉㄨˊ　羅馬拼音 / Chung Tu

中瀆

治療效果 | **主治下肢疾病**

中瀆穴是特別用來治療下肢疾病的穴位，例
如：肌肉麻痺、腳氣病、半身不遂、腿部外側
神經痛、坐骨神經痛、腰痛等疾病，有不錯的
治療效果。

按摩方法

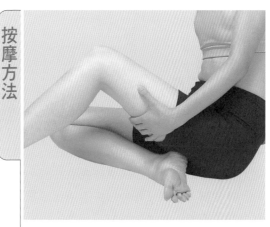

以手指指腹或指節向下按壓，並作圈狀按摩。

足部穴位

箕門

中瀆

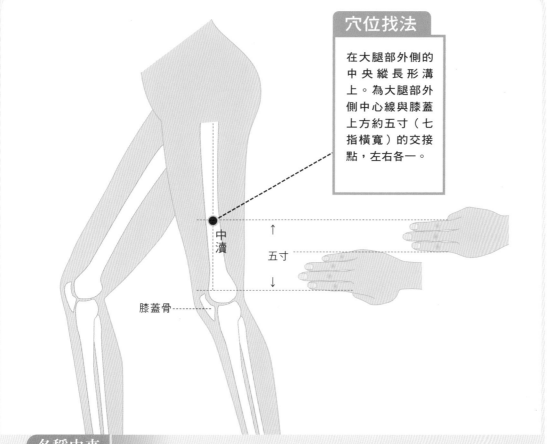

穴位找法

在大腿部外側的
中央縱長形溝
上。為大腿部外
側中心線與膝蓋
上方約五寸（七
指橫寬）的交接
點，左右各一。

中瀆

五寸

膝蓋骨

名稱由來

「中」是中間，「瀆」是小的溝渠，「中瀆」是人體某中間部位猶如小溝渠的穴位。

中醫認為，人體的經氣經過比較狹窄的穴位稱為「溝瀆」，本穴位屬於足少陽膽經，位於大腿外
側，正好處於足太陽膀胱經之前、足陽明胃經之後兩筋凹陷的中間，因此膽經的脈氣通過本穴
位時，好像水流過「溝瀆」之口，故名「中瀆」。

217

梁丘

治療效果 舒緩胃部急性症狀

梁丘可以使消化器官的血液更為順暢，又有止痛的功效，因此對於改善胃部急性症狀，如胃痛、胃痙攣、腹脹、胃酸過多等消化系統疾病有良好的效果。當消化系統不好時，指壓梁丘穴則會產生強烈的疼痛感。梁丘穴也可以改善膝蓋疼痛、急性腰痛、坐骨神經痛、下痢、風濕等，還能結實大腿肌肉，美化曲線。

按摩方法

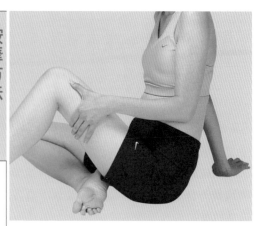

以手指指腹或指節向下按壓，並作圈狀按摩。

穴位找法

位於膝蓋骨外側，上方二寸（三指橫寬）的凹陷處，左右各一。將腿部用力伸直，在膝蓋骨的外側會形成凹陷，從膝蓋骨的方向往凹陷處按壓尋找，感覺到刺激疼痛的位置就是穴位所在。

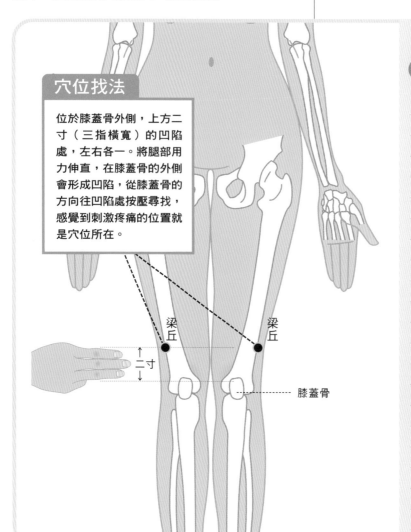

梁丘

二寸

膝蓋骨

名稱由來

「梁」是山梁，「丘」是丘陵，「梁丘」是人體突起如山梁、丘陵部位的穴位。

《會元針灸學》記載：「梁丘者，是膝梁上起肉如丘。」膝梁是膝蓋骨，表示本穴位在膝蓋骨上方外側肌肉突起如丘陵的位置。中醫認為，本穴位位於膝蓋上方的外側，此處正好在人體大腿與大腿外側肌肉之間，穴位前方骨頭巨大如「梁」，穴位後方肌肉隆起如「丘」，故名「梁丘」。

血海

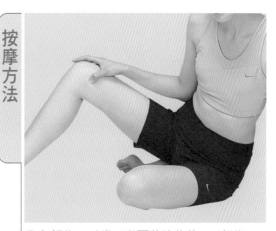

豎起拇指，手掌可做覆蓋膝蓋狀，以拇指指腹向下按壓，並作圈狀按摩。

治療效果 增進血液循環

血海是能促進血液循環的穴位，因此，對月經不順、經痛、下腹悶痛等女性生理方面的疾病有改善效果。可結實大腿肌肉、消除腿部水腫，對肩膀痠痛、頭痛、貧血、溼疹、腳麻、陽痿也有效果。所以血海有調理氣血、清熱、利濕、袪風的功效。此外，針對女性更年期症狀，如：出汗、神經質、食慾不振、高血壓、耳鳴、便秘、易怒、記憶力衰退、頭痛、失眠等，按壓血海穴可減輕這些不適症狀，讓婦女愉快度過更年期。

名稱由來

「血」是血氣，「百川歸聚」為「海」，「血海」就是人體經脈、血氣，如百川歸聚為「海」的穴位。

中醫認為，本穴位是足太陰脾經發出脈氣、聚集脾血的地方，功能有如匯聚百川的「海洋」，故名「血海」。

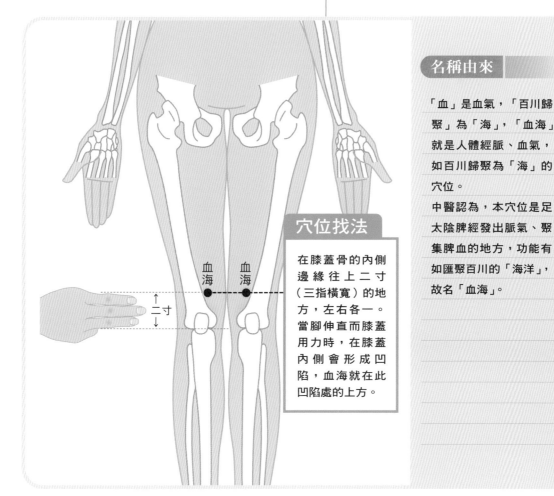

血海 血海

二寸

穴位找法

在膝蓋骨的內側邊緣往上二寸（三指橫寬）的地方，左右各一。當腳伸直而膝蓋用力時，在膝蓋內側會形成凹陷，血海就在此凹陷處的上方。

陰谷

治療效果 | 主治泌尿、生殖疾病

陰谷可以治療泌尿系統及生殖系統疾病，可消除虛冷症、白帶過多、女性下腹脹痛、生理不順、月經量過多等症，對於膝蓋無力、風濕、膝關節炎、腎臟功能不佳、小便困難、白帶異常、漏尿、陽痿、疝氣等症有治療效果。此外，陰谷對治療多汗症非常有效。

按摩方法

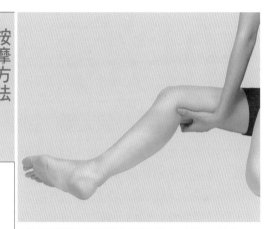

以手指指腹或指節向下按壓4～5次，並作圈狀按摩。

穴位找法

位於膝蓋內側（足部拇趾側）的凹處。當膝蓋稍微彎曲時，位於膝蓋內側橫紋的最前端凹陷處，左右各一。

● 陰谷

名稱由來

「陰」是內側，「谷」是山谷，「陰谷」是人體某內側部位凹陷如山谷的穴位。

《甲乙經》記載：「在膝下內輔骨後，大筋之下，小筋之上，按之應手，屈膝得之。」本穴位屬於足少陰腎經，位於膝關節內側，穴位隱密，古代以「內」為「陰」，本穴又是足陰經穴位膝部最高且深藏不露的穴位，屈膝取穴時本穴位狀如「深谷」，故名「陰谷」。

曲泉

治療效果 調整體內水分、疏肝解鬱

曲泉可以調整體液，當腹瀉、排尿困難、排尿疼痛、頻尿時，可按壓曲泉加以舒緩症狀，此外，對於足部疼痛、脛骨痛或其他與血液循環有關的症狀，如月經不順、經血量異常等，都可以使用本穴加以治療。

按摩方法

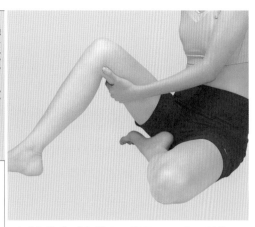

以手指指腹或指節向下按壓4～5次，並作圈狀按摩。

穴位找法

將膝蓋彎曲，在膝蓋內側所形成的橫紋頂端，可碰觸到有一凹陷部位，曲泉就是位於此凹陷中，左右各一，按壓時有劇烈疼痛感。

曲泉

名稱由來

「曲」是彎曲，「泉」是水泉，「曲泉」是人體彎曲部位狀如水泉的穴位。

《會元針灸學》記載：「曲泉者，膝輔骨筋間，膝環屈伸之中。合於五臟，滋始於腎，環繞血海，有泉清自然之生發力，養氣含其中。」中醫認為，本穴位位於膝蓋附近，凹陷如「水泉」的地方，同時本穴位屬於足厥陰肝經，肝臟有保藏靈魂、加強活力的作用，肝經在本穴位聚合五臟之氣，滋養腎臟、循環血氣，形成蘊生活力、精氣的「泉源」，故名「曲泉」。

內膝眼

治療效果 舒緩膝部疼痛

內膝眼可以治療因老化所造成的膝蓋疼痛，因此對風濕、關節炎、腰痛有療效。

按摩方法

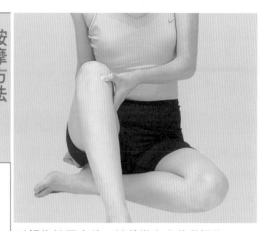

以拇指按壓穴位，並稍微左右移動拇指以刺激穴位。

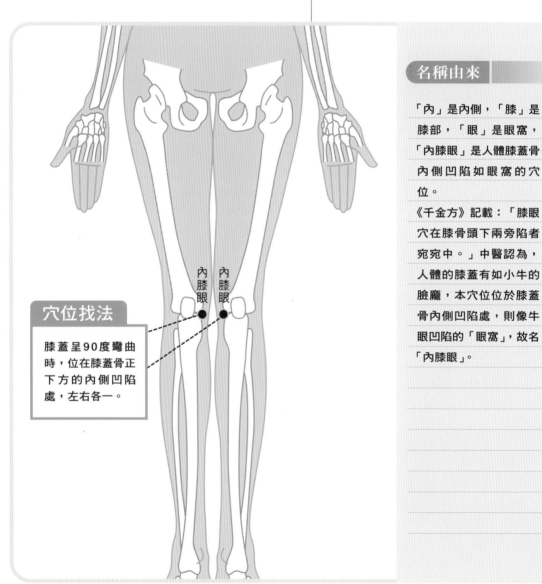

內膝眼　內膝眼

穴位找法

膝蓋呈90度彎曲時，位在膝蓋骨正下方的內側凹陷處，左右各一。

名稱由來

「內」是內側，「膝」是膝部，「眼」是眼窩，「內膝眼」是人體膝蓋骨內側凹陷如眼窩的穴位。

《千金方》記載：「膝眼穴在膝骨頭下兩旁陷者宛宛中。」中醫認為，人體的膝蓋有如小牛的臉龐，本穴位位於膝蓋骨內側凹陷處，則像牛眼凹陷的「眼窩」，故名「內膝眼」。

外膝眼

治療效果 | 舒緩膝部疼痛

外膝眼對減緩膝蓋疼痛相當有效果，如果因運動傷害而造成膝蓋傷害，在外膝眼部位給予刺激，則復原相當迅速。治療的方式，除了指壓外膝眼之外，還可以針灸的方式進行治療。

按摩方法

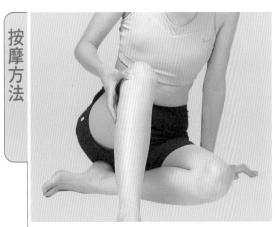

以手指指腹或指節向下按壓，並作圈狀按摩。

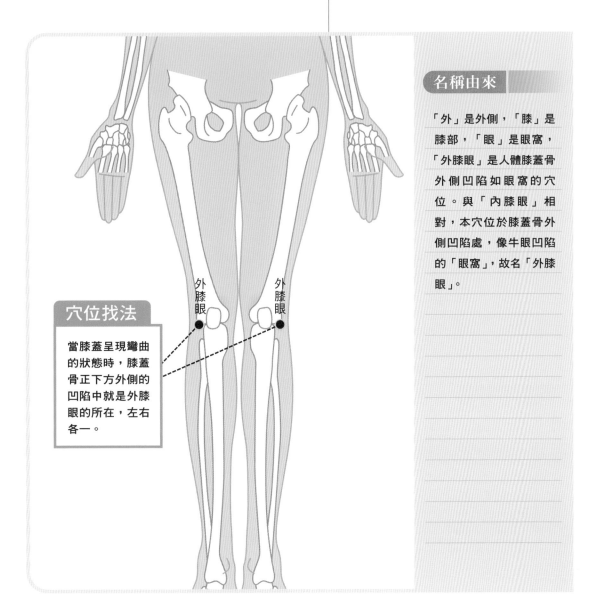

名稱由來

「外」是外側，「膝」是膝部，「眼」是眼窩，「外膝眼」是人體膝蓋骨外側凹陷如眼窩的穴位。與「內膝眼」相對，本穴位於膝蓋骨外側凹陷處，像牛眼凹陷的「眼窩」，故名「外膝眼」。

穴位找法

當膝蓋呈現彎曲的狀態時，膝蓋骨正下方外側的凹陷中就是外膝眼的所在，左右各一。

外膝眼

外膝眼

注音／ㄊㄨˊ ㄅˊ　羅馬拼音／Tu Bi

犢鼻

治療效果 主治腳部疾病

常按摩犢鼻可以改善關節炎、風濕、膝蓋疼痛、水腫、腳氣病。膝蓋受傷時，若能配合內膝眼及外膝眼一起治療，則效果更好。

按摩方法

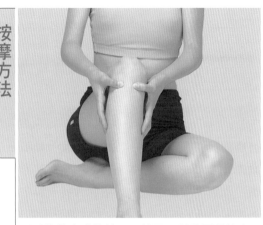

以手指指腹或指節向下按壓，並作圈狀按摩。

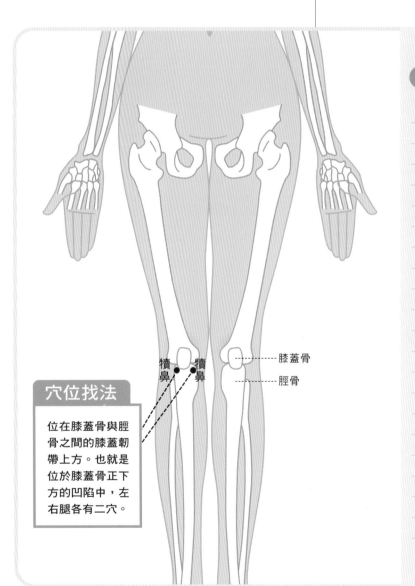

犢鼻 犢鼻　┈┈┈ 膝蓋骨

　　　　┈┈┈ 脛骨

穴位找法

位在膝蓋骨與脛骨之間的膝蓋韌帶上方。也就是位於膝蓋骨正下方的凹陷中，左右腿各有二穴。

名稱由來

「犢鼻」是小牛的鼻子，「犢鼻」是人體中形狀如小牛鼻子的穴位。

《會元針灸學》記載：「犢鼻者，是兩膝眼如牛犢之鼻狀。」表示本穴位在膝蓋骨下方內、外側的兩個凹陷處，因兩側凹陷處有如牛的兩個鼻孔，故名「犢鼻」。

委中

治療效果 改善腰背痠痛

委中是治療腰背痠痛、足部疼痛的主要穴位，除了可以改善小腿抽筋、靜脈曲張、坐骨神經痛、婦女疾病、腹痛、上吐下瀉、中暑、小便困難等，還能消除下半身浮腫、雕塑腿型與臀型、促進血液循環。指壓委中穴，可以舒緩腰扭傷的疼痛。平時缺乏運動導致筋骨僵硬、彎腰時手指無法觸及地面的人，都可藉由按摩委中穴，使得筋骨更加柔軟。此外，膝關節炎的患者容易發生腰痛、膝痛的症狀，此時可按壓委中穴，即可紓解疼痛。

按摩方法

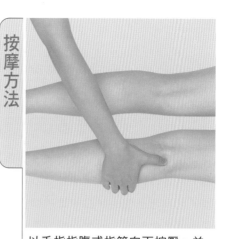

以手指指腹或指節向下按壓，並作圈狀按摩。只要以感覺舒服的強度揉捏穴位周圍即可，避免用力過度。

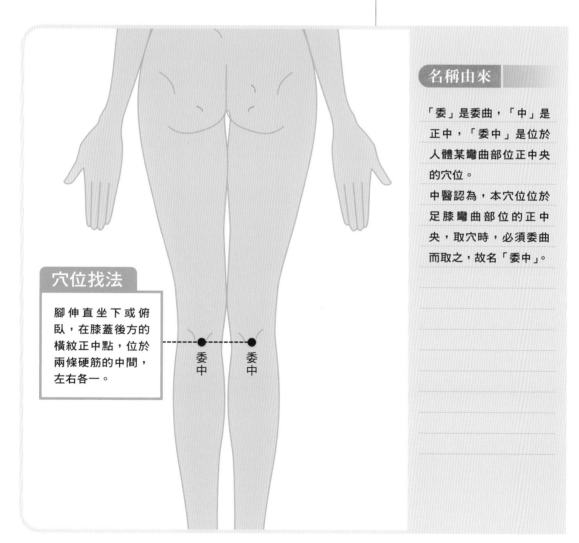

穴位找法

腳伸直坐下或俯臥，在膝蓋後方的橫紋正中點，位於兩條硬筋的中間，左右各一。

委中　委中

名稱由來

「委」是委曲，「中」是正中，「委中」是位於人體某彎曲部位正中央的穴位。

中醫認為，本穴位位於足膝彎曲部位的正中央，取穴時，必須委曲而取之，故名「委中」。

委陽

治療效果 | **舒緩疼痛**

委陽對背痛、腰痛、膝蓋疼痛、排尿困難、抽筋、坐骨神經痛、膀胱炎等症狀都有相當的療效，尤其因老化的膝關節骨骼變形、膝蓋周圍的筋或肌肉緊繃、鬆弛。如果對委陽進行針灸治療，則效果會倍增。

按摩方法

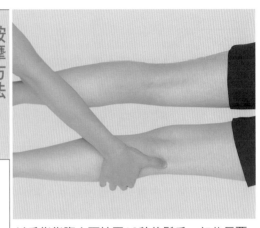

以手指指腹向下按壓10秒後鬆手，如此反覆5次，並作圈狀按摩。

穴位找法

俯臥伸直膝蓋。膝蓋後側橫紋中央向外側約一寸半（比大拇指稍寬）的地方就是委陽，左右各一。如以其他穴位為基準，則約為委中穴（第225頁）外側一寸半（比大拇指稍寬）的地方。

委陽　　委中　　委陽

一寸半

名稱由來

「委」是彎曲，「陽」是外側，「委陽」是人體彎曲部位外側的穴位。《會元針灸學》記載：「委陽者，因浮郄反上輕浮與三焦之氣相接，至委陽而稍平，斜伏委托於陽，而生陰絡。」本穴位屬於足太陽膀胱經，膀胱經穿過骨間空隙，脈氣向上浮動與手少陽三焦經的脈氣相接，兩條陽經行至本穴位時陽氣稍緩，並委伏於陽脈，準備轉化為陰絡，故名「委陽」。

陽陵泉

治療效果　改善下肢疾病

陽陵泉能治療膽道和下肢疾病，有疏肝解鬱、行氣止痛的作用，因此可改善下肢癱瘓痠麻、肌肉抽筋、筋骨僵硬、坐骨神經痛、腰痛、膝蓋痛、小兒麻痺、眩暈、消化不良、胃部灼熱、打嗝、噁心嘔吐，也能加速血液循環、有纖腿功效。陽陵泉對預防禿頭及緩解胃潰瘍有效，因為中醫認為禿頭是火氣太旺，按摩陽陵泉可降火氣，且能改善因胃酸分泌過多所引起的胃潰瘍症狀。

以指腹或指節按壓4～5次。按摩時，朝骨頭凸出的部位施力。

穴位找法

在膝蓋下方約一寸（大拇指橫寬）的地方，可碰觸到圓骨的凸出部，其前方有一個凹陷處，陽陵泉就位在此凹陷處的中心，左右各一。

一寸

陽陵泉

名稱由來

古代以「外」為「陽」，「陵」是山陵，「泉」是水泉，「陽陵泉」是位於人體某部位外側凹陷處，猶如山陵下之水泉的穴位。

《靈樞》記載：「疾高而內取之陰陵泉，疾高而外則取之陽陵泉。」疾高代表肚臍以上的上半身；表示上半身以寒為主的內陰症，就以陰陵泉穴治療；上半身以熱證為主的外陽症，則以本穴位來治療。中醫認為，本穴位位於小腿骨外側，外側為「陽」，本穴位旁的小腿骨突起如「陵」，好比高陵洩出山泉之處，故名「陽陵泉」。

陰陵泉

治療效果 改善下半身疾病

陰陵泉主治足部、腰部、生殖系統、泌尿系統疾病，改善小便困難、腹脹膝痛、去腫消腹、治療白帶、月經失調等婦科疾病、更年期障礙、陽痿及尿路感染、腹痛、無食慾、濕疹、手腳冰冷等症。

按摩方法

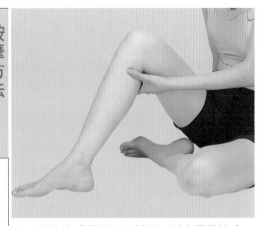

以手指指腹或指節向下按壓，並作圈狀按摩。

穴位找法

位於小腿內側，脛骨骨頭尖端的內側凹陷處。從內腳踝的骨頭凸出處沿小腿上方尋找，到膝蓋附近可摸到粗骨，陰陵泉就位於未到達此粗骨的前方凹陷處，左右各一，按壓時會感到劇烈疼痛。

● 陰陵泉

脛骨

內腳踝

名稱由來

古代以「內」為「陰」，「陵」是山陵，「泉」是「水泉」，「陰陵泉」是人體某部位內側凹陷處，猶如山陵下之水泉的穴位。

中醫認為，膝下的內側為「陰」，脛骨（小腿骨）內側骨頭突起部分如「陵」，骨頭凹陷部分如「泉」，故名「陰陵泉」。

足三里

治療效果 | 改善慢性疾病

足三里對各種慢性病都有效,因此被喻為是無病長壽的健康穴,且效果廣泛,對消化道疾病、足膝腰部疾病、呼吸道疾病都有療效,可改善小腿痠痛、胃病、嘔吐、缺乏食慾、消除腹脹腹瀉、失眠、高血壓、便秘、胸悶、生理痛以及胃疾和糖尿病所引起的體質虛弱,還能促進血液循環,延緩老化。此外,對治療憂鬱症、神經衰弱也很有效。

按摩方法

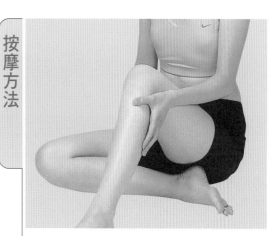

以手指指腹或指節向下按壓,並作圈狀按摩。

穴位找法

位於外膝眼(第223頁)下,也就是膝蓋下方凹陷約三寸(四指橫寬)處,左右各一。也可以用另一個找法,坐在椅子上,膝蓋彎曲成直角,將掌心剛好放在膝蓋骨的位置,中指順勢下壓後略往外側移動,約在膝蓋外側凹陷處與中指尖端接觸點的連接線上,就是足三里穴的位置。

膝蓋骨

外膝眼　　外膝眼

↑三寸↓

足三里　足三里

名稱由來

「足」是下肢,古代以「里」為「寸」,「三里」即是「三寸」,「足三里」是人體下肢距離某部位三寸的穴位。此外,「足三里」也表示按摩本穴,可將人體四肢淤積的邪氣,驅逐於三里之外。中醫認為,本穴位位於下肢足部,是足陽明胃經的「合穴」,聚集胃臟精氣,可驅逐下肢淤結邪氣,主治腹部上、中、下三部的疾病,故名「足三里」。

上巨虛

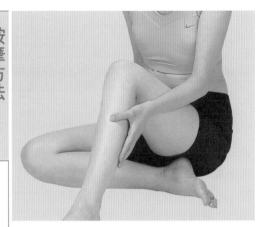

治療效果 | **主治腸胃疾病**

上巨虛有調理腸胃的功效，是治療腸胃道疾病的名穴，可治療腹瀉、胃痙攣、胃悶胃脹、消化不良、便秘、下肢腫痛等疾病。

按摩方法

以手指指腹或指節向下按壓，並作圈狀按摩。

穴位找法

位於膝下六寸，足三里的正下方。先找出足三里穴（第229頁），再往下三寸（四指橫寬）的地方，本穴位在脛骨與腓骨之間，左右各一。

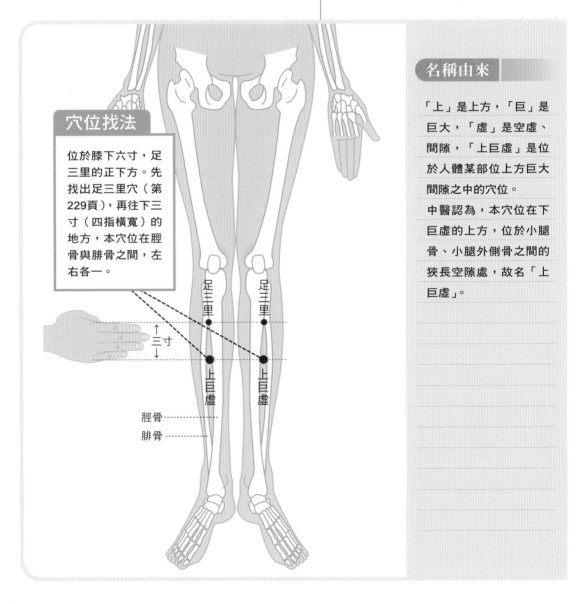

足三里　足三里

↑三寸↓

上巨虛　上巨虛

脛骨

腓骨

名稱由來

「上」是上方，「巨」是巨大，「虛」是空虛、間隙，「上巨虛」是位於人體某部位上方巨大間隙之中的穴位。

中醫認為，本穴位在下巨虛的上方，位於小腿骨、小腿外側骨之間的狹長空隙處，故名「上巨虛」。

下巨虛

治療效果 **改善腸胃功能**

下巨虛可調整腸胃，主治小腸疾病，是治療下腹疼痛、調整腸胃的重要穴位，主治腹部疼痛、腹瀉、急性腸炎、下肢腫痛、腳麻、四肢無力、腰脊痠痛。

按摩方法

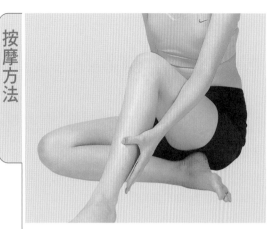

以手指指腹或指節向下按壓，並作圈狀按摩。

名稱由來

「下」是下方，「巨」是巨大，「虛」是空虛、間隙，「下巨虛」是位於人體某部位下方，巨大間隙之中的穴位。

穴位找法

在膝下九寸，位於上巨虛（第230頁）下方三寸（四指橫寬）的地方，在脛骨與腓骨之間，左右各一。

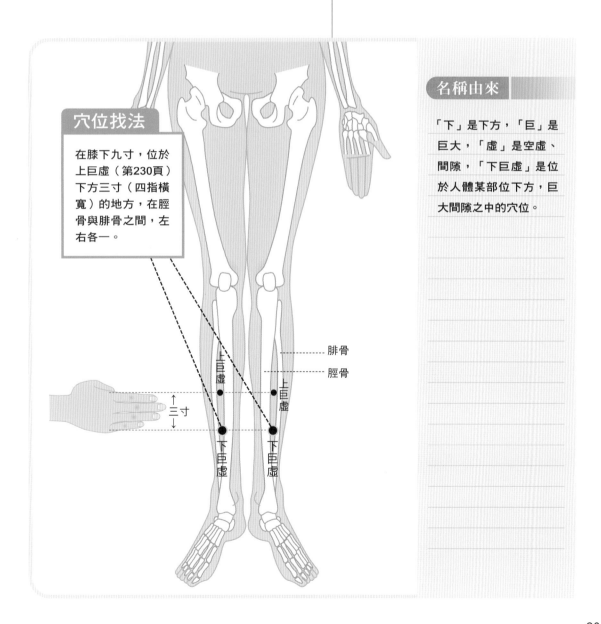

腓骨
脛骨
上巨虛
上巨虛
三寸
下巨虛
下巨虛

231

豐隆

治療效果 | 改善胃部不適

豐隆有化痰和胃的功效，主治痰多、喉嚨痛、氣喘、咳嗽、胸痛胸悶、癲癇、頭暈、頭痛、心煩、下肢腫痛、便秘等症狀。

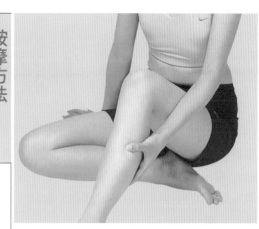

以手指指腹或指節向下按壓，並作圈狀按摩。

穴位找法

在條口穴（第233頁）外側一寸（大拇指橫寬）的地方，在腳踝外側往上八寸（四倍三指橫寬）的位置，左右各一。

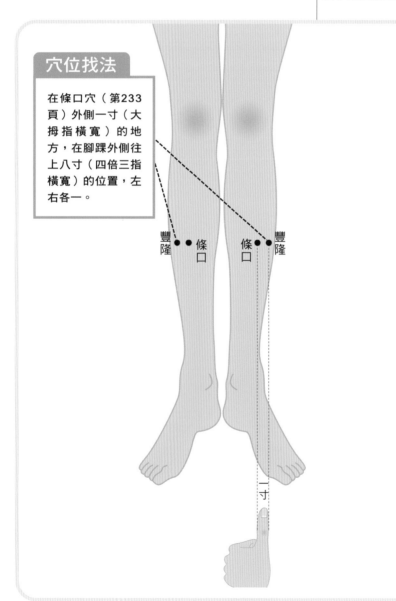

豐隆　條口　條口　豐隆

一寸

名稱由來

「豐」原意指雷聲、雷神，此有豐滿之意。「隆」為隆盛，因穴位所在的地方為肌肉豐滿隆盛之處，故名「豐隆」。

條口

治療效果 | **緩解疼痛、抽筋**

條口具有舒筋活絡、止痛的效果，主治下肢麻痺、腿部腫痛、肩膀痠痛。

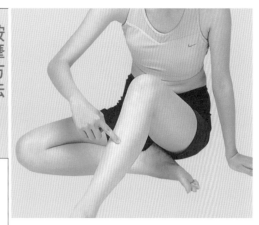

以手指指腹或指節向下按壓，並作圈狀按摩。

名稱由來

「條」是長條，「口」是空隙，「條口」是位於人體長條狀空隙部位的穴位。

《會元針灸學》記載：「條口者，胕肉與筋骨分間，兩筋間中有筋，白如板一條，上通於胃，下達足跗。」本穴位位於小腿肚肌肉與筋骨分界的地方，經氣上通達胃部、下通達腳背。中醫認為，本穴位在小腿骨與小腿肚的間隙中，本穴位因位於條狀肌肉處，而呈現條型凹陷如「口」，故名「條口」。

穴位找法

條口位於小腿正面的正中央，足脛骨外緣處，左右各一。

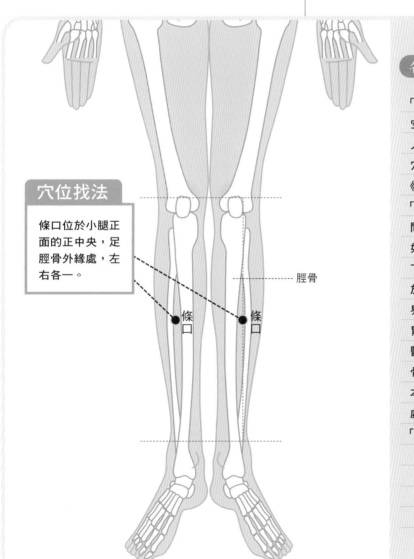

脛骨

條口

條口

233

地機

治療效果 | **減輕疼痛**

地機有行氣止痛的功效，主治胸痛、腹脹、腹瀉、小便困難、遺精、白帶、月經失調、膝關節炎、下肢腫脹、下肢麻痺，也可以用於腸胃炎、消化不良、胃潰瘍、胃酸過多、腰痛等症狀的治療。

按摩方法

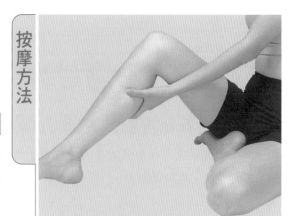

以手指指腹或指節向下按壓，並作圈狀按摩。

穴位找法

陰陵泉（第228頁）下三寸（四指橫寬），在脛骨後方的凹陷中，左右各一。也可以從膝蓋後方的橫紋，往下約四寸（六指橫寬）的地方。

陰陵泉
三寸
地機
脛骨

名稱由來

「地」是土地，意指「下肢」。「機」是機要、重要。「地機」是人體下肢重要部位的穴位。《會元針灸學》記載：「一身分上中下三部，自足至臍為下部，屬於地部。地機穴居地中部，運膝之機關。」中醫認為，本穴位位於人體「地部」的中部，也就是膝部，是主管膝部運動的機要樞紐。同時本穴位屬於足太陰脾經，脾經主管「土」，「土」為人體「地部」，而本穴位又是脾經氣血深聚的機要穴位，故名「地機」。

承筋

治療效果 | 主治腿部疾病

承筋可治療腿部疾病，尤其腿部抽筋時，只要按壓承筋穴，就可以慢慢舒緩症狀，或者只用磨擦就能達到效果。此外，也能改善坐骨神經痛、腰腿疼痛、便秘、痔瘡、流鼻血、嘔吐、腹瀉等症狀，也能促進血液循環、消腫瘦臀、纖細、美化小腿曲線。

按摩方法

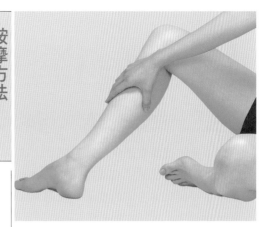

以手指指腹或指節向下按壓，並作圈狀按摩。

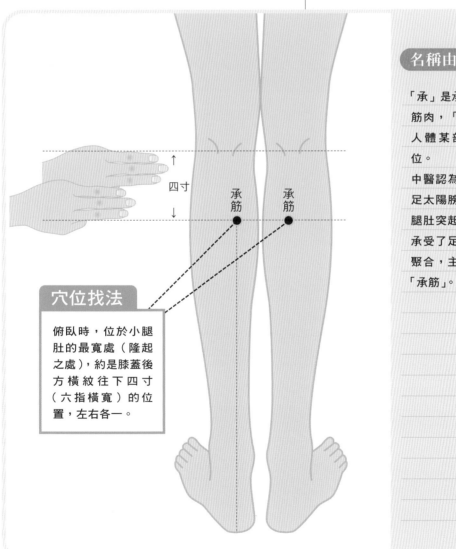

四寸

承筋　承筋

穴位找法

俯臥時，位於小腿肚的最寬處（隆起之處），約是膝蓋後方橫紋往下四寸（六指橫寬）的位置，左右各一。

名稱由來

「承」是承受，「筋」是筋肉，「承筋」是承受人體某部位筋肉的穴位。

中醫認為，本穴位屬於足太陽膀胱經，位於小腿肚突起肌肉的中央，承受了足太陽經之氣的聚合，主治筋病，故名「承筋」。

中都

治療效果 **主治生殖器官疾病**

中都是治療生殖器官疾病的穴位之一，尤其是針對婦女疾病，例如：產後持續出血或分泌物不止、子宮或卵巢方面的疾病。此外，本穴也有緩解膝蓋疼痛，足部疼痛的功效。

按摩方法

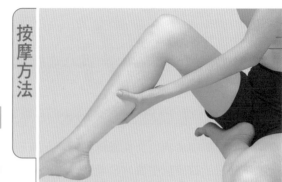

以手指指腹或指節向下按壓，並作圈狀按摩。

穴位找法

以內腳踝為基準點，從中心往上約七寸（約二倍四指橫寬再多一點）的地方尋找，就是中都穴的所在，左右各一。

中都

↑

七寸

↓

內腳踝

名稱由來

「中」是中間，「都」是會聚，「中都」是人體某中間部位經氣會聚的穴位。

中醫認為，本穴位屬於足厥陰肝經，位於人體小腿骨的中間部位，是肝經脈氣會聚的地方，故名「中都」。

飛揚

治療效果 消除腰椎疼痛

飛揚可消除腰椎或骨盆周圍疼痛、腳氣病、腳麻、疲勞、膝蓋痠痛、暈眩、鼻塞、流鼻水等症狀，達到治療的效果。

按摩方法

指壓時須以同手配同腳方式，將拇指按在穴位上方，每次按壓約2～3秒。

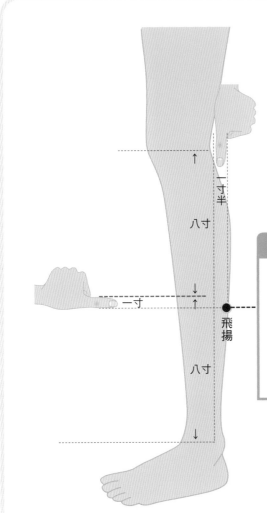

↑
一寸半
八寸
↓↑
一寸
飛揚
八寸
↓

穴位找法

膝關節至踝關節為十六寸，一半為八寸，再往下一橫指即為七寸。從此處再往後一寸半（大拇指橫寬稍大）的地方，左右各一。

名稱由來

「飛」是飛翔，「揚」是向上揚起，「飛揚」是人體某部位脈氣向上揚起飛翔而去的穴位。《會元針灸學》記載：「飛揚者，走足太陰之經水過勝，飛揚而起，從上而下，激急衝出如細條。」中醫認為，本穴位屬於足太陽膀胱經，膀胱是人體水分及尿液的「水庫」，而膀胱經滿載「經水」從承山穴斜行至本穴位，有飛揚而起，改走足少陰腎經之勢，故名「飛揚」。

築賓

治療效果 **清熱解毒**

築賓有清熱解毒的功效，對小孩胎毒、皮膚病有治療效果。按壓本穴可舒緩疲勞、失眠、浮腫、意識不清、宿醉、暈車、噁心或嘔吐、膝蓋疼痛、頭痛、腰痛、攝護腺疾病、下痢、白帶異常等症，都具有治療的效果。

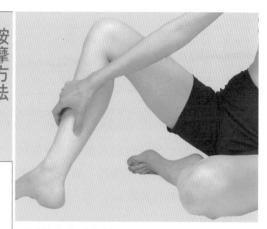

以手指指腹或指節向下按壓，並作圈狀按摩。

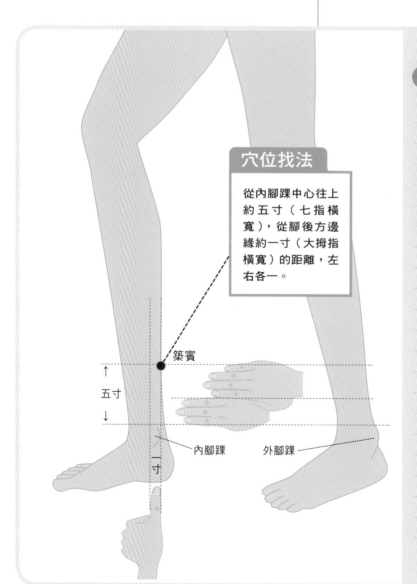

穴位找法

從內腳踝中心往上約五寸（七指橫寬），從腳後方邊緣約一寸（大拇指橫寬）的距離，左右各一。

五寸 ↑↓

築賓

內腳踝　　外腳踝

一寸

名稱由來

「築」是強健，「賓」通「臏」，泛指膝及小腿，「築賓」是強健人體膝及小腿的穴位，因為當小腿用力時，本穴位會堅實有如「建築」。

《甲乙經》記載：「穴為足少陰脈俞穴，又為陰維之郄。」中醫認為，本穴位屬於足少陰腎經的的穴位，又是陰維脈的孔穴，然而，本穴位以足少陰脈為「主」，陰維脈為「客」，好像是在足少陰經上為客人建築一間「賓舍」，迎接陰維脈的到來，故名「築賓」。

蠡溝

治療效果　清熱利濕

蠡溝有調整氣血、清熱利濕的功效。如果女性有月經不順或白帶過多等困擾，可以常按摩本穴位加以改善。此外，對於攝護腺炎、排尿困難、疝氣、下腹腫痛、常打哈欠、喉嚨吞嚥困難、背部痠痛等症狀，指壓此穴位可達改善療效。

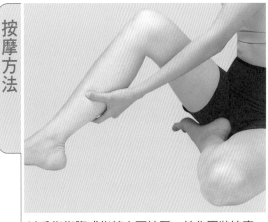

以手指指腹或指節向下按壓，並作圈狀按摩。

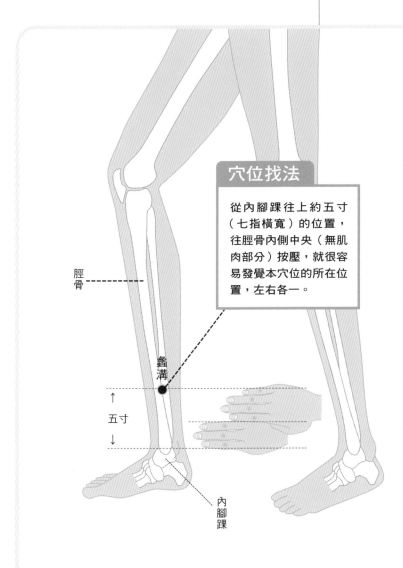

穴位找法

從內腳踝往上約五寸（七指橫寬）的位置，往脛骨內側中央（無肌肉部分）按壓，就很容易發覺本穴位的所在位置，左右各一。

脛骨

蠡溝

↑
五寸
↓

內腳踝

名稱由來

「蠡」是瓢勺，「溝」是水溝，「蠡溝」是人體中形如瓢勺部位，凹陷如水溝的穴位。

《靈樞・經論》記載：「足厥陰之別名曰蠡溝。」中醫認為，本穴位是足厥陰肝經的分支經絡，位於靠近人體小腿肚的小腿骨上，小腿肚形狀如「蠡勺」，本穴位則像凹陷在小腿骨裡面的「渠溝」，故名「蠡溝」。

足部穴位
築賓
蠡溝

239

承山

治療效果　主治腿部症狀

承山主治小腿抽筋等各種腿部症狀，所以可以改善足部腫痛、腳氣病、腳趾疼痛、下肢麻痺、下肢痠痛、坐骨神經痛、半身不遂、腰部扭傷，另外，對痔瘡、便秘、身體疲勞也有不錯的療效，還可促進血液循環、改善小腿水腫，有瘦臀美腿的功效。

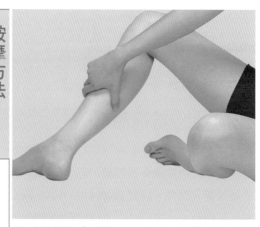

按摩方法

以手指指腹或指節向下按壓，並作圈狀按摩。反覆按壓2～3次。

穴位找法

俯臥，在小腿肚下方呈人字型紋的頂端凹陷處，亦為小腿後側的正中點，左右各一。也可以沿跟腱（踝關節後側的硬筋）往小腿方向觸摸，從跟腱轉為肌肉的位置，偏向內側尋找，當感覺到有硬結的部分就是承山穴，按壓時有劇烈疼痛感。

承山

承山

跟腱

名稱由來

「承」是承接，「山」是山谷，「承山」是承接於人體如山谷部位之下的穴位。

中醫認為，本穴位屬於足太陽膀胱經，承接了人體上部陽氣的起伏，同時本穴位在小腿肚上，此處肌肉起伏如「山嶺」，故名「承山」。而由於穴位在小腿肚，腿肚突出如「魚腹」，故本穴位又名「魚腹」。

懸鐘

治療效果 減輕疼痛

懸鐘主治腹痛、腹脹、頭痛、落枕、頸部僵硬、腰痛、下肢痛、關節疼痛、腳氣病、手腳麻痺、反胃、食慾不振，對痔瘡、流鼻血、腸胃功能衰弱也有治療效果。當頸肩右側僵硬疼痛時，可按摩左腳的懸鐘穴，反之，若是左側頸肩扭傷時，則可指壓右側的懸鐘穴。

按摩方法

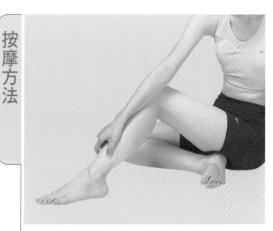

以手指指腹或指節向下按壓，並作圈狀按摩。也可以彎曲手指，以指關節輕輕敲打。施力時方向略偏向腓骨的後方。

名稱由來

「懸」是懸掛，「鐘」是鐘鈴，「懸鐘」是人體可懸掛鐘鈴部位的穴位。

《甲乙經》記載：「在足外踝上三寸動者脈中。」表示本穴位在腳外踝上方三寸。中醫認為，古代小孩常在本穴位的位置懸帶響鈴，響鈴似鐘，而且腳外踝的形狀如「鐘」，好似懸掛於本穴位之下，故名「懸鐘」。

穴位找法

從腳踝外側的中央最高處，往正上方三寸（四指橫寬），就在小腿外側的腓骨中央可以摸到一個小凹陷的位置就是懸鐘穴，左右各一。

腓骨

懸鐘

三寸

光明

第二篇　全身穴位按摩圖解

治療效果　恢復視力

顧名思義，光明穴就是能讓雙眼明亮動人的意思，因此若每天揉壓光明穴，可改善視力模糊，有恢復視力的作用。治療時常搭配睛明、合谷等穴來加強療效。因此，對於眼痛、青光眼、夜盲症、白內障有不錯的治療效果。此外也能治療頭痛、胸痛、體熱無汗、下肢麻痺，也有退乳的功能。

按摩方法

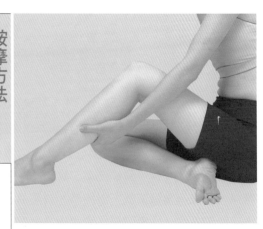

以手指指腹或指節向下按壓，並作圈狀按摩。

名稱由來

「光明」有明亮的意思「光明」是主治眼病，使眼睛重見光明的穴位。中醫認為，本穴位屬於足少陽膽經，膽經行至本穴位時，改走足厥陰肝經，由於肝臟開竅於目，足厥陰經便能治療眼疾，本穴位因此也可主治眼疾，復使眼睛重見光明，故名「光明」。

穴位找法

與築賓（第238頁）位置相對，從外腳踝的骨頭凸出處尋找，往上五寸（七指橫寬）的地方就是光明穴，左右各一。

築賓

光明

五寸

外腳踝

復溜

治療效果 | **利水消腫**

復溜可以利水消腫，對於女性體質虛冷、下腹悶痛、經痛及不孕症的治療有效果，除此之外，也可治療自汗、盜汗、體熱無汗、水腫、腎炎、下肢腫脹、手腳冰冷等症。復溜雖位在足部，但對於一些耳疾，如：中耳炎、外耳炎等病症，也有不錯的療效。

按摩方法

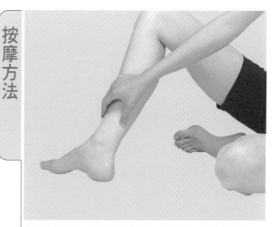

以整個手掌環住腳部，再以拇指指腹稍微用力指壓，並作圈狀按摩。

穴位找法

內腳踝上方二寸（三指橫寬），在足部跟腱的前方位置，左右各一。

復溜 ●
二寸

內腳踝

名稱由來

「復」是返還，「溜」是流動，「復溜」是人體出現經氣返還再次流動現象的穴位。

中醫認為，本穴位屬於足少陰腎經，足少陰經的脈氣從湧泉穴經過然谷穴，行經腳內踝後方的太谿穴，下行大鐘穴、水泉穴，再繞至照海穴，復從太谿穴直上而流動到本穴位，故名「復溜」。

交信

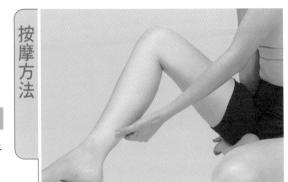

治療效果 | 改善虛冷症

交信可補腎調經，消除虛冷症、月經失調、子宮脫垂、閉經、睪丸腫痛、腹瀉、腰部痠痛、下肢疼痛、便秘等症狀。

按摩方法

抓住腳踝，以手指指腹向下按壓，並作圈狀按摩。

名稱由來

「交」是交會，「信」是信用，乃「五德」之一，屬土，意指「脾經」，「交信」是人體脈氣與脾經交會的穴位。古代以仁、義、禮、智、信為「五德」，配屬陰陽五行。中醫認為，本穴位屬於足少陰腎經，腎經脈氣的行進，是透過本穴位與足太陰脾經的三陰交穴相交會，而「五德」之中，「信」屬「脾土」，故名「交信」。

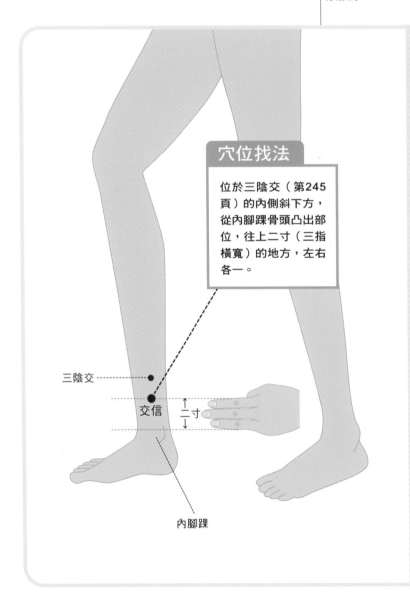

穴位找法

位於三陰交（第245頁）的內側斜下方，從內腳踝骨頭凸出部位，往上二寸（三指橫寬）的地方，左右各一。

三陰交
交信
二寸
內腳踝

三陰交

治療效果 | 主治婦科、腸胃疾病

三陰交是脾、肝、腎三經的交會處，所以本穴應用範圍相當廣。主治腹瀉、腹脹、消化不良、胃腸虛弱等腸胃道疾病，及月經不順、白帶、閉經、不孕、乳汁分泌不足、子宮下垂等婦科疾病，以及遺精、陽痿、尿道炎、膀胱炎、便秘、漏尿等泌尿科疾病，另外，也可治療失眠、下肢麻痺、腿部痠痛、健美胸部、美膚、消除小腹、改善水腫、下半身肥胖、提高內臟機能、調整荷爾蒙。

按摩方法

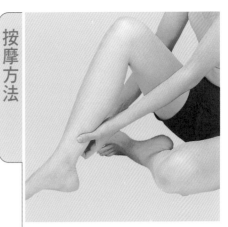

以手指指腹或指節向下按壓，並作圈狀按摩。

穴位找法

位於內腳踝，骨頭凸出處上方約三寸（四指橫寬）的骨骼後側邊緣，左右各一，按壓時會稍微感覺疼痛。

三陰交

三寸

內腳踝

名稱由來

「三陰」指足三陰經，「交」是交會，「三陰交」是足三陰經交會的穴位。

中醫認為，本穴位屬於足太陰脾經，又與足厥陰肝經、足少陰腎經交會，為三陰脈相交之點，故名「三陰交」，而古代以「女」為「陰」，本穴位位於腳踝上方三寸（三里），故又名「女三里」，可視為「婦科第一大穴」。

解谿

治療效果 | 提神醒腦

解谿是屬於胃經的穴位，有利關節、提神醒腦
的功效，主治關節炎、下肢麻痺、眼疾、暈
眩、腹脹、便秘，按摩此穴能纖細足踝、加速
血液循環。

按摩方法

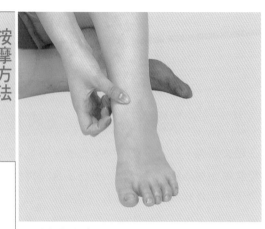

以手指指腹或指節向下按壓，並作圈狀按摩。

名稱由來

「解」是分解，意指「踝
關節」，「谿」是溝溪，
「解谿」是人體踝關節凹
陷如溝溪的穴位。
中醫認為，本穴位位於
足踝凹陷如溝溪的地
方，而足踝凹陷處也是
人束縛鞋帶之處，鞋帶
須「解」才能開之，故
名「解谿」，又名「鞋
帶」。

穴位找法

位於腳背踝關節的中
點，左右各一。坐在
椅子上，翹起腳尖或
腳拇趾，腳背靠近踝
關節的地方會出現二
條硬筋，解谿即位於
二條筋的中間及踝關
節的中點處。

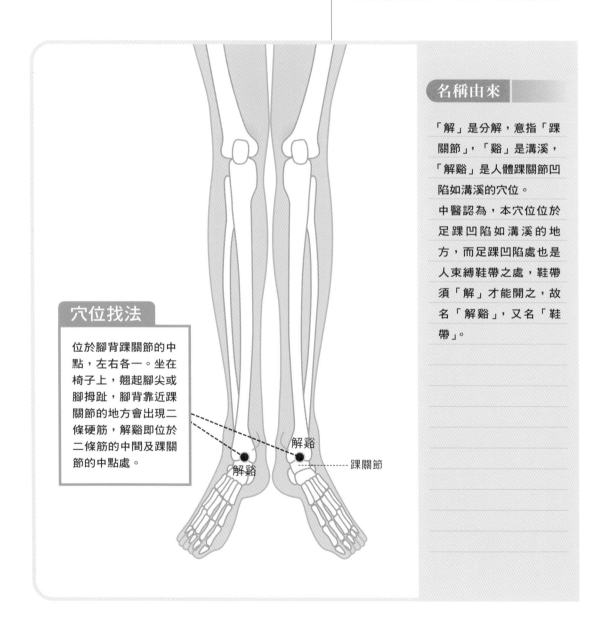

解谿

解谿

踝關節

太谿

治療效果 | 滋陰降火

太谿有滋陰降火的功效，可以改善血液循環不佳、腳扭傷、小腿抽筋、腰痛、膀胱炎，對暈眩、耳鳴、中耳炎、關節炎、風濕痛、月經不順、經痛、黑斑、濕疹、蕁麻疹、支氣管炎、喉嚨痛、氣喘、嘔吐等症都有療效，還能美化小腿曲線、纖細足踝，適合運用於全身的症狀。

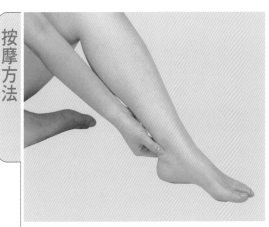

以手指指腹或指節向下按壓，並作圈狀按摩。

穴位找法

太谿位於腳踝內側與肌腱連線的中點，左右各一。也就是內腳踝骨頭凸出部位的正後方，食指按壓時會感覺到劇烈疼痛的位置。

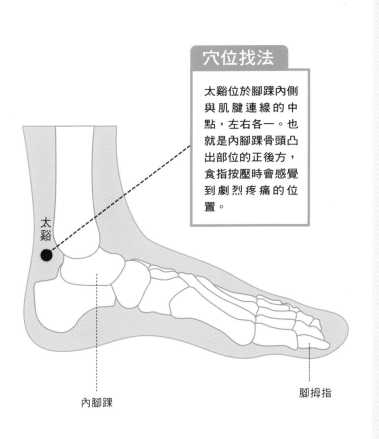

太谿

內腳踝

腳拇指

名稱由來

「太」是大，「谿」是溝溪，「太谿」是人體凹陷部位，猶如大溝溪的穴位。

《靈樞・本輸論》記載：「太谿，內踝之後，跟骨之上，陷者中也。」表示本穴位位於腳內踝後方，跟骨動脈的凹陷處。中醫認為，本穴位位於足跟骨凹陷處，形貌如「大溪」，且本穴位屬於足少陰腎經，腎臟主管人體水分，而於本穴位聚流如「大溪」，故名「太谿」。

衝陽

治療效果 | **放鬆情緒**

衝陽可改善食慾不振、腹瀉、腳麻、坐骨神經痛、畏寒、半身不遂、發燒等症狀。常常指壓衝陽穴，有助於調適情緒，讓心情放鬆。

按摩方法

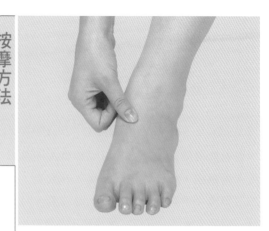

以手指指腹或指節向下按壓，並作圈狀按摩。

穴位找法

位於腳背的隆起處。在腳拇趾與第二趾接合處的連接線上，朝足踝方向延伸，會感覺突然陡峭的地方，左右各一，加以觸摸，可感覺到脈搏跳動。

衝陽

腳拇趾　第二趾

名稱由來

「衝」是要衝，「陽」是陽脈，「衝陽」是位居人體陽脈要衝部位的穴位。

中醫認為，本穴位屬於足陽明胃經，位於足背高處的動脈上，此處不但是陽經（胃經）脈氣流通的「要衝」，更有動脈跳動所產生的強大脈衝，故名「衝陽」。

崑崙

治療效果 | **緩解疼痛**

崑崙可以治療劇烈頭痛、頸肩僵硬、眩暈、下肢浮腫、卵巢睪丸病症、坐骨神經痛、腳踝疼痛、扭傷、陰部腫痛、下肢癱瘓、手腳麻痺等症。此外，崑崙穴是抑制腰痛的特效穴位，因人體上半身的重量多由腰部承受，若再加上站姿、坐姿不良，造成身體歪斜，輕則腰痛，重則連腳後跟周圍都會有僵硬、疼痛感。指壓崑崙穴時，一般人會感到很舒服的壓痛，但若患有腰痛的症狀時，則患者的疼痛感會較為劇烈。

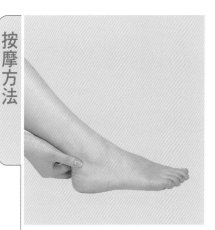

按摩方法

以手指指腹或指節向下按壓，並作圈狀按摩。按壓時盡量向腳踝處施力。

穴位找法

將手指壓在外腳踝（骨頭凸出部分）往後方移動，就會找到跟腱前方的凹陷，凹陷處即是崑崙穴所在，左右各一。

崑崙

外腳踝

名稱由來

「崑崙」是山名，意指本穴位在人體高突如山的部位後方。

《會元針灸學》記載：「崑崙者，上有踝骨，旁有根骨，下有軟骨，高起如山。」表示本穴位位於腳外踝骨高點的後方。中醫認為，本穴位靠近突起如「崑崙」的腳踝骨，故名「崑崙」；同時本穴位屬於足太陽膀胱經，膀胱經主管人體水分，因此膀胱經的經脈如水，有水氣升高遇陽（陽經）而返下的現象，故又名「下崑崙」。

中封

治療效果 通經活絡

中封有疏肝解鬱、通經活絡的功效，主治踝關節的疾病，此外，也可以治療視力不佳、疝氣、下腹疼痛、遺精、小便困難、情緒低落、頭腦不清。

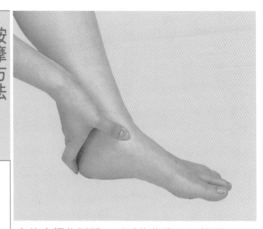

由後方握住腳踝，以手指指腹向下按壓，並作圈狀按摩。

穴位找法

將腳趾向上翹起，腳背大拇趾側會浮現一條硬筋，中封穴就位於硬筋與腳踝內側凸出骨之間的凹陷處，左右各一，平時按壓就會感到疼痛。

中封

內腳踝

腳拇指

名稱由來

「中」是中間，「封」指封界，「中封」是位於人體部位與封界上的穴位。

《甲乙經》記載：「在足內踝前一寸，仰足取之陷者中。」中醫認為，本穴位在腳內、外踝之間，也就是以小腿骨前肌腱內側為「封界」，前有筋、後有骨，本穴位就在筋與骨的中間，故名「中封」。

丘墟

治療效果 主治踝關節疾病

丘墟可治療腳踝與關節疾病，常使用於腳扭傷、腳跟痛、坐骨神經痛、足踝疼痛、足部肌肉血液循環不良、小腿抽筋，對於肩頸僵硬疼痛、胸部疼痛、暈眩等疾病也有治療的效果。此外，指壓此穴若感到劇烈疼痛時，則表示可能患有膽結石，但若已患有膽結石者，指壓丘墟穴也可稍微緩解疼痛。

按摩方法

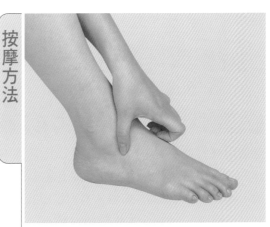

以手指指腹或指節向下按壓，並作圈狀按摩。按壓時略偏向腳踝處施力。

穴位找法

將腳尖朝上儘量伸直腳踝，在外腳踝的前方下側會產生凹陷，丘墟即在凹陷中，左右各一，按壓時會有疼痛感。

丘墟

外腳踝

名稱由來

「丘」是小土堆，「墟」是大土堆，「丘墟」是人體有如大、小土堆的穴位。

《靈樞·本輸論》記載：「丘墟，外踝之前下，陷者中也。」表示本穴位在腳外踝前下方的凹陷處。四面高、中央低稱「丘」，「墟」則是大丘，中醫認為，本穴位在足跟骨前上方凹陷如「丘」，及腳外踝前下方凹陷如「墟」之間的位置，故名「丘墟」。

照海

治療效果　主治婦科疾病、口乾舌燥

照海對婦科疾病有不錯的效果，對於月經不順、生理期造成的焦躁、易怒或各種不適症狀，都可以按壓照海來改善。也可以緩解精神不佳、口渴、腰痛、下腹脹痛、噁心、虛冷症、感冒、喉嚨痛、足部關節炎等，都有療效。此外，指壓照海穴可以調節體內水分，能夠有效改善便秘、頻尿等症狀。

按摩方法

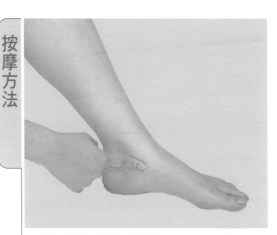

以手指指腹或指節向下按壓4～5次，並作圈狀按摩。

穴位找法

照海位於內腳踝，內腳踝下方有一骨頭凸出處，距離此凸出部位往下約一寸（大拇指橫寬）的凹陷處，左右各一。

照海　　　一寸

內腳踝　　　腳拇指

名稱由來

「照」為光照，「海」是海洋，「照海」是發揮光照作用，讓人體脈氣旺盛如海的穴位。

古代稱「天池」為「海」，中醫認為，本穴位屬於足少陰腎經，可以視為光照腎經的「真陽」，因為腎經行至人體的腳內踝時，所有脈氣都歸聚於本穴位，讓此處猶如精氣旺盛如海的「天池」，又像容納百川的廣大海洋，故名「照海」。

申脈

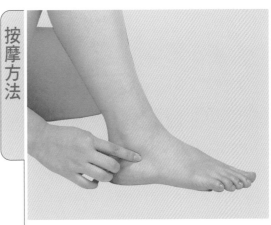

治療效果 緩解關節疼痛

申脈主治足部關節炎、風濕和關節扭傷，對頭痛、暈眩、癲癇、精神疾病、腰腿痠痛、腳麻腳痠、腿部無力等症狀，有治療或舒緩的效果。常按壓申脈穴可治癒寒冷症，還可以使精神保持在最佳狀態。

以手指指腹或指節向下按壓，並作圈狀按摩。

穴位找法

距離外腳踝骨頭凸出處的正下方半寸（大拇指橫寬一半），以指頭按壓時會呈現凹陷，左右各一。

名稱由來

「申」通「伸」，有「伸展」之意。「脈」是經脈。「申脈」是人體伸展經脈的穴位。
中醫認為，本穴位屬於足太陽膀胱經，又是膀胱經通往陽蹻脈的起點，膀胱經的脈氣從本穴位向陽蹻脈伸展，故名「申脈」。

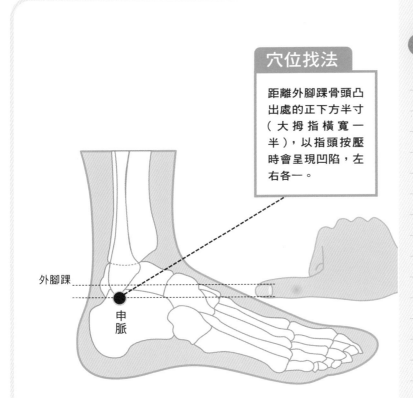

外腳踝

申脈

公孫

治療效果　**改善脾胃疾病**

公孫可治療胃部及脾臟的疾病，如：胃痛、嘔吐、大便稀軟、腹瀉、水腫、消化不良、痰多等症狀，另外，對於治療足部疼痛、心煩氣躁、胸悶等症也有不錯的療效。

按摩方法

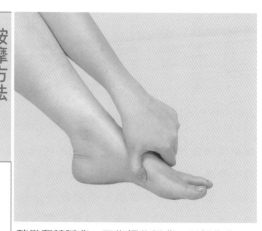

稍微翻轉腳背，四指握住腳背，以拇指指腹按壓，並左右移動指尖刺激穴位。

穴位找法

公孫位於腳板側面弓起處。腳拇趾的側面有一關節凸出處，從此關節往腳跟方向約一寸（大拇指橫寬）的位置，偏腳骨下方就是公孫穴，左右各一。

公孫

一寸

腳拇趾

名稱由來

「公」有「通」的意思，「孫」是孫絡，意指「絡脈」，「公孫」是人體絡脈通達臟腑的穴位。古代諸侯之子稱「公子」，公子之子稱「公孫」，中醫認為，本穴位是脾經的分支絡脈，脾經走至本穴位，又再改走胃經，如同祖孫的分係，故名「公孫」。

太白

治療效果 | 強健脾胃功能

太白是治療脾胃虛弱的重要穴位。主治嘔吐、消化不良、胃痛、腹瀉、腹脹、便秘、胸悶、腰痛、疲勞、濕疹、皮膚癢等症狀。

按摩方法

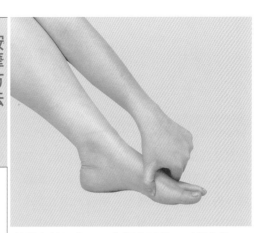

稍微翻轉腳背，四指握住腳背，以拇指指腹按壓，並左右移動指尖刺激穴位。

名稱由來

重要、龐大稱作「太」，「白」為白色、明亮的意思，因為穴位位於第一蹠骨後緣的高大突起處，此處骨高肉白，故名「太白」。而「太白」也是金星的名稱，古人觀察天象時，如果出現「太白」的天象，則表示具有戡定內亂、匡復正統的寓意，就如同人體在久病之後，終於體健康復之意。

穴位找法

位於公孫穴（第254頁）的前方。在腳拇趾內側根部有一骨頭突起處，太白就位在此突起處後方的凹陷中，穴位略偏於骨頭突起處的下方內側，左右各一。

公孫●

● 太白

腳拇趾

太衝

治療效果 | 疏肝理氣

太衝是肝經重要的穴位，有調經和血、疏肝理氣的功效。可治療乳腺炎、頭痛失眠、眩暈、高血壓、痛經、肝炎、腸炎、健胸、理血通絡，對生殖器方面的疾病，如：子宮疾病、白帶、攝護腺炎或尿道炎、足部虛冷有不錯的效果。此外，按壓太衝穴還可以緊緻肌膚、加強性能力。

按摩方法

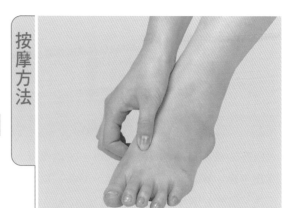

以手指指腹或指節向下按壓，並作圈狀按摩。按壓時儘量往腳跟方向施力。

穴位找法

從腳的大拇趾與第二趾的趾縫之間，往腳背方向約一寸半（比大拇指稍寬）的距離，略呈凹陷的地方就是太衝穴，左右各一，以指頭按壓可感覺到動脈跳動。

太衝

一寸半

大拇趾

第二趾

名稱由來

「太」同大，有「盛大」的意思，「衝」是重要部位；「太衝」是人體重要部位且脈氣盛大的穴位。

《素問・陰陽離合論》記載：「太衝者，腎脈與衝脈合而盛大。」表示本穴位結合腎脈與衝脈的脈氣，因而脈氣盛大。中醫認為，本穴位是十二經脈的根本、匯聚之處，又是衝脈的分支處，而肝臟主要功能是藏血，衝脈是血氣之海，兩條經脈的匯聚下，本穴位成為人體血脈、元氣格外盛大的「要衝」，故名「太衝」。

內庭

治療效果 | 緩解疼痛

內庭對於腳痛、膝蓋痠痛、腳麻特別有療效，也可改善胃腸虛弱、腹脹、消化不良、牙齒疼痛、手腳冰冷等症狀。

名稱由來

「內」是門內，「庭」是庭院，「內庭」是人體如門內庭院的穴位。《靈樞·本輸論》記載：「內庭，次指外間也。」中醫認為，本穴位屬於位於足部第二、第三腳趾間縫端，兩腳趾好像左右大門，而本穴位則有如大門之內的庭院，且本穴位專治深居內庭、喜歡靜臥不動之人的四肢毛病，故名「內庭」。

隱白

治療效果 | 主治心脾疼痛

按壓隱白穴，可以治療心脾疼痛、食慾不振、大小腸不適、月經過多或崩漏、尿血、便血、吐血、腹痛、癲狂、多夢、昏厥、心胸痛等症狀。並有健脾寧神、調經統血的作用。於臨床上常用於治療嘔吐、食不下、泄瀉、腹滿等症。

名稱由來

《靈樞·本輸論》中提及，所謂「隱」表隱藏；「白」則指白肉。喻其穴隱於赤白肉之處。

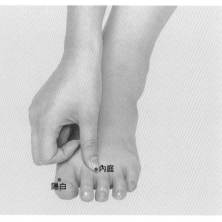

- 內庭：以拇指或中指按壓4〜5次，按摩時可分別對二腳加以刺激。
- 隱白：以拇指指尖或棒狀物壓迫此穴，或是以拇指與食指捏住腳趾二側，加以揉捏，間接刺激穴位。

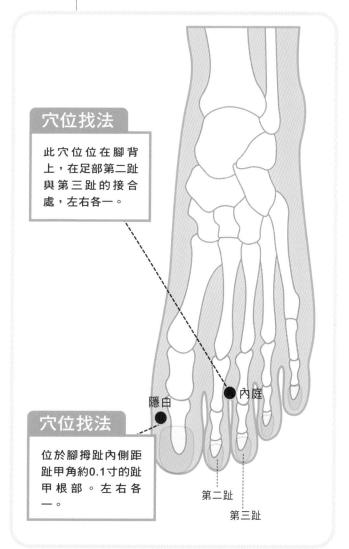

穴位找法
此穴位位在腳背上，在足部第二趾與第三趾的接合處，左右各一。

穴位找法
位於腳拇趾內側距趾甲角約0.1寸的趾甲根部。左右各一。

第二趾

第三趾

足臨泣

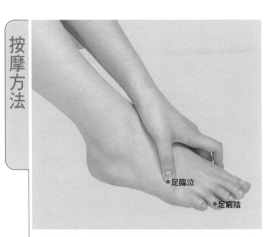

治療效果 ┃ **疏肝理氣、紓解頭痛、偏頭痛**

足臨泣有疏肝理氣的功效，主治胸痛、胸悶、牙齒腫痛、頭暈目眩、眼睛發炎、心悸、乳房脹痛、月經失調、氣喘、漏尿。

名稱由來

「足」為足部，「臨」為調治，「泣」表示流淚的意思。表示「足臨泣」位於足部，可治療眼睛疲勞、流淚等眼部疾病。

按摩方法

● 足臨泣：以手指指腹或指節向下按壓，並作圈狀按摩。

● 足竅陰：以拇指指尖或棒狀物壓迫此穴，或是以拇指與食指捏住腳趾二側，加以揉捏，間接刺激穴位。

足竅陰

治療效果 ┃ **主治頭痛、目赤腫痛**

足竅陰是治療頭痛、眼睛疼痛的穴位。若頭痛所引起的目眩，可輕壓此穴道，使之緩和。此外，對耳鳴、耳聾、胸脅脹痛、心煩等症都有療效。

名稱由來

「竅」指關竅，「陰」指足厥陰，此穴為足少陽經之井穴，為與足厥陰肝經交會之關竅，故名。

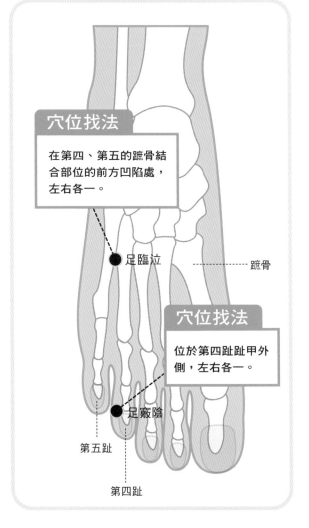

穴位找法

在第四、第五的蹠骨結合部位的前方凹陷處，左右各一。

● 足臨泣 — 蹠骨

穴位找法

位於第四趾趾甲外側，左右各一。

● 足竅陰

第五趾

第四趾

大敦

治療效果 治療疼痛

大敦能治療疝氣、子宮脫垂、月經失調、陰部
搔癢等生殖器官的病症，也是中風昏迷的急救
穴位。另外，對於現代人壓力大、精神緊繃、
精神不佳、焦躁不安等精神症狀，也可藉指壓
此穴獲得改善。

按摩方法

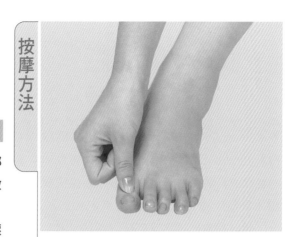

以指尖或棒狀物壓迫此穴，或是以拇指與
食指捏住腳趾的二側，加以揉捏，間接刺
激穴位。

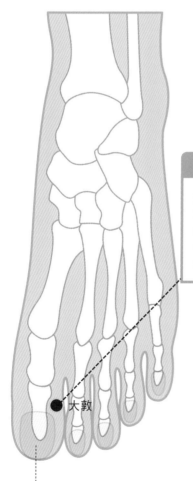

穴位找法

大敦是位在腳拇趾
附近的穴位，在大
拇趾趾甲底部與外
側邊緣的交會點，
左右各一。

大敦

腳拇趾

名稱由來

「大」指「足部大腳
趾」，「敦」是敦厚，
「大敦」是人體足部大腳
趾處，肌肉豐厚部位的
穴位。

《會元針灸學》記載：
「大敦者，大經氣敦厚所
生之根本也。」中醫認
為，本穴位屬於足厥陰
肝經，位於足部大腳趾
末端的外側，此處肌肉
敦厚，形似圓蓋的「燉
器」，又是肝經敦養、滋
生脈氣的根源，此處脈
氣的聚結格外博厚，故
名「大敦」。

注音 / ㄌ一ˋ ㄉㄨㄟˋ 　羅馬拼音 / Li Tui

厲兌

治療效果 強健胃部功能

按壓厲兌穴，可以治療暈車、暈船等胃腸不適的症狀，對於面部浮腫、畏寒、牙痛、食慾不振、黃疸、腹部積水、糖尿病、顏面神經麻痺、扁桃腺發炎等症狀有緩解效果。厲兌穴有胃經通過，常常指壓除了能強健胃部外，還能消除眼睛疲勞。

按摩方法

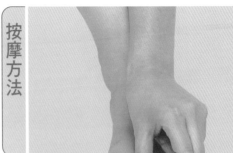

本穴因位於腳趾的尖端不易按壓，所以可用拇指和食指分別捏住第二腳趾的趾尖二側，向中央方向施壓，或是用棒狀物直接按壓本穴位。

名稱由來

「厲」是指「胃」，「兌」是大門，「厲兌」是人體胃部經氣出入大門的穴位。

中醫認為，本穴位屬於足陽明胃經，位於人體足部第二腳趾的外側，足陽明胃經為「戊土」，而月在戊曰「厲」，指頭的尖端稱「兌」，故名「厲兌」。

穴位找法

位於第二腳趾趾甲根部的穴位，左右各一，但是位置並非在正中央，是在靠近第三趾的一側。

厲兌

第三腳趾

第二腳趾

至陰

治療效果 ┃ **主治頭部、面部疾病**

至陰對於頭部與面部疾病有療效。至陰穴主治
頭部疼痛、頭部沉重、胎位異常、難產、頭
痛、鼻塞、流鼻水、陽痿、遺精、腎臟機能不
佳、排尿困難、側腹疼痛、便秘等症狀。除了
指壓外，也可以用吹風機吹送熱風，保持穴位
溫熱。

按摩方法

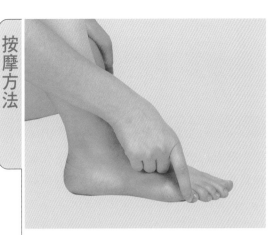

以手指指腹向下按壓，也可以拇指捏住整
個指尖來揉捻，或是以棒狀物直接按壓穴
位。

穴位找法

位於腳的小趾趾
甲外側，腳趾甲
的根部附近，左
右各一。

至陰

小趾

名稱由來

「至」是通達，「陰」是
陰經，「至陰」是人體
可通達陰經的穴位。
《靈樞・本輸論》記載：
「至陰者，足小指之端
也。」表示本穴位位於
腳小趾頭開端的附近，
本穴位是足太陽膀胱經
脈氣行走的終止處，經
由本穴位膀胱經將交接
足少陰腎經，表示陽氣
已盡、陰氣將起，由此
通達、進入陰經，故名
「至陰」。

里內庭

治療效果 | **主治消化道疾病**

里內庭常用於治療消化器官的疾病，尤其是治療胃痛、腹瀉、食物中毒等症狀的效果特別良好。此外，本穴還能舒緩暈車的不適感，改善急性麻疹、氣喘、過敏性鼻炎、血液循環不良等症狀。

按摩方法

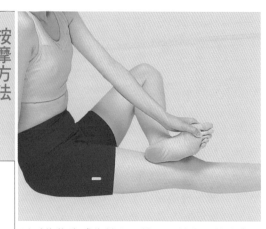

以手指指腹或指節向下按壓，並作圈狀按摩。

穴位找法

將腳部第二趾向腳底處彎曲，觸及腳底的部位就是里內庭的位置，左右各一。

里內庭

名稱由來

古代以「里」為「寸」，有「鄰近」之意，「內」是門內，「庭」是庭院，「里內庭」是鄰近人體如門內庭院的穴位。

中醫認為，內庭穴位於足背部第二、第三腳趾間縫端，兩腳趾好像左右大門，內庭的穴位則有如大門之內的庭院，而本穴位非常鄰近內庭穴，同樣位於足部第二、第三腳趾夾縫中，只不過穴位是落在足底，故名「里內庭」。

262

湧泉

治療效果 治療疼痛

身體容易疲倦、勞累，可能就是疾病的徵兆，湧泉具有增強體力，改善體質的效果。此穴還有益腎、清熱開鬱的功效，可改善身體疲倦、腰部痠腫脹、月經失調，能加速血液循環、瘦腰、降血壓，還可紓解反胃嘔吐、頭痛、煩躁、鼻子不適、心悸亢奮、失眠等症。另外，指壓湧泉穴能使毛髮具有光澤，使白髮變黑。常按壓湧泉穴可增加血液循環、防止老化、改善虛冷症或婦女方面的疾病，是運用範圍相當廣泛的穴位之一。

按摩方法

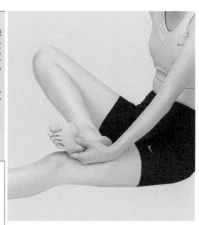

以四隻手指頭抓住腳背，大拇指向下按壓數次，並作圈狀按摩。

穴位找法

湧泉位於足心凹陷處。在腳底凹陷處的前方，約略可看到腳底肌肉形成的「人」字紋路，湧泉穴就位於「人」字紋的交叉部分，左右各一。身體不舒服時，按壓此處會有疼痛感。

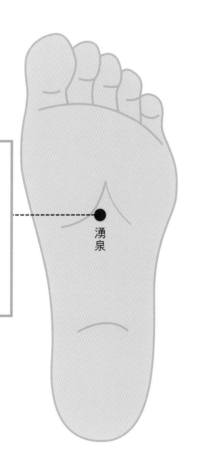

湧泉

名稱由來

「湧」是湧出，「泉」是水泉，「湧泉」是人體脈氣如同泉水湧出的穴位。

中醫認為，本穴位是足少陰腎經脈氣發出的起源，位於足底，是人體最低的位置，可視為「地」，腎經的脈氣經由「地」發出，猶如地底冒出湧泉，故名「湧泉」。

內湧泉

治療效果｜降低血壓

內湧泉對於治療高血壓有相當良好的成效，左右輪流以拳頭輕擊內湧泉100下，有降低血壓的效果。除此之外，如果與旁邊的湧泉穴合用，可同時達到舒解疲勞的效果。

按摩方法

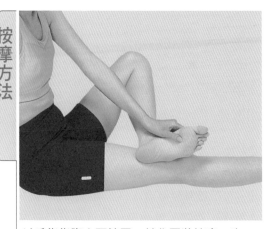

以手指指腹向下按壓，並作圈狀按摩。也可以手握空拳，左右輪流輕擊內湧泉約100下。

● 內湧泉

穴位找法

內湧泉位於比湧泉穴（第263頁）更靠近拇指的位置。如果以腳拇指根部隆起為基準點尋找，就位在靠近腳跟處的凹陷部位，左右各一。

名稱由來

「內」是內側，「湧」是湧出，「泉」是水泉，「內湧泉」是人體脈氣如同泉水湧出穴位的內側部位穴位。湧泉穴位於人體足掌心的凹陷處，足少陰腎經的脈氣從湧泉穴發出，猶如地底冒出湧泉，而本穴位由於位在湧泉穴的內側、稍偏腳大姆趾側的地方，故名「內湧泉」。

掌穴按摩圖解

雙手不僅是人體應用最廣泛的器官，
也是攸關健康的重要關鍵，
想要常保健康的你，
一起來瞭解神奇的掌中世界吧！

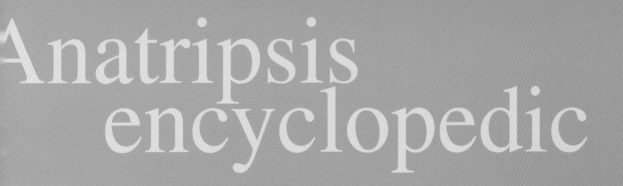

Anatripsis
encyclopedic

掌穴按摩入門

掌穴按摩既簡單實用，且治療效果廣泛、成效良好，但是，你知道為什麼按摩雙手可治病嗎？
手掌又能透露哪些健康訊息呢？

除了身體各穴位的按摩外，其實雙手就是個小宇宙，不僅能反應身體各部位的疾病，也能藉由按摩手部，達到祛病強身的功效！

掌穴即指掌部奇穴

此處的掌穴，是指「掌部奇穴」。「奇穴」是指有一定穴名、有明確位置，但不歸屬於十四經絡（十二經脈與任督二脈）的穴位，因為這些經穴具有特殊的診斷和治療作用，分布的位置和臟腑組織之間的關係不同，因此被稱為「奇穴」。

為什麼按摩手掌有益健康？

「手是第二個頭腦」，因為雙手與內分泌、血液循環系統有著相當密切的關聯，而且手部可反應身體各部位的疾病，如果雙手無法運作靈活，則會使得腦部提早老化，甚至影響內臟各器官的機能。因此，雖然手部距離內臟如此遙遠，但只要適當加以刺激，這種刺激就會有效地傳達至內臟，進而改善內臟功能，增進身體健康。

由此可知，當身體不適時，手部會反應體內疾病，而只要對手掌進行適當的刺激，就可透過經絡，有效改善身體機能。

手掌，透露你的健康秘密

中醫在替患者看診時，都會先看一下患者的手掌，或經由按壓、碰觸，就可以從手指、指甲形狀、指甲顏色、指腹及色澤，窺知患者內臟的健康狀態。

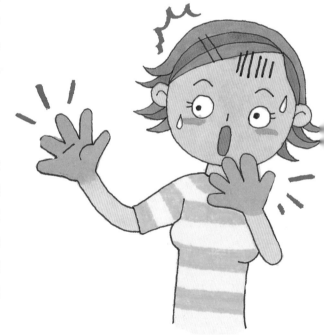

首先從顏色來看，健康的人手掌是淡淡的粉紅色，手背呈淡茶色，但患有疾病的人手掌顏色會不均勻，呈現紅白相間的斑點狀，多是氣滯的表現；寒症體質者，手掌顏色多為青色；如果呈現咖啡色，則有可能患有重病、惡性腫瘤等難治的疾病；如果手掌呈黃色，則有可能是肝膽方面的疾病。

其次是手掌的溫度和柔軟度，如果手掌溫度偏低，質地偏硬，表示這類型的人易患精神衰弱、腸胃疾病；手溫偏高，質地柔中帶硬，表示此人可能易患精神方面或心血管疾病；如果雙手溫暖、柔軟，則此人可能易患動脈硬化等心血管疾病。

如果手指變得腫大、僵硬，則可能是罹患慢性疾病的徵兆。患有貧血的人，手掌多半呈現青紫色，手上也會出現青色的斑點，有些人還會伴隨腹部不適的症狀。

掌骨部位解說

了解掌骨部位，可以讓你更快找到掌穴的正確位置！

第三指骨
第四指骨
第二指骨
第五指骨
第五掌骨
第四掌骨
第三掌骨
第二掌骨
第一掌骨
第一指骨

第二指關節
第一指關節
掌指關節
指關節

267

掌部按摩基本手法

掌部按摩的基本手法包括揉法、捻法、摩法、擦法、推法、按法、點法、掐法、搖法、拔伸法、拽法，按摩時應依病症及病情輕重，選擇適當的手法喔！

1.揉法

　　將中指或拇指指腹置於手部穴位上，作輕柔和緩的旋轉揉動。操作時，施力宜輕柔，揉轉的頻率應協調、均勻。

　　此法具有消炎止痛、增加肌肉彈性的作用。適用於面積較大的部位。

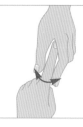

2.捻法

　　以拇指和食指指腹夾住按摩部位，作搓揉動作。適用於手指關節部位，具有活血、止痛的功效，局部腫痛、手麻及平日保健時，可採用此法。

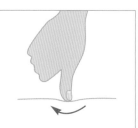

3.摩法

　　將掌心或指腹貼於按摩部位上，作順時針或逆時針的磨擦動作。

　　此法輕柔溫和，可用於重手法後的放鬆調整，適用於面積較大的部位。

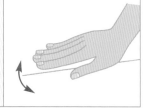

4.擦法

　　將單指、掌心或掌根部緊貼手部，進行往返直線摩擦。可加速血液循環，適用於手指、手掌、手指順骨骼方向的部位。

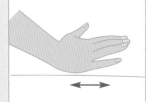

5.推法

　　用指腹、掌心或手掌根部，在一定部位上，作單向直線移動的方法。操作時的速度要和緩均勻，並注意不可施力過重。

　　此法適用於手部縱向部位或手指側面，可促進血液循環、舒筋活絡。

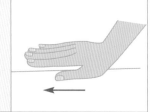

6.按法

　　以拇指或手指指腹垂直按壓穴位或反射區。適用於手部較平的穴區，常與揉法配合適用，施力應由輕漸重，按壓力道及頻率要保持平均。

　　此法可放鬆肌肉、疏通筋脈，適用於慢性病的治療和預防保健。

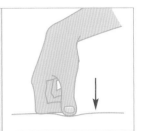

7.點法

　　以拇指、中指指腹的前端點壓手部穴位。點壓時要準確有力，不可滑動，點壓力量宜由輕而重。

　　此法刺激量大，具活血止痛作用，多使用於骨縫處部位的按摩。

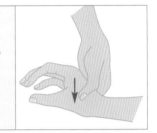

8.掐法

　　以拇指頂端或內側甲緣切取固定部位，重刺激穴區。操作時的力道應逐漸增強，但要避免滑動手指，以防刮傷皮膚。

　　掐法具消炎止痛、活血通絡的作用，且常與按法、揉法交替使用。

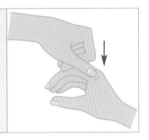

9.搖法

　　拉住手指，讓指關節、腕關節均勻轉圈。可放鬆關節、增強關節的靈活度，適用於平日的手部保健。

　　操作時切忌單向突然用力，轉圈的幅度宜由小漸大，以防關節受傷。

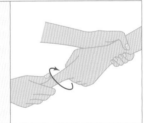

10.拔伸法

　　先固定肢體或關節的一端，用手握住手指作持續性的牽引拔伸。可放鬆關節，適用於手指關節、掌指關節及腕關節部位。

　　操作時雙手宜均勻用力，不可突然強拉或故意拉出骨骼響聲，並應依骨骼平行方向進行，以免損傷關節或韌帶。

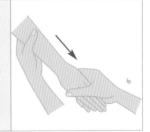

11.拽法

　　以食指、中指夾住另一手的手指指節，用力牽拉並同時滑出指端的手法。

　　可行氣活血，五指均可使用，但操作時力道不宜過猛，以免損傷關節。

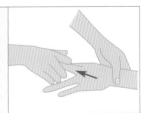

掌穴簡易按摩8法

手部各穴位的距離相近，如果很難準確地尋找到穴位，不妨試試以下幾種手部按摩法，簡單的手部動作，就能讓你間接達到穴位按摩的功效！

1.搓揉雙手

如果你有睡眠方面的困擾，常常難以入眠、失眠或半夜常醒來，可以在睡前躺在床上把雙手手掌相對，稍微用力搓揉1～2分鐘，可幫助你酣然入睡，一覺到天亮！

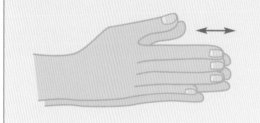

2.自我握手

將左右手的手掌靠在一起握手，緊握3秒後雙手鬆開，再將兩手上下交換互握，如此重覆5～6次，此動作可改善體力及精神。

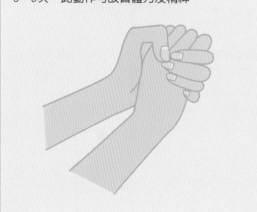

3.手指交叉

左手拇指在上，雙手自然交叉握緊，3秒後雙手上下交換，握緊3秒後，掌心全張，以手指根部使雙手交叉在一起，3秒後回復雙手自然交叉的動作。

① ② ③

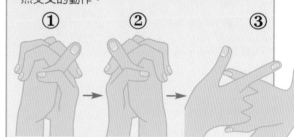

4.拍手

當頭腦昏沉想睡時，可以把雙手往上伸展，用力拍手3次，再將雙手向前平舉用力拍手3次，進行此動作時，手部應用力伸展，儘量使雙手的手指緊貼。

① ②

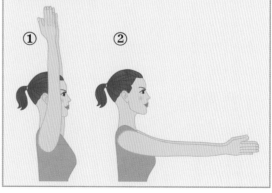

5.手指節奏操

單手以拇指輕按其餘四指的指腹，但各指按壓的次數不同，因此，按壓的順序為：食指2次、中指1次、無名指3次、小指4次，再從無名指按回食指，如此反覆進行，可以讓思慮更為集中，並有預防老年痴呆症的功效。

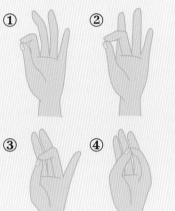

7.磨擦拇指根部

雙手拇指根部靠攏，先朝身體外側方向轉圈磨擦1～2分鐘後，再換方向朝身體內側轉圈磨擦，可改善體質。

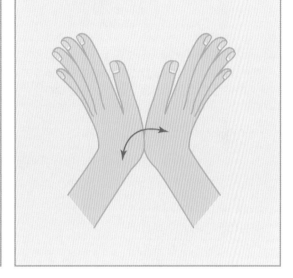

6.勾拉手指

如同小時候打勾勾的動作，輪流將雙手相同的手指從手指根部勾住，並稍微勾拉約3秒鐘後鬆開，可增強內臟的功能。

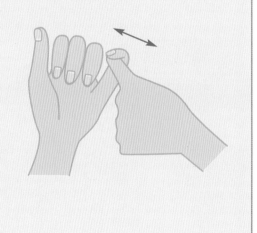

8.互擊手掌

雙手手掌相對，將手掌根部輕輕互相碰撞，約10下即可，若每日持續進行，可改善體質。

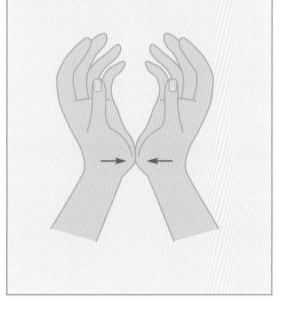

第三篇｜掌穴按摩圖解

中魁

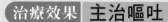

治療效果 | **主治嘔吐**

中魁可以治療嘔吐、反胃，另外，食慾不振時也可利用此穴位來改善。

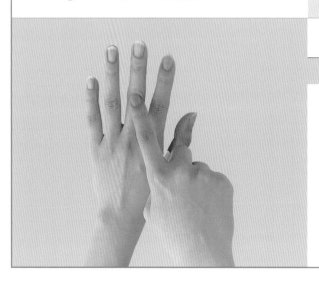

按摩方法

用手指頂端接近指甲邊緣處施力，力道由輕逐漸加重，持續進行半分鐘，但掐點時不可滑動手指，以免傷及皮膚。

頸項點

治療效果 | **舒緩頸部症狀**

利用頸項點可治療落枕及舒緩頸部扭傷等症狀。

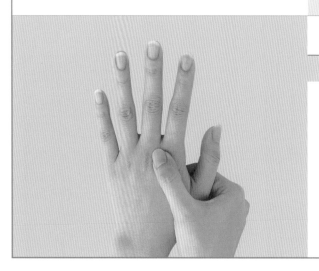

按摩方法

以拇指頂端接近指甲邊緣處施力，力道由輕漸重，進行約10～20秒，用力掐點至頸項點變紅或變熱為止。

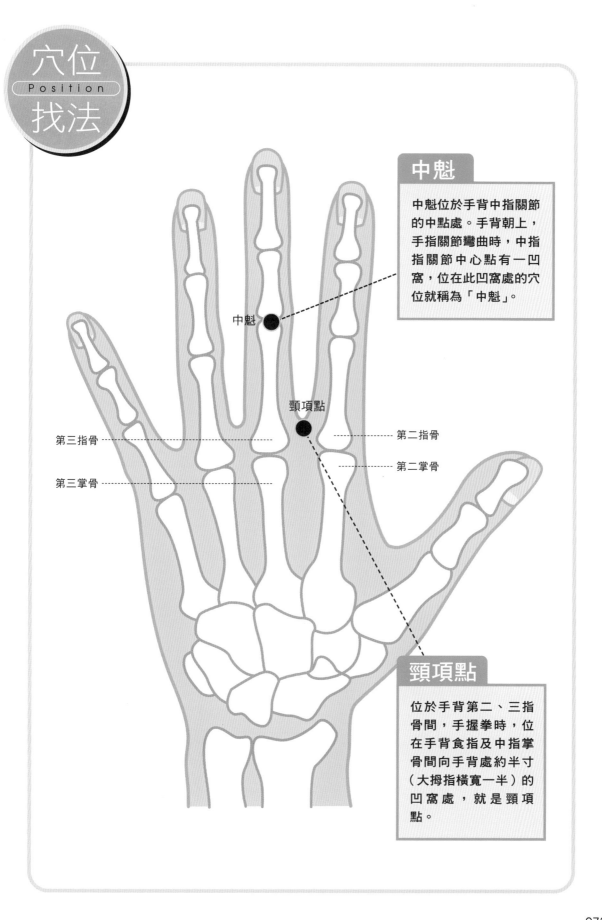

中魁

中魁位於手背中指關節的中點處。手背朝上，手指關節彎曲時，中指指關節中心點有一凹窩，位在此凹窩處的穴位就稱為「中魁」。

中魁 ●

頸項點 ●

第三指骨 - - - - - - - -

第三掌骨 - - - - - - - -

- - - - - - - 第二指骨

- - - - - - - 第二掌骨

頸項點

位於手背第二、三指骨間，手握拳時，位在手背食指及中指掌骨間向手背處約半寸（大拇指橫寬一半）的凹窩處，就是頸項點。

腰點

透過腰點可以治療腰部急性扭傷等腰部不適症狀。

按摩方法

以手指或指腹在腰點進行旋轉揉動，力道由輕漸重，需平穩而持續進行1分鐘左右為佳。

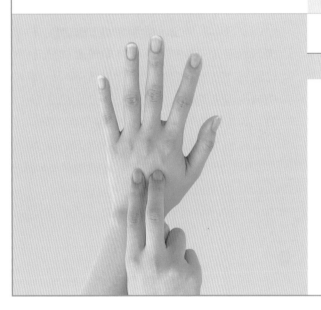

升壓點

治療效果 改善低血壓

透過此穴位可以舒緩各種疾病所引起的血壓下降。

按摩方法

以拇指指腹或中指尖端按壓，力道由輕漸重，進行約10～20秒，用力按壓至升壓點變紅或變熱為止。

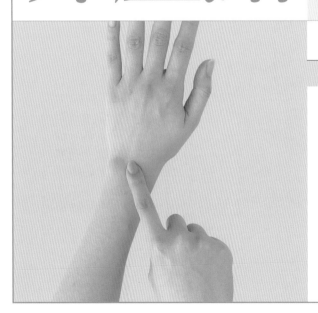

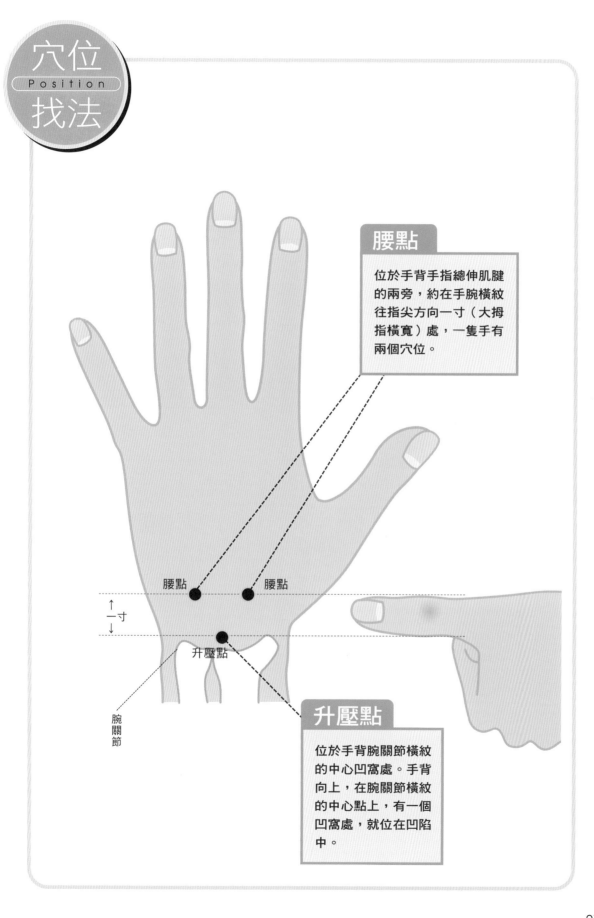

腰點

位於手背手指總伸肌腱的兩旁，約在手腕橫紋往指尖方向一寸（大拇指橫寬）處，一隻手有兩個穴位。

腰點

腰點

↑
一寸
↓

升壓點

腕
關
節

升壓點

位於手背腕關節橫紋的中心凹窩處。手背向上，在腕關節橫紋的中心點上，有一個凹窩處，就位在凹陷中。

脊柱點

治療效果 **改善腰部疼痛**

可以治療腰痛、腰扭傷及耳鳴等症狀。

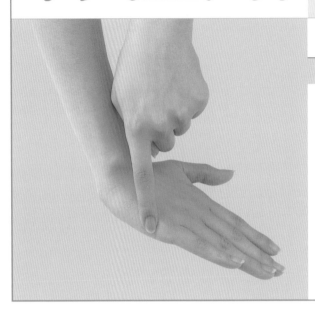

按摩方法

以手指指腹按壓，力道由輕漸重，進行約10～20秒，用力按壓至脊柱點變紅或變熱為止。

坐骨點

治療效果 **舒緩關節疼痛**

透過坐骨點可以治療髖關節處的疼痛及坐骨神經痛等症狀。

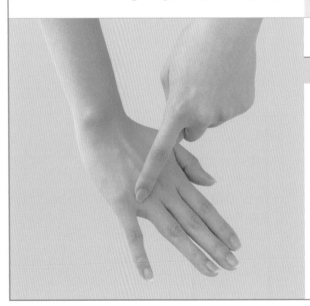

按摩方法

以手指指腹按壓，力道由輕漸重，進行約10～20秒，用力掐點至坐骨點變紅或變熱為止。

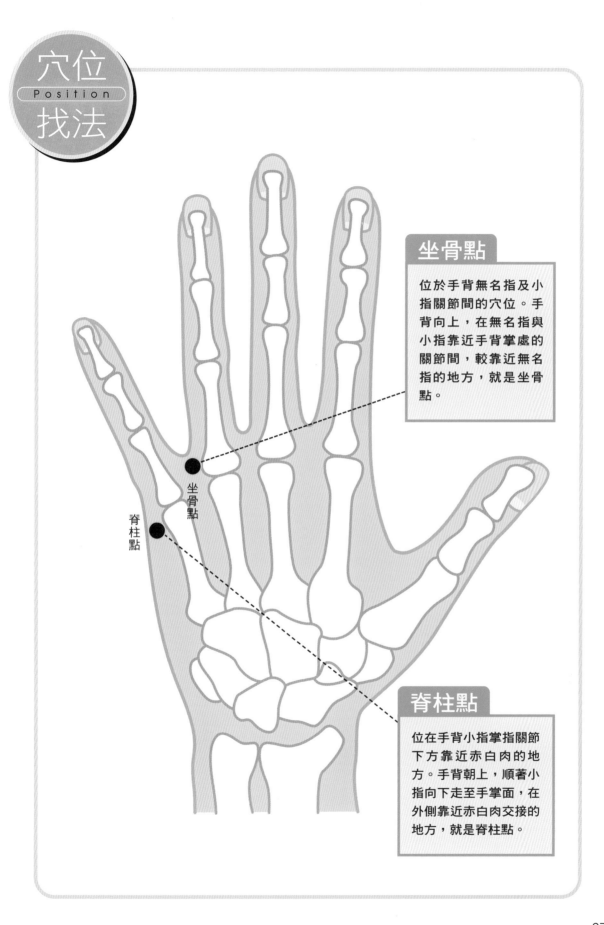

坐骨點

位於手背無名指及小
指關節間的穴位。手
背向上，在無名指與
小指靠近手背掌處的
關節間，較靠近無名
指的地方，就是坐骨
點。

坐骨點

脊柱點

脊柱點

位在手背小指掌指關節
下方靠近赤白肉的地
方。手背朝上，順著小
指向下走至手掌面，在
外側靠近赤白肉交接的
地方，就是脊柱點。

咽喉點

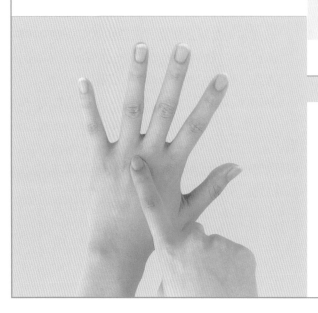

治療效果 **舒緩喉部疼痛**

透過按壓咽喉點，可以改善咽喉腫痛、急性扁桃腺發炎、三叉神經痛、牙痛、高血壓等疾病。

按摩方法

以手指指腹按壓，力道由輕漸重，進行約10～20秒，用力掐點至咽喉點變紅或變熱為止。

肩點

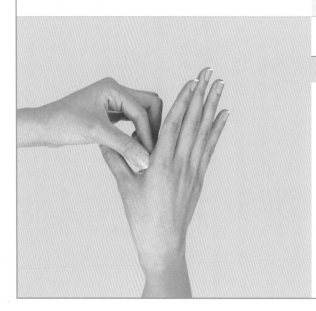

治療效果 **減輕肩部痠痛**

透過此穴位，可以舒緩肩部痠痛、肩部發炎、喉嚨發炎等症狀。

按摩方法

以指腹按壓，力道由輕漸重，進行約10～20秒，用力掐點至肩點變紅或變熱為止。

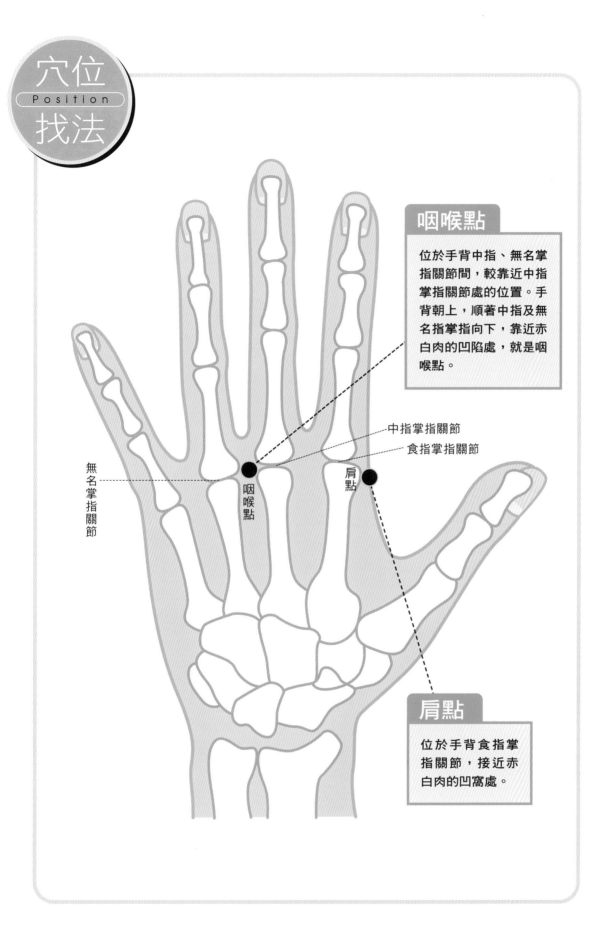

咽喉點

位於手背中指、無名掌指關節間，較靠近中指掌指關節處的位置。手背朝上，順著中指及無名指掌指向下，靠近赤白肉的凹陷處，就是咽喉點。

中指掌指關節
食指掌指關節

無名掌指關節

咽喉點

肩點

肩點

位於手背食指掌指關節，接近赤白肉的凹窩處。

眼點

治療效果 改善眼部症狀

透過此穴位，可以主治眼部不適、結膜炎、青光眼、白內障、頭暈等症狀。

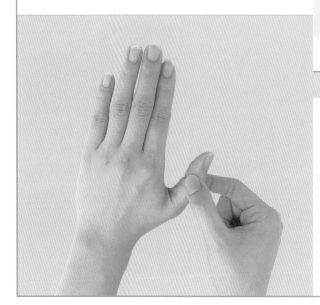

按摩方法

以拇指及食指指腹，在眼點進行旋轉揉動，力道由輕漸重，進行約10～20秒，至眼點變紅或變熱為止。

前頭點

治療效果 舒緩前頭痛、關節痛

透過此穴位，可以主治前頭痛、胃痛、闌尾炎、四肢關節痛、牙痛及急性扭挫傷等疾病。

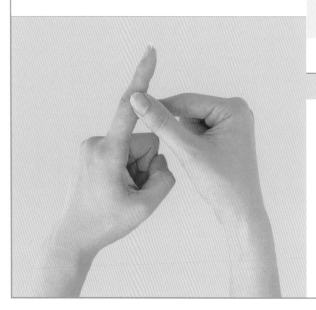

按摩方法

以拇指及食指指腹，在前頭點進行旋轉揉動，力道由輕漸重，需平穩而持續進行1分鐘左右。

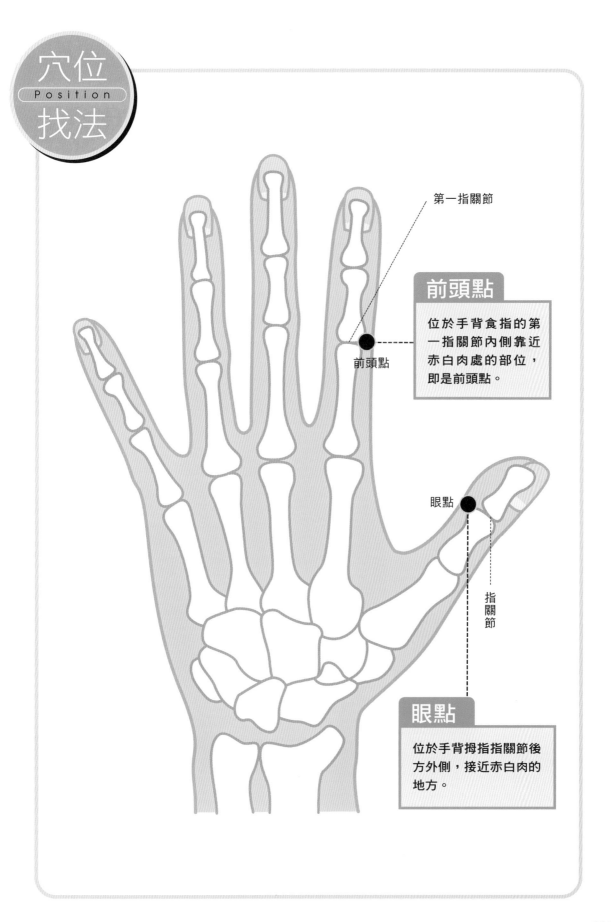

第一指關節

前頭點

位於手背食指的第
一指關節內側靠近
赤白肉處的部位，
即是前頭點。

前頭點

眼點

指關節

眼點

位於手背拇指指關節後
方外側，接近赤白肉的
地方。

頭頂點

治療效果 **減輕頭痛**

透過此穴位，可以主治頭頂疼痛、腸胃疾病及腳踝、膝部關節疾病。

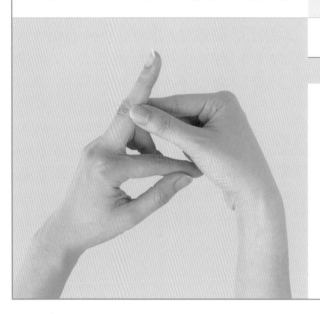

按摩方法

以拇指及食指指腹，在頭頂點進行旋轉揉動，力道由輕漸重，需平穩而持續進行1分鐘左右。

偏頭點

治療效果 **舒緩頭部症狀**

透過此穴位，可以舒緩頭部不適，如偏頭痛、肋間神經痛、耳痛等症狀。

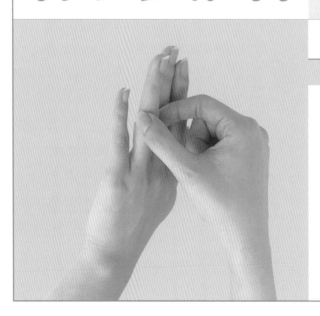

按摩方法

以拇指及食指指腹，在偏頭點進行旋轉揉動，力道由輕漸重，需平穩而持續進行1分鐘左右。

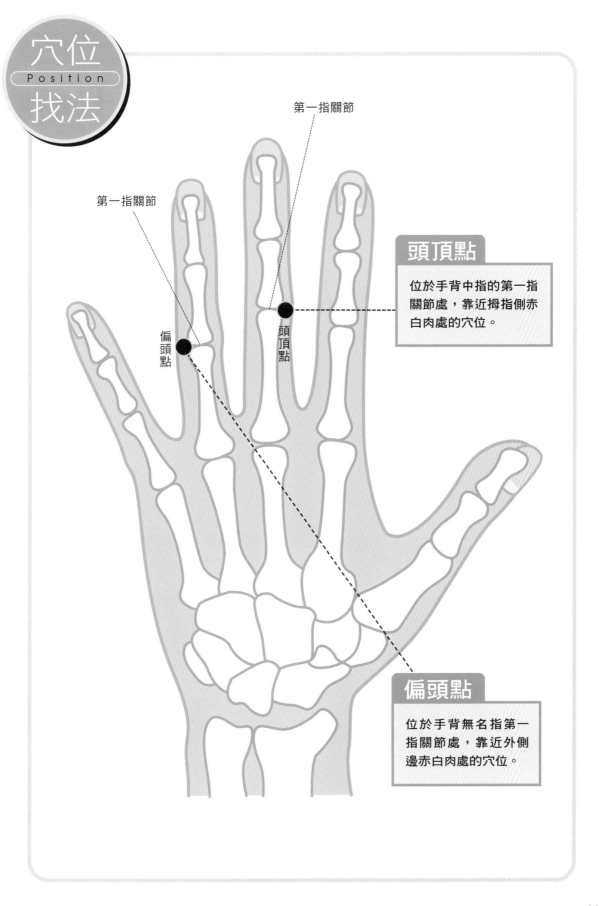

第一指關節

第一指關節

頭頂點

頭頂點

位於手背中指的第一指關節處，靠近拇指側赤白肉處的穴位。

偏頭點

偏頭點

位於手背無名指第一指關節處，靠近外側邊赤白肉處的穴位。

283

後頭點

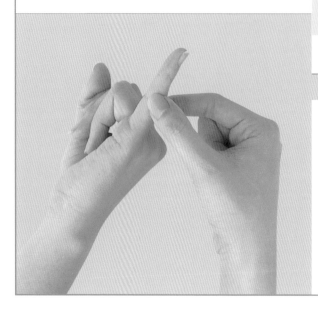

治療效果 **舒緩頭部疼痛**

透過此穴位，可以舒緩頭部後方的疼痛、扁桃腺發炎、脊背僵痛及手臂疼痛等症狀。

按摩方法

以拇指及食指指腹，在後頭點進行旋轉揉動，力道由輕漸重，需平穩而持續進行1分鐘左右。

注音 / ㄜ ㄋㄧˋ ㄉㄧㄢˇ　羅馬拼音 / E Ni Tien

呃逆點

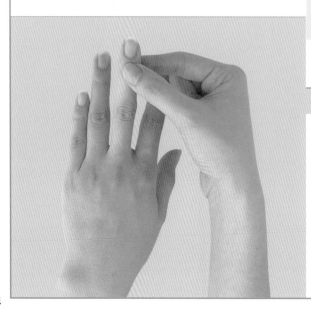

治療效果 **改善打嗝症狀**

透過此穴位，可以舒緩因進食太急、冷飲太多而造成喉嚨發出呃聲連連的症狀。

按摩方法

以拇指尖端指腹或中指尖端按壓呃逆點，力道由輕漸重，進行約10～20秒，用力掐點至呃逆點變紅或變熱為止。

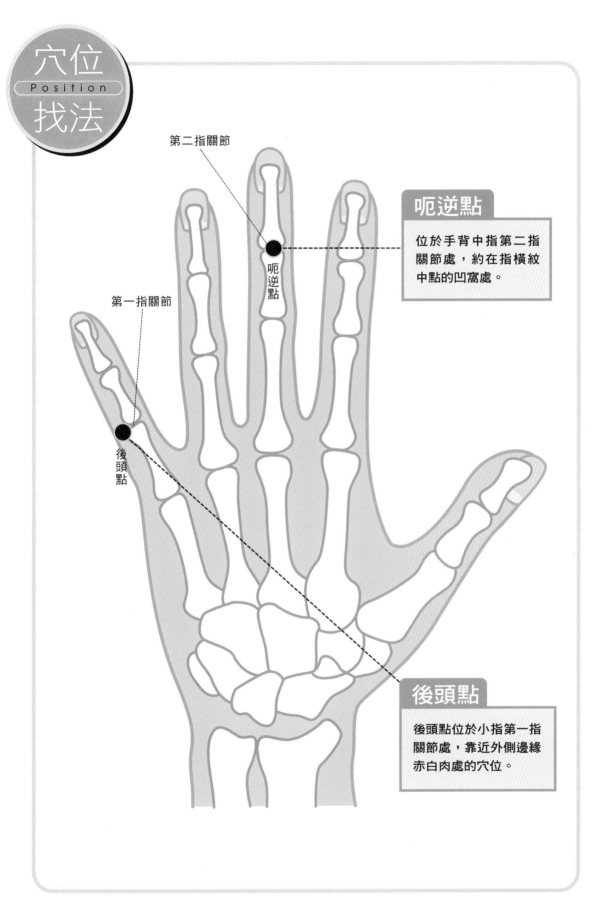

第二指關節

呃逆點

位於手背中指第二指
關節處，約在指橫紋
中點的凹窩處。

呃逆點

第一指關節

後頭點

後頭點

後頭點位於小指第一指
關節處，靠近外側邊緣
赤白肉處的穴位。

扁桃體點

治療效果 消炎止痛

透過此穴位，可以舒緩扁桃腺及喉嚨發炎等症狀。

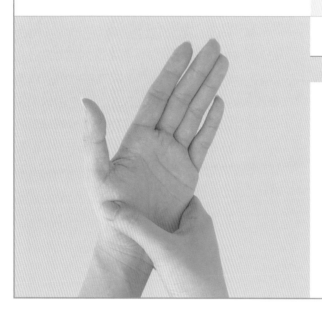

按摩方法

以拇指或中指尖端按壓扁桃體點，力道由輕漸重，進行約10～20秒，用力掐點至扁桃體點變紅或變熱為止。

胃腸點

治療效果 改善腸胃疾病

透過此穴位可以舒緩胃腸不適，如：急慢性胃腸炎、胃潰瘍、消化不良、便秘等症狀。

按摩方法

用拇指頂端或其他四指頂端甲緣施力，力道由輕逐漸加重，持續進行半分鐘，但掐點時不可滑動手指，以免傷及皮膚。

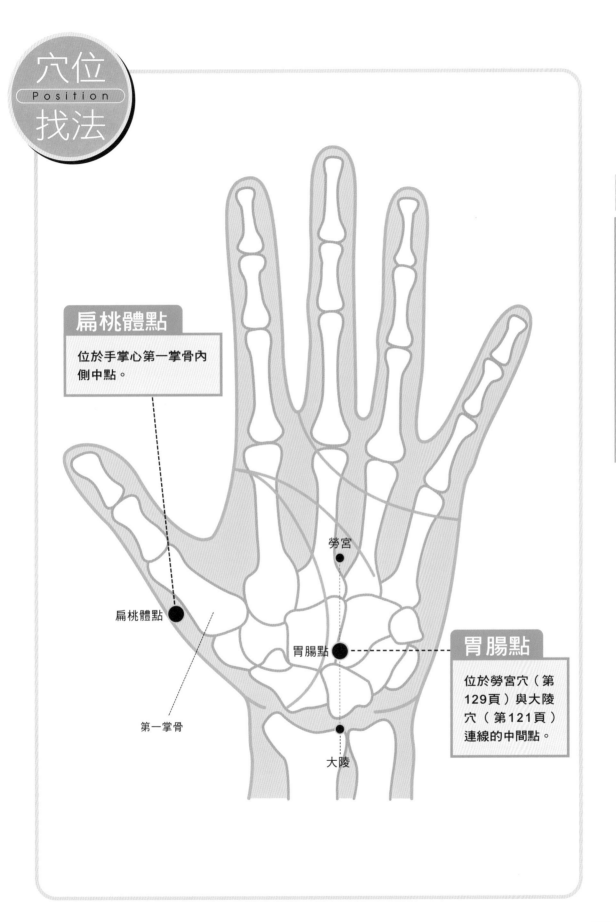

扁桃體點

位於手掌心第一掌骨內側中點。

扁桃體點

第一掌骨

勞宮

胃腸點

大陵

胃腸點

位於勞宮穴（第129頁）與大陵穴（第121頁）連線的中間點。

踝點

第三篇 ── 掌穴按摩圖解

治療效果 | 改善踝部疾病

按壓此穴位可以舒緩踝關節腫痛、風濕性關節炎等踝部不適症狀。

按摩方法

以拇指指腹或中指尖端按壓踝點,力道由輕漸重,進行約10～20秒,用力掐點至踝點變紅或變熱為止。

胸點

治療效果 | 改善胸部不適症狀

透過此穴位,可以舒緩胸部不適及吐瀉等症狀。

按摩方法

以拇指及食指指腹,在胸點進行旋轉揉動,力道由輕漸重,進行約10～20秒,至胸點為紅或變熱為止。

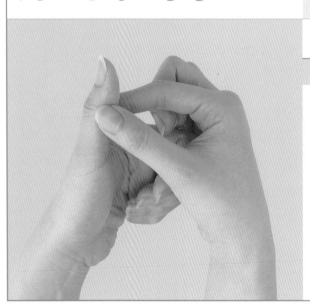

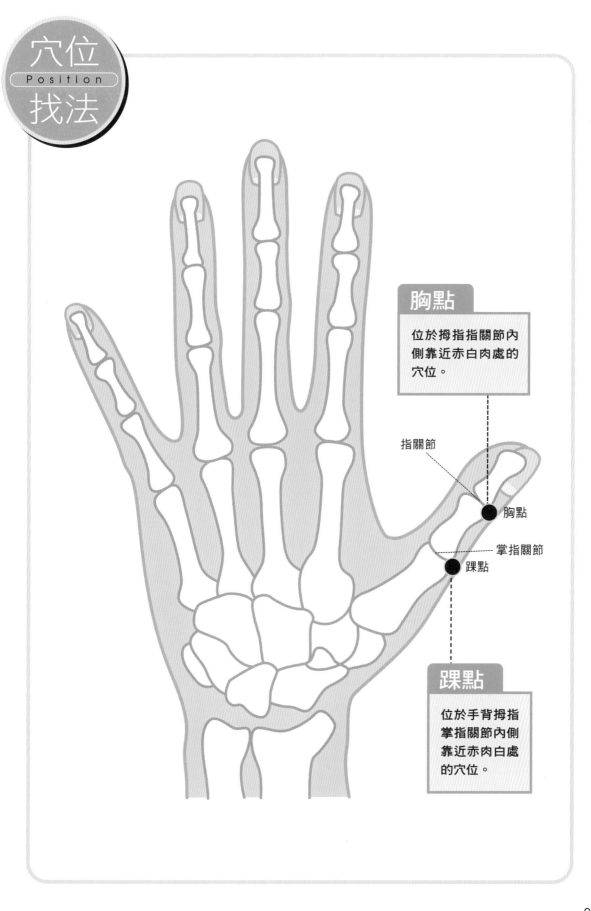

胸點

位於拇指指關節內側靠近赤白肉處的穴位。

指關節

胸點

掌指關節

踝點

踝點

位於手背拇指掌指關節內側靠近赤肉白處的穴位。

四縫

治療效果 | **主治小兒症狀**

四縫主治各種小兒症狀,當小朋友患有消化不良、百日咳、腹脹、腹瀉或遺尿等症狀時,持續按摩或針灸此穴位,就可以舒緩症狀。

按摩方法

用拇指指腹或其他四指頂端接近指甲邊緣處施力,持續進行半分鐘,但掐點時不可滑動手指,以免傷及皮膚。

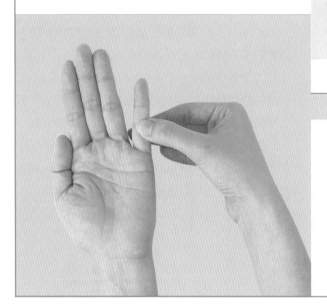

十宣

治療效果 | **休克急救穴**

十宣可以主治中風、中暑、高熱昏厥、咽喉腫痛、癲癇和各種原因造成的休克症狀。

按摩方法

以拇指或中指指尖按壓十宣穴,力道由輕漸重,進行約10～20秒,用力掐到十宣穴變紅或變熱為止。

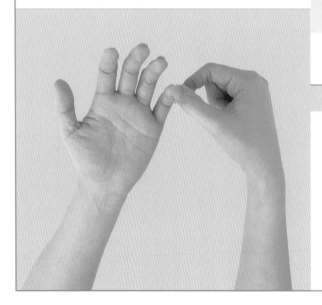

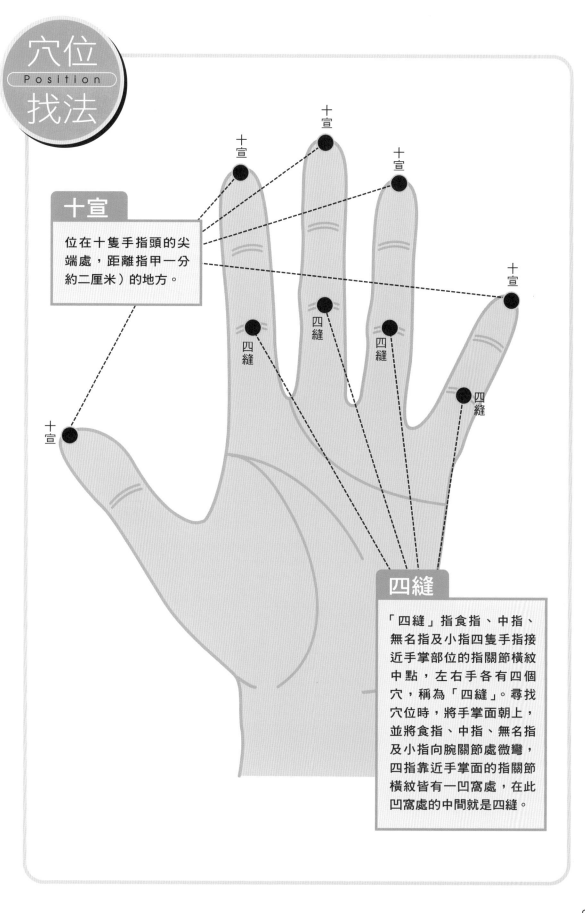

十宣

位在十隻手指頭的尖端處，距離指甲一分（約二厘米）的地方。

十宣

十宣

十宣

十宣

十宣

四縫

四縫

四縫

四縫

四縫

「四縫」指食指、中指、無名指及小指四隻手指接近手掌部位的指關節橫紋中點，左右手各有四個穴，稱為「四縫」。尋找穴位時，將手掌面朝上，並將食指、中指、無名指及小指向腕關節處微彎，四指靠近手掌面的指關節橫紋皆有一凹窩處，在此凹窩處的中間就是四縫。

脾點

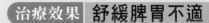治療效果 **舒緩脾胃不適**

透過此穴位，可以舒緩脾胃部不
適、改善假性近視。

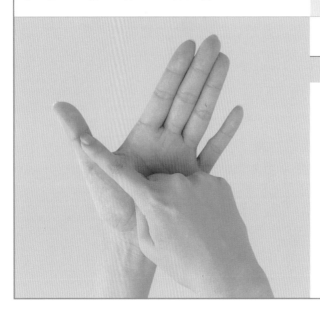

按摩方法

以拇指或食指尖端按壓脾點，力道由
輕漸重，進行約10～20秒，用力掐點
至脾點為變紅或變熱為止。

三焦點

治療效果 **改善心臟及腹腔疾病**

透過此穴位，可以舒緩心臟部位不
適的症狀。

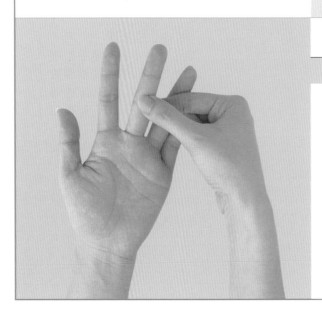

按摩方法

以拇指及食指尖端按壓三焦點，力道
由輕漸重，進行約10～20秒，用力掐
至三焦點變紅或變熱為止。

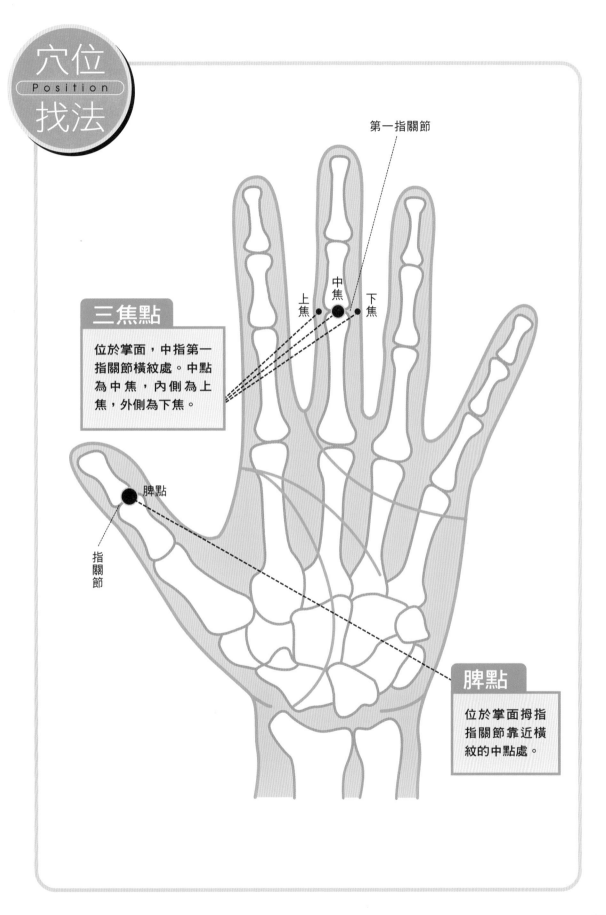

第一指關節

上焦　中焦　下焦

三焦點

位於掌面，中指第一指關節橫紋處。中點為中焦，內側為上焦，外側為下焦。

脾點

指關節

脾點

位於掌面拇指指關節靠近橫紋的中點處。

肝點

治療效果 改善肝臟疾病

按壓此穴位，可以舒緩肝部不適、噁心、食慾不振等症狀。

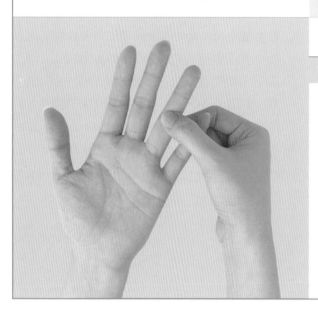

按摩方法

以拇指或中指尖端按壓肝點，力道由輕漸重，進行約10～20秒，用力掐點至肝點變紅或變熱為止。

肺點

治療效果 改善肺部疾部

按壓此穴位可以舒緩肺部不適等症狀。

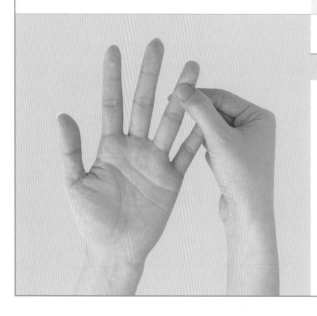

按摩方法

以拇指或中指尖端按壓肺點，力道由輕漸重，進行約10～20秒，用力掐點至肺點變紅或變熱為止。

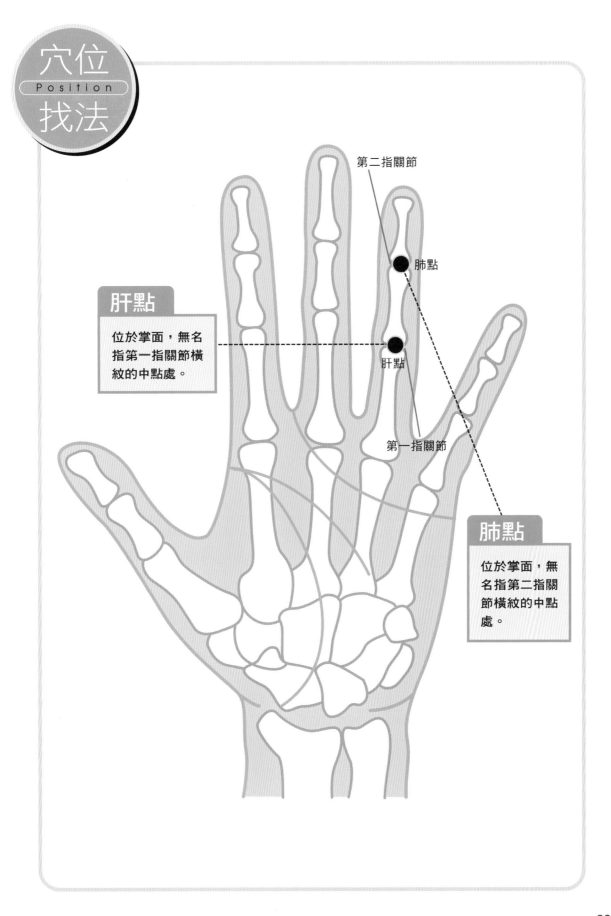

第二指關節

肺點

肝點

位於掌面，無名指第一指關節橫紋的中點處。

第一指關節

肺點

位於掌面，無名指第二指關節橫紋的中點處。

腎點

又稱夜尿點，因此此穴位主治夜間多尿及頻尿等症狀，此穴也可改善血液循環不良的症狀。

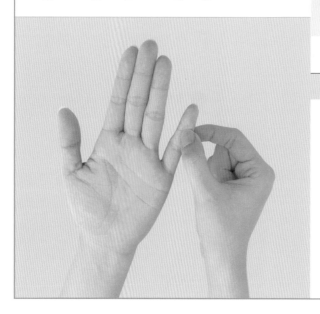

按摩方法

以拇指或中指尖端按壓腎點，力道由輕漸重，進行約10～20秒，用力掐點至腎點變紅或變熱為止。

咳喘點

治療效果 治療肺部疾病

透過此穴位，可以舒緩哮喘、支氣管炎、偏頭痛等症狀。

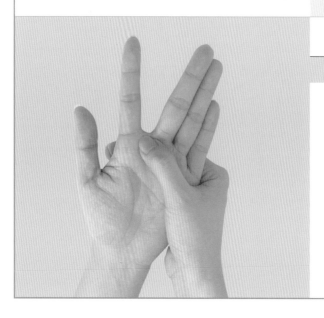

按摩方法

以拇指或中指尖端按壓咳喘點，力道由輕漸重，進行約10～20秒鐘，用力掐點至咳喘點變紅或變熱為止。

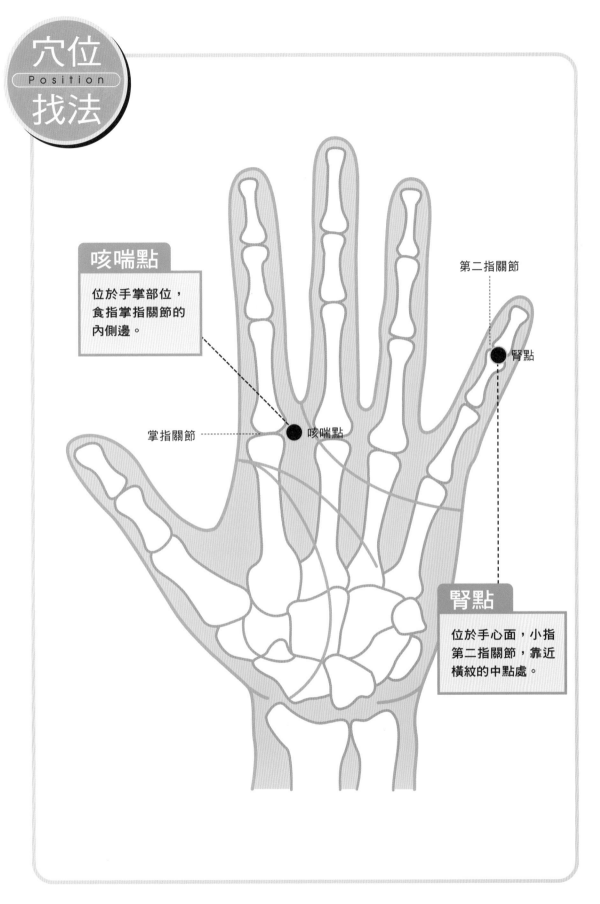

咳喘點

位於手掌部位，
食指掌指關節的
內側邊。

第二指關節

腎點

掌指關節

咳喘點

腎點

位於手心面，小指
第二指關節，靠近
橫紋的中點處。

牙痛點

治療效果 **舒緩牙齒疼痛**

透過此穴位，可以舒緩牙痛及下頜關節痛等症狀。

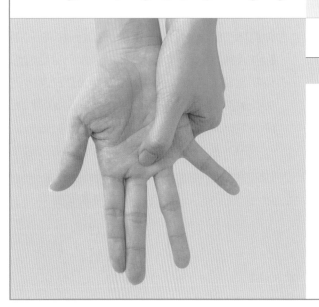

按摩方法

以拇指或中指尖端按壓牙痛點，力道由輕漸重，進行約10～20秒，用力掐點至牙痛點變紅或變熱為止。

命門

治療效果 **主治生殖系統疾病**

此穴位可以舒緩女性月經失調、更年期症候群及男性陽痿、早瀉等症狀。

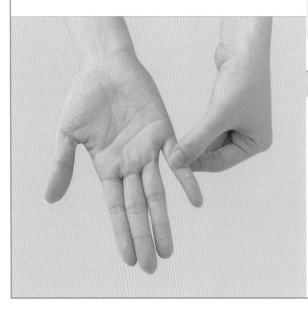

按摩方法

用拇指頂端或其他四指頂端甲緣施力，力道由輕逐漸加重，持續進行10～20次，但掐點時不可滑動手指，以免傷及皮膚。

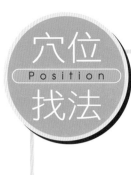

穴位
Position
找法

牙痛點

位於手掌心，無名指和中指掌指關節之間，靠近中指關節處。

掌指關節

掌指關節

牙痛點

命門

第一指關節

命門

位於小指第一指關節，即靠近掌面橫紋的中點處。

腰腿點

| 治療效果 | 改善腰腿疼痛 |

透過此穴位，可改善因扭傷、風濕、疲勞所導致的急慢性腰腿痛，對於急性腰痛的療效尤佳。

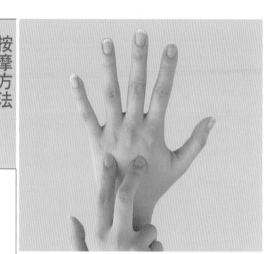

按摩方法

用拇指或中指指腹作輕柔和緩的旋轉揉動，點揉穴位約 1 分鐘左右，1 分鐘約50~100次。操作時手腕放鬆，指腹緊貼皮膚，不可來回移動，點揉力道宜輕細柔和。

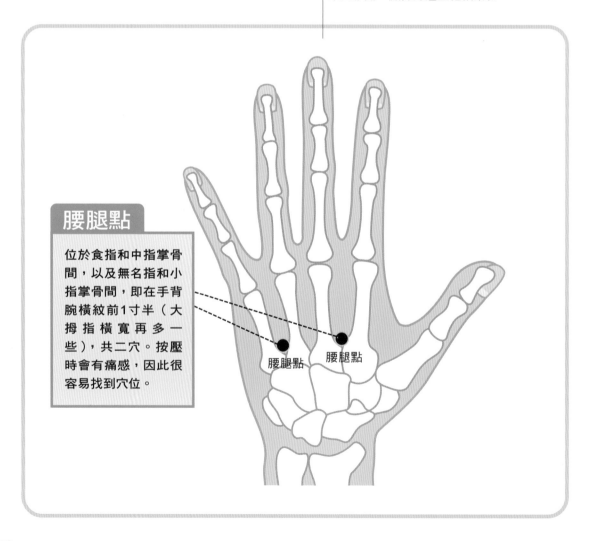

腰腿點

位於食指和中指掌骨間，以及無名指和小指掌骨間，即在手背腕橫紋前1寸半（大拇指橫寬再多一些），共二穴。按壓時會有痛感，因此很容易找到穴位。

腰腿點　　腰腿點

第 四 篇

耳穴按摩圖解

耳朵是人體重要的信息接受站，
一個小小的耳朵有二百多個穴位，
長期按摩耳朵，可以通經活絡、調理臟腑，
具有良好的保健作用！

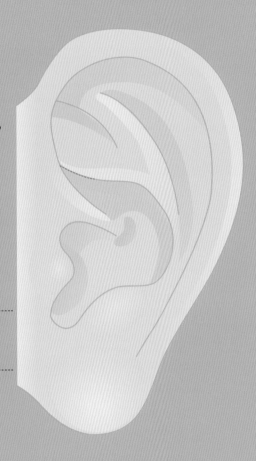

Anatripsis
encyclopedic

耳穴按摩入門

耳穴療法，是指藉由診察或探查耳穴，作為診斷疾病的一種手法，並透過刺激耳部穴位，以調整經絡氣血、袪除臟腑阻礙。

5種常見的耳穴手法

耳穴療法的方法與手法有多種，最常見的是以下5種療法。其中，針刺法、埋針法均比體針方便、安全且疼痛感低；敷貼、壓貼磁珠或王不留行籽，以及耳穴按摩法，更是安全又無副作用的療法。

1. **針刺法**：過去一般多採用針刺法，且認為刺激量大，對身體調整的力量也愈大。進行時，病人的耳朵會產生一種火辣的感覺，但治療效果佳，尤其是針刺麻醉方面的應用。

2. **埋針法**：在耳廓穴位上埋針，就像帶了一位「貼身醫生」，既可加強療效，又可以省時、省錢，對治療失眠、戒菸療效特別顯著，不過較不適合畏針（怕針）或從事戶外勞動工作的人。

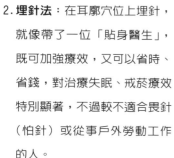

▲埋針法1

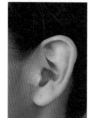

▲埋針法2

3. **貼壓法**：以磁珠或王不留行籽，敷貼或貼壓在耳穴部位。貼壓法較簡單、方便和安全，在美容、戒菸、戒毒、減肥、止痛、治療過敏性疾病、保健和預防疾病等方面應用廣泛，最適合畏針的人，但對膠布過敏者不適用。

4. **耳夾、耳環針**：耳夾具有操作方便的特性；耳環針則須刺穿耳部組織，並不適合一般男性、怕疼痛者及小孩。

5. **耳廓按摩法**：以雙手長期按摩耳廓的治療方式，可疏通經絡氣血，調整臟腑功能，健腦又聰耳目，特別適合兒童、老人及體質虛弱者。

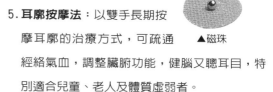

▲磁珠

耳穴療法DIY

以上這幾種方法中，僅有貼壓法及按摩法適合病患在家自行DIY。

●貼壓法

醫生為病患貼壓、敷貼磁珠或王不留行籽之後，病患回到家中，每天可自行按摩3～5次，每次按壓10～20下，或按壓至有輕微痛感、酸麻脹感為止。一般人也可以用綠豆代替，擦淨耳朵表面油垢，再以醫療膠布黏貼於耳朵穴位即可。

●按摩法

首先將雙手掌心摩擦生熱，再按摩耳廓前後兩面，然後雙手握空拳，拇指在後、食指在前，沿耳廓前後自上至下按摩，按摩到耳垂時，可針對自己病症的對應穴位，延長按摩時間。自行反覆操作按摩數次，感到耳廓發熱即可停止。除了使用雙手外，也可使用針身細長、針頭圓鈍的「鍉針」，較能準確按壓所需穴位，點按時的力道不宜過於用力，按壓時應均勻地一緊一鬆。每天可揉壓1～3次，每次按壓10～20下，如果同時刺激雙耳，能得到較好的療效。

耳穴功效分區

雖然耳朵上所對應或主治的疾患多樣，但大致可區分出7個區位：

1. 多為頭面部穴位區。
2. 多為內臟部穴位區。
3. 多為軀幹、四肢穴位區。
4. 多為下腹部穴位區。
5. 雜穴區。
6. 多為神經、循環系統穴位區。
7. 多為腰部、腹部、下肢的穴位區。

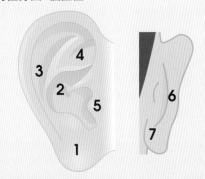

耳朵部位解說

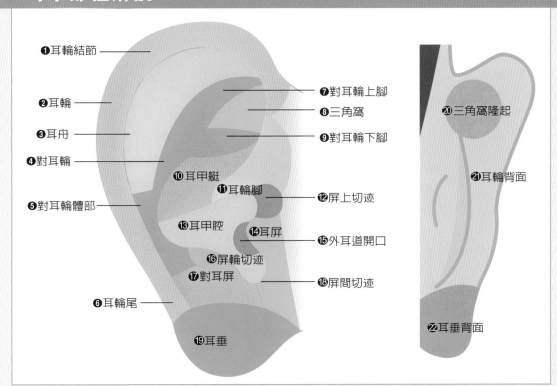

❶耳輪結節 位於耳輪後上方的稍肥厚結節狀突起部份。

❷耳輪 耳廓邊緣向前卷曲的部份。

❸耳舟 耳輪和對耳輪凹下之溝。

❹對耳輪 與耳垂相對，呈Y字型的隆起部。由對耳輪體部、對耳輪上腳與對耳輪下腳三部份組成。

❺對耳輪體部 對耳輪下部呈上下走向的主體部份。

❻耳輪尾 耳輪向下與耳垂相接無軟骨的部份。

❼對耳輪上腳 對耳輪向上分支的部份。

❽三角窩 對耳輪上、下腳和耳輪包圍起來、呈三角形狀的部份。

❾對耳輪下腳 對耳輪向前分支的部份。

❿耳甲艇 耳輪腳以上的耳甲部。

⓫耳輪腳 耳輪伸入耳腔內有橫行起。

⓬屏上切迹 耳屏與耳輪腳之間的凹陷處。

⓭耳甲腔 耳輪腳以下的耳甲部。

⓮耳屏 在外耳門前方呈瓣狀的軟骨隆起部份。

⓯外耳道開口 在耳甲腔內，被耳屏遮蓋著的孔竅處。

⓰屏輪切迹 對耳輪與對耳屏之間的凹陷處。

⓱對耳屏 位於耳垂上方，與耳屏相對的瓣狀隆起。

⓲屏間切迹 耳屏和對耳屏之間的陷處。

⓳耳垂 耳廓下部無軟身的部份。

⓴三角窩隆起 三角窩的背面隆起處。

㉑耳輪背面 耳輪背面的兩平坦部份。

㉒耳垂背面 耳垂背面的平坦部份。

眼

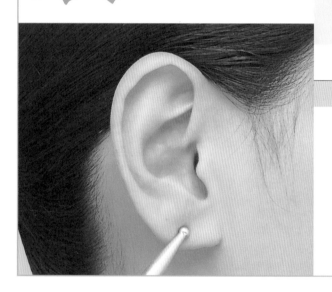

治療效果 眼部疾病

眼穴可以主治眼部患疾,如急性結膜炎、青光眼、近視眼及麥粒腫等症狀。

按摩方法

以拇指及食指指腹相對,或以小棒觸壓耳穴方式揉按耳垂正面的眼穴,力道適中,以身體能夠承受的力量為佳,每天1～3次,每次揉壓10～30次,並且兩耳交替進行,直到耳朵發熱為止。

面頰

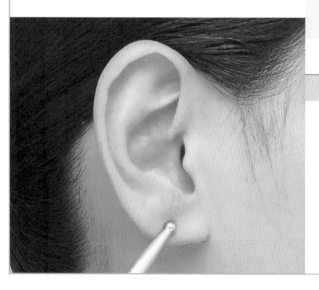

治療效果 主治面部疾病

面頰穴可以主治面頰部位的相關疾患,例如腮腺炎、三叉神經痛和牙痛等症狀。

按摩方法

以拇指及食指指腹相對,或以小棒觸壓耳穴方式揉按耳垂正面之面頰穴,力道適中,以身體能夠承受的力量為佳,每天1～3次,每次揉壓10～30次,並且兩耳交替進行,直到耳朵發熱為止。

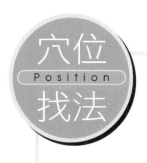

穴位
Position
找法

面頰

面頰穴位在耳垂處，從屏間切迹底部開始，按等分畫三條水平方向的線，再按等分畫二條垂直方向的線，將整個耳垂化成九等分，面頰穴位在中間偏外的區位。

屏間切迹

眼 ● ● 面頰

眼

位於耳垂部位，從屏間切迹底部開始，按等分畫三條水平方向的線，再按等分畫二條垂直方向的線，將整個耳垂劃成九等分，眼穴即位在中間區域處。

耳

穴

眼

面
頰

目1

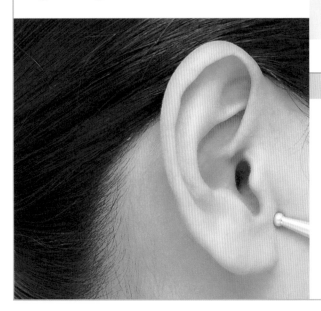

治療效果 **主治青光眼**

由於目1穴又稱青光穴，因此顧名思義可以治療慢性青光眼、近視及散光等患疾。

按摩方法

以拇指及食指指腹相對，或以小棒觸壓耳穴方式揉按耳垂正面的目1穴，力道適中，以身體能夠承受的力量為佳，每天1～3次，每次揉壓10～30次，並且兩耳交替進行，直到耳朵發熱為止。

目2

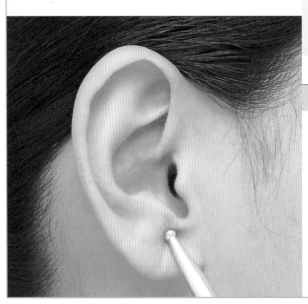

治療效果 **主治眼部疾病**

因目2穴又稱為散光穴，顧名思義可以主治眼部如散光的症狀，另外，眼炎等疾患也可透過此穴舒緩症狀。

按摩方法

以拇指及食指指腹相對，或以小棒觸壓耳穴方式揉按耳垂正面之目2穴，力道適中，以身體能夠承受的力量為佳，每天1～3次，每次揉壓10～30次，並且兩耳交替進行，直到耳朵發熱為止。

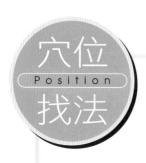
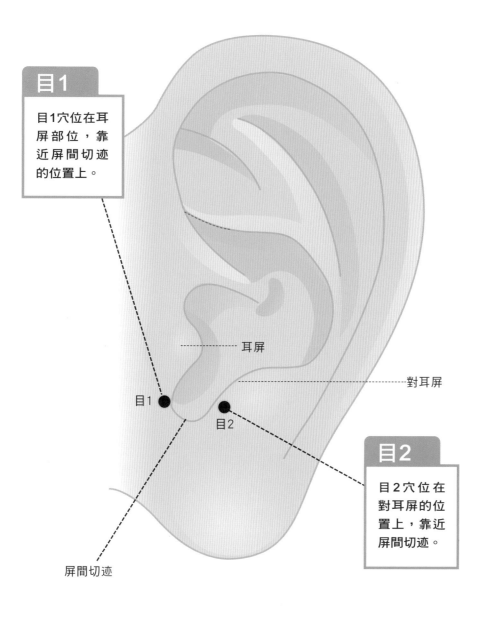

目1

目1穴位在耳屏部位，靠近屏間切迹的位置上。

耳屏

對耳屏

目1

目2

目2

目2穴位在對耳屏的位置上，靠近屏間切迹。

屏間切迹

口

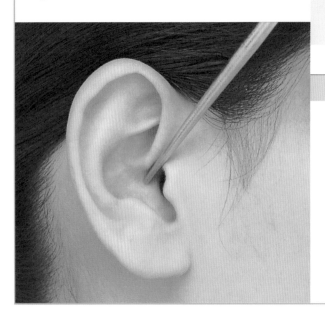

治療效果 戒煙、調節食慾

口穴具有清熱止痛的功能,當發生口腔潰瘍、牙痛及舌炎等症狀時,皆可透過此穴舒緩及治療。

按摩方法

以拇指及食指指腹相對,或以小棒觸壓耳穴方式揉按耳甲部位的口穴,力道適中,以身體能夠承受的力量為佳,每天1～3次,每次揉壓10～30次,並且兩耳交替進行,直到耳朵發熱為止。

注音 / ㄅㄟˋ ㄇㄣˊ　羅馬拼音 / Bi Men

賁門

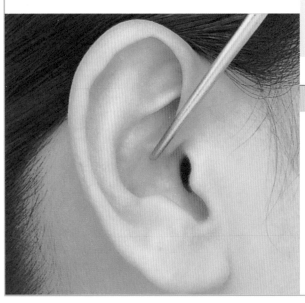

治療效果 舒緩胃部症狀

賁門和食道均是和飲食通道相關的穴位,當發生胃部不舒服或有噁心的感覺時,可以透過賁門穴來舒緩治療,是常用的穴位之一。

按摩方法

以拇指及食指指腹相對,或以小棒觸壓耳穴方式揉按耳甲部位的賁門穴,力道適中,以身體能夠承受的力量為佳,每天1～3次,每次揉壓10～30次,並且兩耳交替進行,直到耳朵發熱為止。

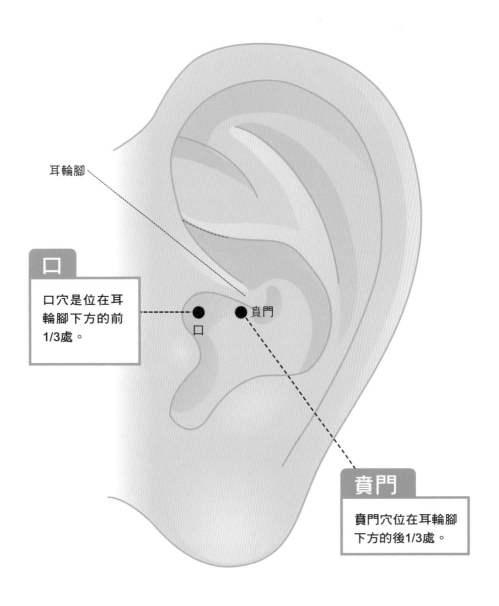

耳輪腳

口

口穴是位在耳
輪腳下方的前
1/3處。

口

賁門

賁門

賁門穴位在耳輪腳
下方的後1/3處。

脾

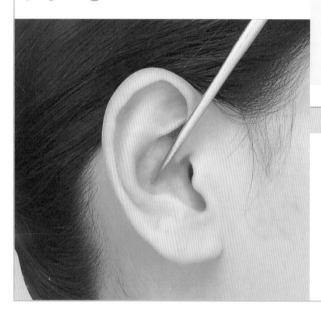

治療效果 健脾益氣

由於脾穴具有健脾益氣的功能，當患有便秘、腹瀉、腹脹、缺鐵性貧血、胃潰瘍、胃下垂、急性肝炎、慢性肝炎等症狀時，都可透過脾穴獲得舒緩及治療。

按摩方法

以拇指及食指指腹相對，或以小棒觸壓耳穴方式揉按耳甲部位的脾穴，力道適中，以身體能夠承受的力量為佳，每天1～3次，每次揉壓10～30次，並且兩耳交替進行，直到耳朵發熱為止。

內分泌

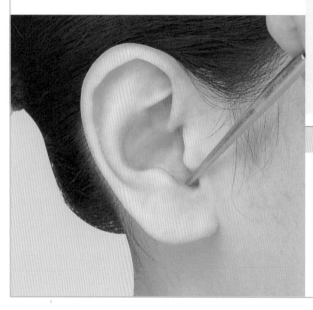

治療效果 調理內分泌

內分泌穴具有增益腎氣、疏通經絡的功能。因此類風濕性關節炎、帶狀泡疹、水痘、瘧疾等症狀，都可以透過內分泌穴來主治。另外，此穴也具有調理內分泌的功能，可以治療內分泌失調引起的風濕、腎上腺皮質機能減退等症狀。

按摩方法

以拇指及食指指腹相對，或以小棒觸壓耳穴方式揉按耳甲腔部位的內分泌穴，力道適中，以身體能夠承受的力量為佳，每天1～3次，每次揉壓10～30次，並且兩耳交替進行，直到耳朵發熱為止。

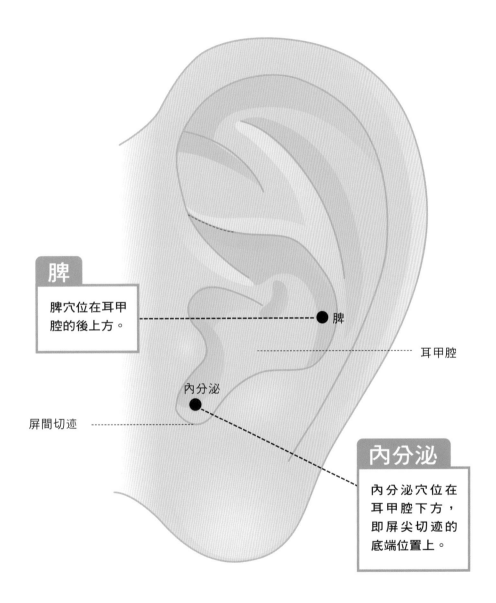

脾

脾穴位在耳甲
腔的後上方。

● 脾

耳甲腔

內分泌

屏間切迹

內分泌

內分泌穴位在
耳甲腔下方,
即屏尖切迹的
底端位置上。

胃

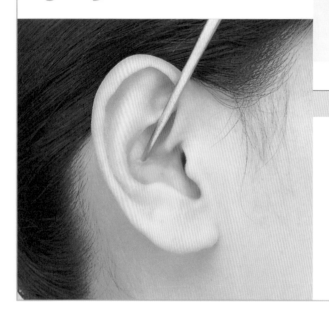

治療效果 | **舒緩胃部疾病**

胃穴具有清熱解毒的功能，當身體發生胃部脹痛、噁心嘔吐、消化不良及胃潰瘍等症狀時，皆可透過胃穴來舒緩治療。

按摩方法

以拇指及食指指腹相對，或以小棒觸壓耳穴方式揉按耳甲部位的胃穴，力道適中，以身體能夠承受的力量為佳，每天1～3次，每次揉壓10～30次，並且兩耳交替進行，直到耳朵發熱為止。

十二指腸

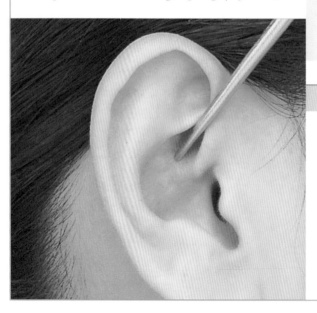

治療效果 | **舒緩疼痛**

十二指腸穴位具有益胃養陰、緩急止痛的功能，當身體發生十二指腸潰瘍、胃神經官能症等患疾時，可以透過十二指腸穴來舒緩治療。

按摩方法

以拇指及食指指腹相對，或以小棒觸壓耳穴方式揉按耳甲部位的十二指腸穴，力道適中，以身體能夠承受的力量為佳，每天1～3次，每次揉壓10～30次，並且兩耳交替進行，直到耳朵發熱為止。

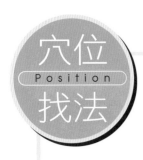

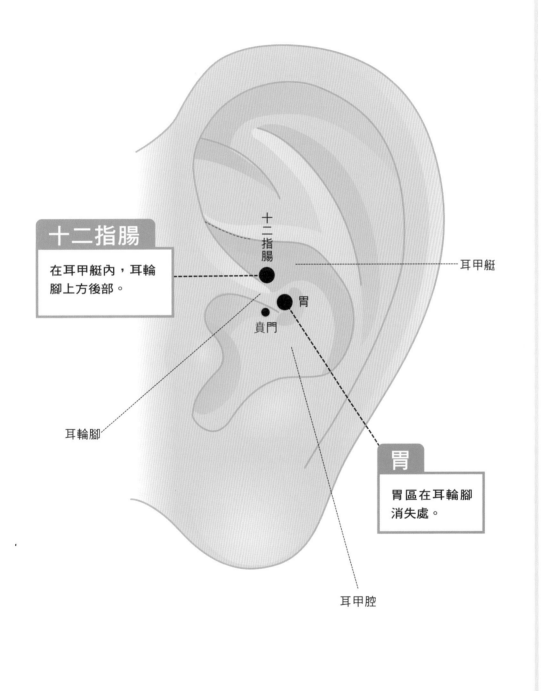

十二指腸

在耳甲艇內，耳輪腳上方後部。

十二指腸

耳甲艇

胃

賁門

耳輪腳

耳甲腔

胃

胃區在耳輪腳消失處。

心

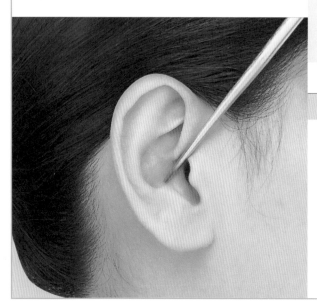

治療效果 主治心臟疾病

心穴具有疏通血氣、鎮定止痛的功能，可以主治心臟產生的相關疾患，如心悸、盜汗、貧血、胸痛、呼吸困難、神經衰弱等症狀。

按摩方法

以拇指及食指指腹相對，或以小棒觸壓耳穴方式揉按耳甲部位的心穴，以身體能夠承受的力量為佳，每天1～3次，每次揉壓10～30次，並且兩耳交替進行，直到耳朵發熱為止。

肺

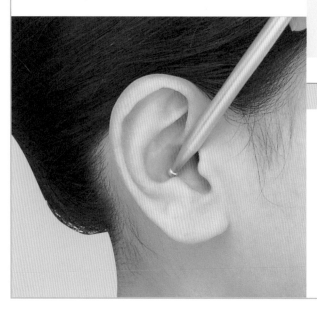

治療效果 止咳、安定心神

肺穴具有利氣及鎮定安寧心思的功能，可以主治如感冒、鼻炎、肺炎、胸悶、低血壓及肺結核等相關患疾。

按摩方法

以拇指及食指指腹相對，或以小棒觸壓耳穴方式揉按耳甲部位的肺穴，力道適中，以身體能夠承受的力量為佳，每天1～3次，每次揉壓10～30次，並且兩耳交替進行，直到耳朵發熱為止。

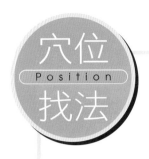

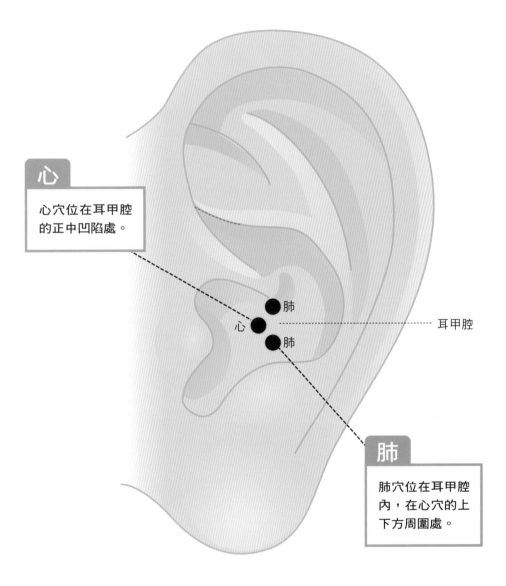

心

心穴位在耳甲腔
的正中凹陷處。

心

肺

肺

耳甲腔

肺

肺穴位在耳甲腔
內，在心穴的上
下方周圍處。

氣管

治療效果 理氣化痰

氣管穴具有緩和氣喘及化痰的功效，透過此穴可以主治咳嗽、哮喘、咽喉炎、感冒和氣管炎等疾病。

按摩方法

以拇指及食指指腹相對，或以小棒觸壓耳穴方式揉按耳甲部位的氣管穴，力道適中，以身體能夠承受的力量為佳，每天1～3次，每次揉壓10～30次，並且兩耳交替進行，直到耳朵發熱為止。

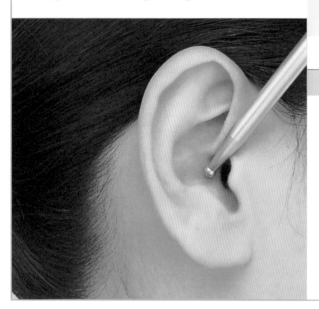

三焦

治療效果 利水化濁

三焦穴具有利水化濁及通便止痛的功能，可以主治腹脹、消化不良、便秘、膀胱炎等症狀。

按摩方法

以拇指及食指指腹相對，或以小棒觸壓耳穴方式揉按耳甲部位的三焦穴，力道適中，以身體能夠承受的力量為佳，每天1～3次，每次揉壓10～30次，並且兩耳交替進行，直到耳朵發熱為止。

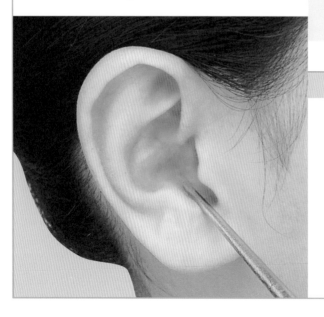

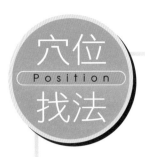

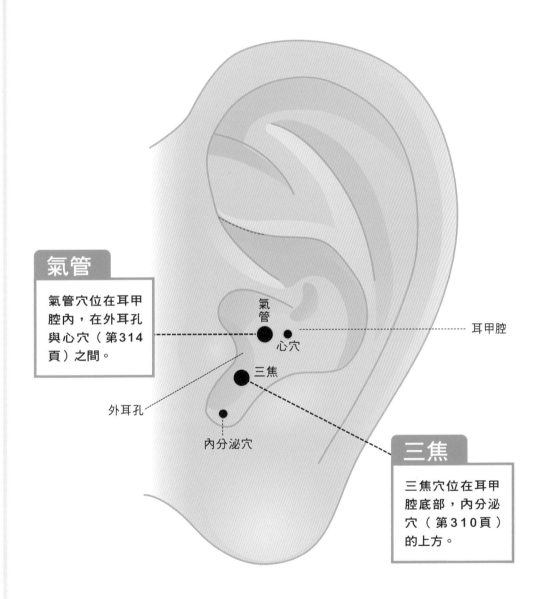

氣管

氣管穴位在耳甲腔內，在外耳孔與心穴（第314頁）之間。

氣管

心穴

耳甲腔

三焦

外耳孔

內分泌穴

三焦

三焦穴位在耳甲腔底部，內分泌穴（第310頁）的上方。

小腸

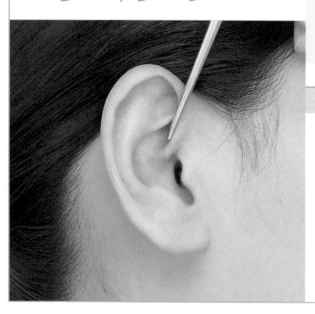

治療效果 調理腸胃

小腸穴具有調理腸胃的功能,當身體出現消化不良、腹痛、腹瀉、胃炎及十二指腸潰瘍等症狀時,可以透過小腸穴來舒緩治療。

按摩方法

以拇指及食指指腹相對,或以小棒觸壓耳穴方式揉按耳甲部位的小腸穴,力道適中,以身體能夠承受的力量為佳,每天1~3次,每次揉壓10~30次,並且兩耳交替進行,直到耳朵發熱為止。

大腸

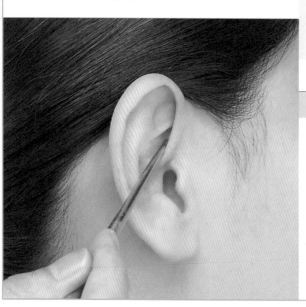

治療效果 改善腸道功能

大腸穴具有通便利腑及解毒鎮痛的功能,當身體出現急慢性胃炎、消化不良、腸炎、痢疾等患疾時,可以透過大腸穴來舒緩治療。

按摩方法

以拇指及食指指腹相對,或以小棒觸壓耳穴方式揉按耳甲部位的大腸穴,力道適中,以身體能夠承受的力量為佳,每天1~3次,每次揉壓10~30次,並且兩耳交替進行,直到耳朵發熱為止。

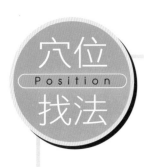
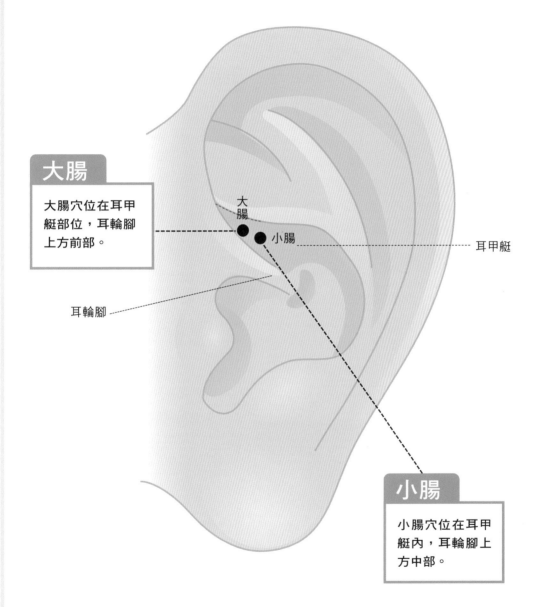

大腸

大腸穴位在耳甲
艇部位，耳輪腳
上方前部。

大
腸

小腸

耳甲艇

耳輪腳

小腸

小腸穴位在耳甲
艇內，耳輪腳上
方中部。

肝

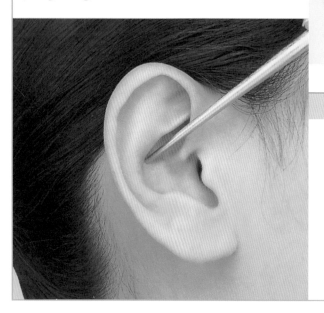

治療效果 清肝明目

肝穴具有利膽明目、養血平肝的功能，由於本穴和胰膽穴相通，因此可以主治急、慢性肝炎、肝膽炎等症狀。

按摩方法

以拇指及食指指腹相對，或以小棒觸壓耳穴方式揉按耳甲部位的肝穴，力道適中，以身體能夠承受的力量為佳，每天1～3次，每次揉壓10～30次，並且兩耳交替進行，直到耳朵發熱為止。

胰膽

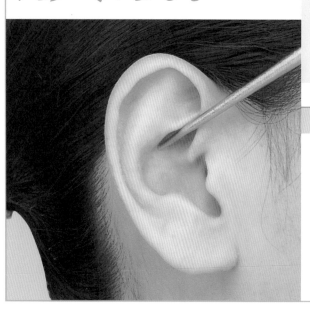

治療效果 幫助消化

胰膽穴具有幫助消化、止嘔、消熱利膽的功能。透過胰膽穴可以主治消化系統的相關疾病，如消化不良、胃下垂、胃發炎及神經性嘔吐等不適患疾。

按摩方法

以拇指及食指指腹相對，或以小棒觸壓耳穴方式揉按耳甲部位的胰膽穴，力道適中，以身體能夠承受的力量為佳，每天1～3次，每次揉壓10～30次，並且兩耳交替進行，直到耳朵發熱為止。

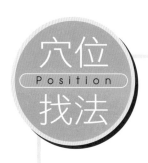

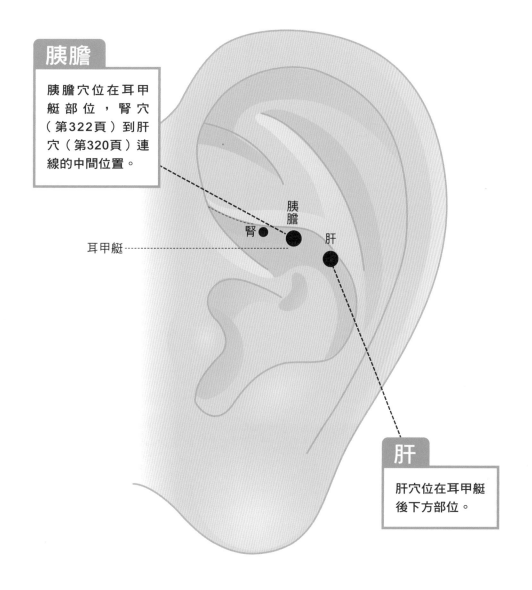

胰膽

胰膽穴位在耳甲艇部位,腎穴(第322頁)到肝穴(第320頁)連線的中間位置。

腎

胰膽

肝

耳甲艇

肝

肝穴位在耳甲艇後下方部位。

腎

治療效果 固腎壯陽

腎穴具有益腎氣、壯陽的功效，可以主治陽痿、子宮出血、遺尿及頻尿等症狀。

按摩方法

以拇指及食指指腹相對，或以小棒觸壓耳穴方式揉按耳甲部位的腎穴，力道適中，以身體能夠承受的力量為佳，每天1～3次，每次揉壓10～30次，並且兩耳交替進行，直到耳朵發熱為止。

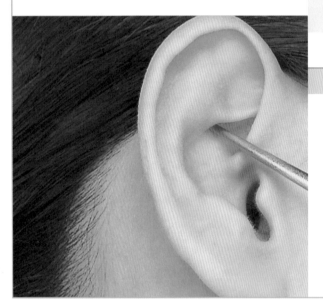

膀胱

治療效果 主治泌尿疾病

膀胱穴具有清熱利水的功能，可以主治急慢性腎炎、膀胱炎、攝護腺炎、攝護腺肥大、尿道炎及輸尿管結石等症狀。

按摩方法

以拇指及食指指腹相對，或以小棒觸壓耳穴方式揉按耳甲部位的膀胱穴，力道適中，以身體能夠承受的力量為佳，每天1～3次，每次揉壓10～30次，並且兩耳交替進行，直到耳朵發熱為止。

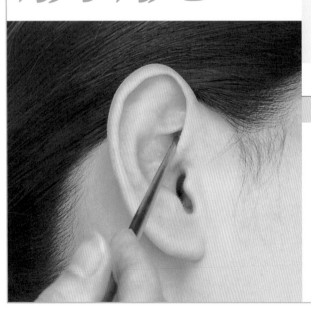

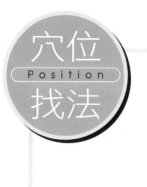

穴位
Position
找法

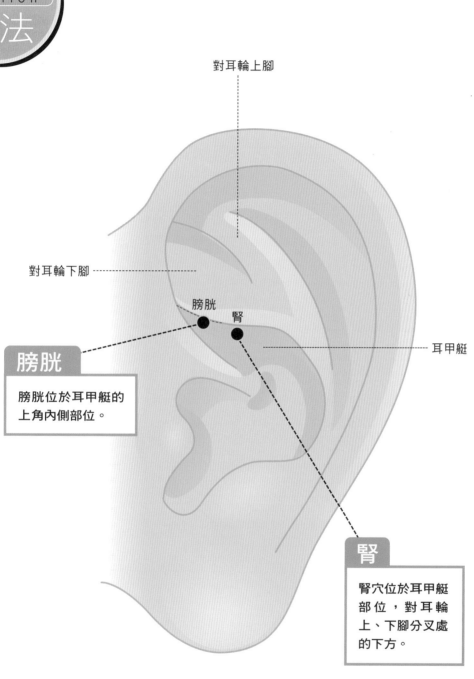

對耳輪上腳

對耳輪下腳

膀胱 腎

耳甲艇

膀胱

膀胱位於耳甲艇的
上角內側部位。

腎

腎穴位於耳甲艇
部位，對耳輪
上、下腳分叉處
的下方。

對屏尖

治療效果 消炎止痛

對屏尖主治哮喘、腮腺炎、睪丸炎及皮膚搔癢。

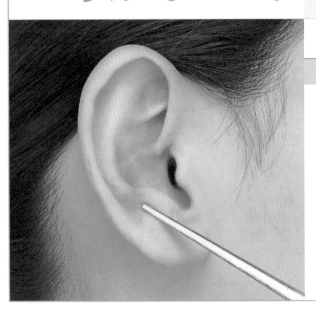

按摩方法

以拇指及食指指腹相對，或以小棒觸壓耳穴方式揉按耳朵尖端的對屏尖，力道適中，以身體能夠承受的力量為佳，每天1～3次，每次揉壓10～30次，並且兩耳交替進行，直到耳朵發熱為止。

緣中

治療效果 益腦健神

緣中主治漏尿、眩暈症及內耳炎等症。

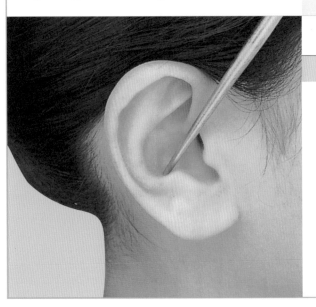

按摩方法

以拇指及食指指腹相對，或以小棒觸壓耳穴方式揉按緣中穴，力道適中，以身體能夠承受的力量為佳，每天1～3次，每次揉壓10～30次，並且兩耳交替進行，直到耳朵發熱為止。

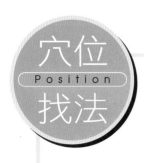

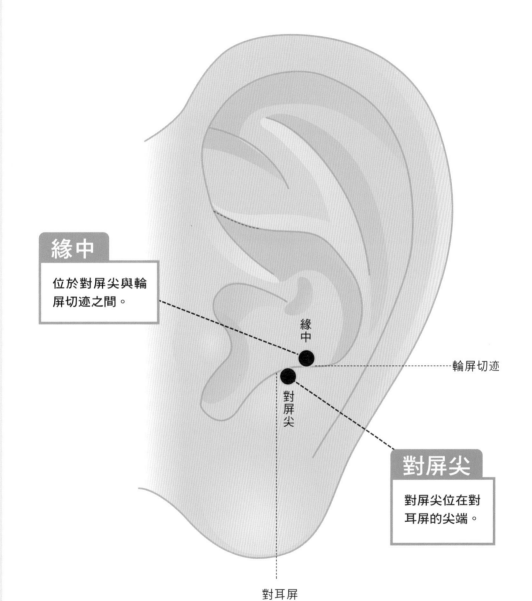

緣中

位於對屏尖與輪屏切迹之間。

緣中

輪屏切迹

對屏尖

對屏尖

對屏尖位在對耳屏的尖端。

對耳屏

枕

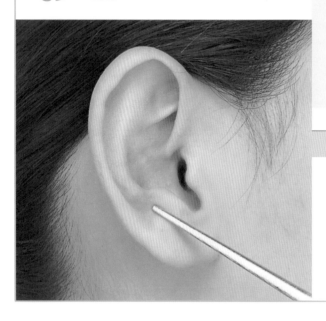

治療效果 鎮靜止痛

枕穴具有止痛安神以及清熱解表的功能，因此當身體出現感冒、頭痛、噁心想吐或暈車、暈船時，皆可透過此穴減緩以上症狀，並達到鎮靜止痛的功效，也是常用的穴位之一。

按摩方法

以拇指及食指指腹相對，或以小棒觸壓耳穴方式揉按對耳屏部位的枕穴，力道適中，以身體能夠承受的力量為佳，每天1～3次，每次揉壓10～30次，並且兩耳交替進行，直到耳朵發熱為止。

注音／ㄋㄧㄝˋ　羅馬拼音／Nieh

顳

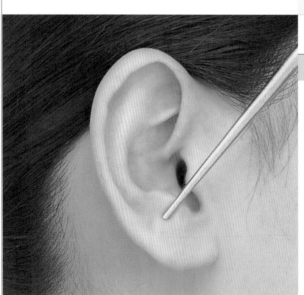

治療效果 主治偏頭痛

顳穴又名太陽穴，主治偏頭痛等頭部症狀。

按摩方法

以拇指及食指指腹相對，或以小棒觸壓耳穴方式揉按對耳屏部位的顳穴，力道適中，以身體能夠承受的力量為佳，每天1～3次，每次揉壓10～30次，並且兩耳交替進行，直到耳朵發熱為止。

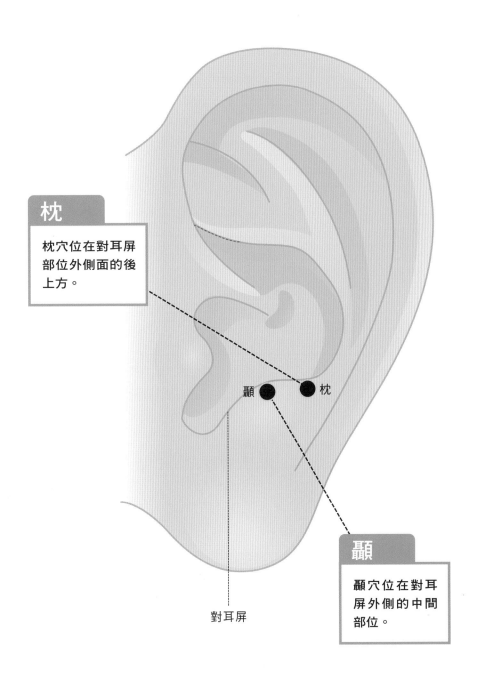

枕

枕穴位在對耳屏部位外側面的後上方。

顳 ●　● 枕

顳

顳穴位在對耳屏外側的中間部位。

對耳屏

外耳

外耳穴具有散風清熱的功能，可以主治耳鳴、耳聾等症狀。

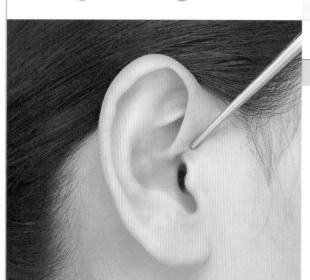

按摩方法

以拇指及食指指腹相對，或以小棒觸壓耳穴方式揉按對耳屏部位的外耳穴，力道適中，以身體能夠承受的力量為佳，每天1～3次，每次揉壓10～30次，並且兩耳交替進行，直到耳朵發熱為止。

皮質下

治療效果 健脾益腎

皮質下具有健脾益腎、緩急止痛，諸如低血壓、心律不整、休克、失眠、胃下垂、子宮下垂、便秘或骨折等症狀皆可舒緩治療。

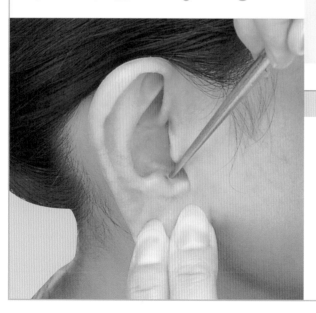

按摩方法

以拇指及食指指腹相對，或以小棒觸壓耳穴方式揉按對耳屏部位的皮質下，力道適中，以身體能夠承受的力量為佳，每天1～3次，每次揉壓10～30次，並且兩耳交替進行，直到耳朵發熱為止。

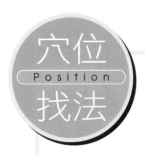

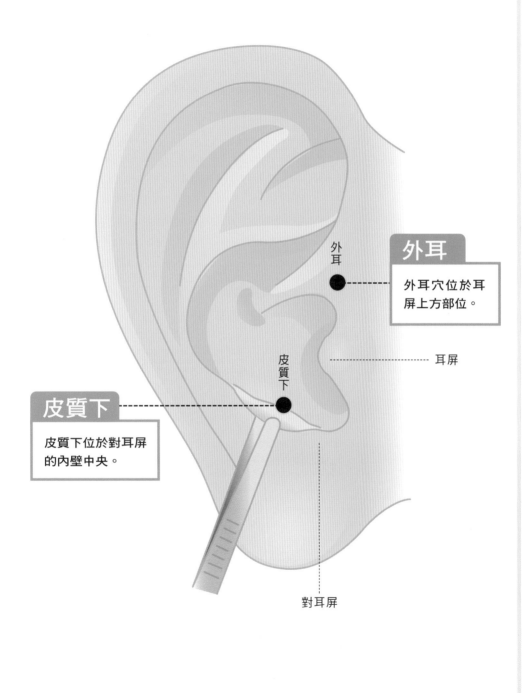

外耳

外耳

外耳穴位於耳
屏上方部位。

耳屏

皮質下

皮質下

皮質下位於對耳屏
的內壁中央。

對耳屏

睪丸

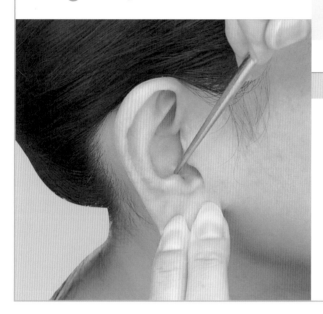

治療效果　主治睪丸部位

睪丸穴具有主治睪丸炎、陽痿、性功能障礙、神經衰弱、早禿等症狀的功能。

按摩方法

以拇指及食指指腹相對，或以小棒觸壓耳穴方式揉按對耳屏部位的睪丸穴，力道適中，以身體能夠承受的力量為佳，每天1～3次，每次揉壓10～30次，並且兩耳交替進行，直到耳朵發熱為止。

卵巢

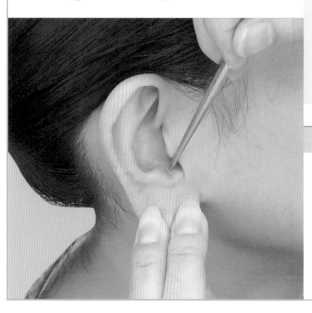

治療效果　主治婦科疾病

卵巢穴具有調理經氣、涵養血液的功能，可以主治婦科疾病，如經痛、卵巢炎、輸卵管炎、不孕症、月經不順等症狀；另外也可主治內分泌功能紊亂之症狀，是婦科治療上常用的穴位之一。

按摩方法

以拇指及食指指腹相對，或以小棒觸壓耳穴方式揉按對耳屏部位的卵巢穴，力道適中，以身體能夠承受的力量為佳，每天1～3次，每次揉壓10～30次，並且兩耳交替進行，直到耳朵發熱為止。

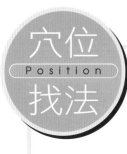

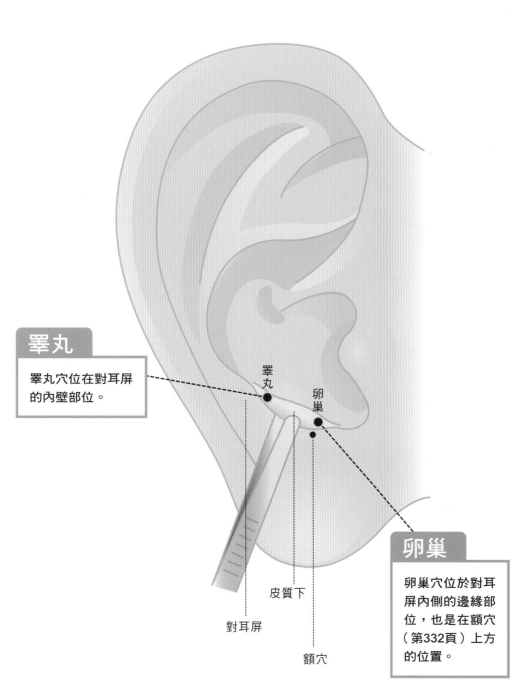

睪丸

睪丸穴位在對耳屏的內壁部位。

睪丸

卵巢

卵巢

卵巢穴位於對耳屏內側的邊緣部位，也是在額穴（第332頁）上方的位置。

對耳屏

皮質下

額穴

額

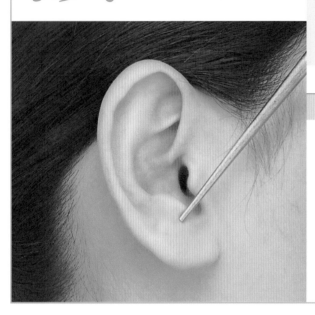

治療效果 | 舒緩疼痛

額穴具有鎮靜、紓解的功能，因此當身體患有傷風感冒、頭痛、頭昏、多夢及失眠等症狀時，皆可以此穴舒緩，是常用的穴位之一。

按摩方法

以拇指及食指指腹相對，或以小棒觸壓耳穴方式揉按對耳屏部位的額穴，力道適中，以身體能夠承受的力量為佳，每天1～3次，每次揉壓10～30次，並且兩耳交替進行，直到耳朵發熱為止。

外鼻

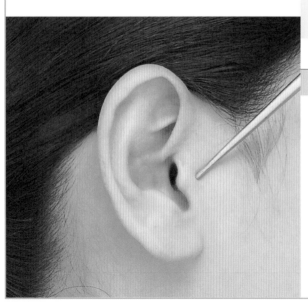

治療效果 | 主治鼻部疾病

外鼻穴具有行氣活血、通利肺竅的功能，因此可以主治過敏性鼻炎、酒糟鼻、慢性鼻炎及鼻出血等症狀。

按摩方法

以拇指及食指指腹相對，或以小棒觸壓耳穴方式揉按對耳屏部位的外鼻穴，力道適中，以身體能夠承受的力量為佳，每天1～3次，每次揉壓10～30次，並且兩耳交替進行，直到耳朵發熱為止。

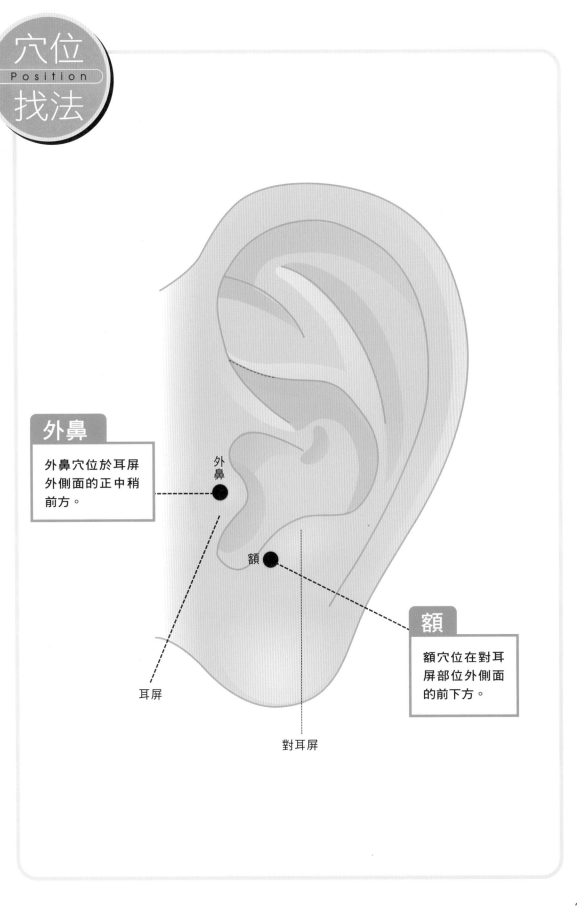

穴位找法
Position

外鼻

外鼻穴位於耳屏外側面的正中稍前方。

外鼻

額

耳屏

對耳屏

額

額穴位在對耳屏部位外側面的前下方。

屏尖

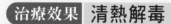

治療效果 清熱解毒

屏尖穴具有清熱解毒的功效，可以主治發熱、牙痛等症狀。

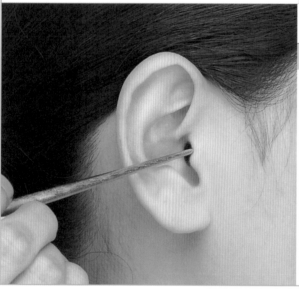

按摩方法

以拇指及食指指腹相對，或以小棒觸壓耳穴方式揉按對耳屏部位的屏尖穴，力道適中，以身體能夠承受的力量為佳，每天1～3次，每次揉壓10～30次，並且兩耳交替進行，直到耳朵發熱為止。

腎上腺

治療效果 消炎、抗過敏

腎上腺穴具有清熱解毒、培精養血、調經鎮痛的功能，可以主治上呼吸道感染、支氣管炎、肺炎及鼻出血等症狀。

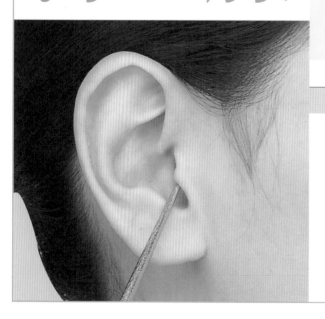

按摩方法

以拇指及食指指腹相對，或以小棒觸壓耳穴方式揉按對耳屏部位的腎上腺穴，力道適中，以身體能夠承受的力量為佳，每天1～3次，每次揉壓10～30次，並且兩耳交替進行，直到耳朵發熱為止。

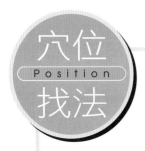

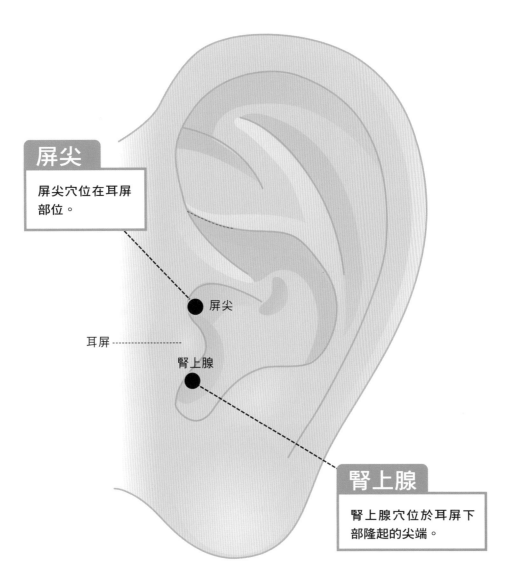

屏尖

屏尖穴位在耳屏部位。

屏尖

耳屏

腎上腺

腎上腺

腎上腺穴位於耳屏下部隆起的尖端。

耳穴 ｜ 屏尖 ｜ 腎上腺

335

內鼻

益肺通竅

內鼻穴具有益肺通竅、活血清熱及涼血止腫的功能，可以主治單純性鼻炎、過敏性鼻炎及鼻竇炎等症狀。

按摩方法

以拇指及食指指腹相對，或以小棒觸壓耳穴方式揉按對耳屏部位的內鼻穴，力道適中，以身體能夠承受的力量為佳，每天1～3次，每次揉壓10～30次，並且兩耳交替進行，直到耳朵發熱為止。

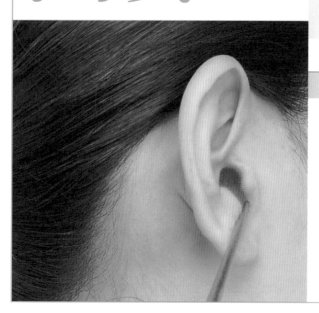

神門

治療效果 **鎮靜安神**

神門穴具有鎮靜安神涵養血氣、暢通氣機和解鬱化痰的功能，當身體出現失眠、心肌炎、心律不整、高血壓及盜汗等症狀時，可以透過神門穴舒緩及治療以上症狀。

按摩方法

以拇指及食指指腹相對，或以小棒觸壓耳穴方式揉按三角窩部位的神門穴，力道適中，以身體能夠承受的力量為佳，每天1～3次，每次揉壓10～30次，並且兩耳交替進行，直到耳朵發熱為止。

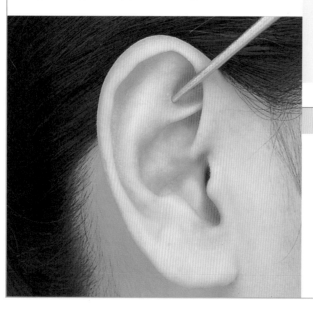

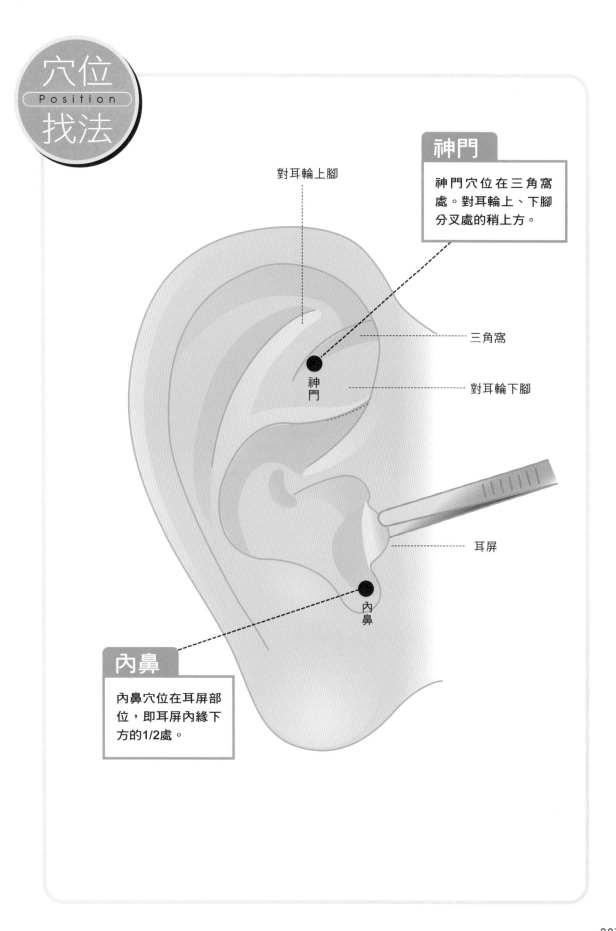

神門

神門穴位在三角窩處。對耳輪上、下腳分叉處的稍上方。

對耳輪上腳

三角窩

神門

對耳輪下腳

耳屏

內鼻

內鼻

內鼻穴位在耳屏部位，即耳屏內緣下方的1/2處。

盆腔

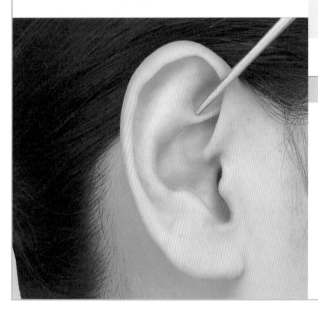

治療效果 **理氣調經**

盆腔穴具有理氣調經、清熱利濕的功能,可以主治痛經、急慢性骨盆發炎等症狀。

按摩方法

以拇指及食指指腹相對,或以小棒觸壓耳穴方式揉按三角窩部位的盆腔穴,力道適中,以身體能夠承受的力量為佳,每天1～3次,每次揉壓10～30次,並且兩耳交替進行,直到耳朵發熱為止。

內生殖器

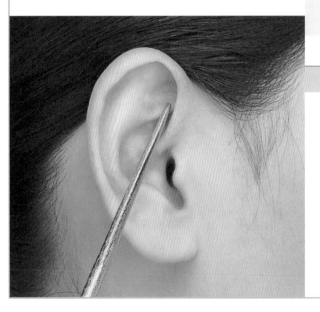

治療效果 **改善生殖系統疾病**

內生殖器穴主治生殖系統疾病,例如:性冷感、遺精早洩等症,以及痛經、月經不順、白帶等婦女疾病。

按摩方法

以拇指及食指指腹相對,或以小棒觸壓耳穴方式揉按內生殖器穴,力道適中,以身體能夠承受的力量為佳,每天1～3次,每次揉壓10～30次,並且兩耳交替進行,直到耳朵發熱為止。

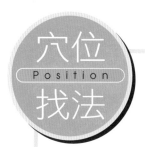
內生殖器

位在三角窩前1/3處的下部。

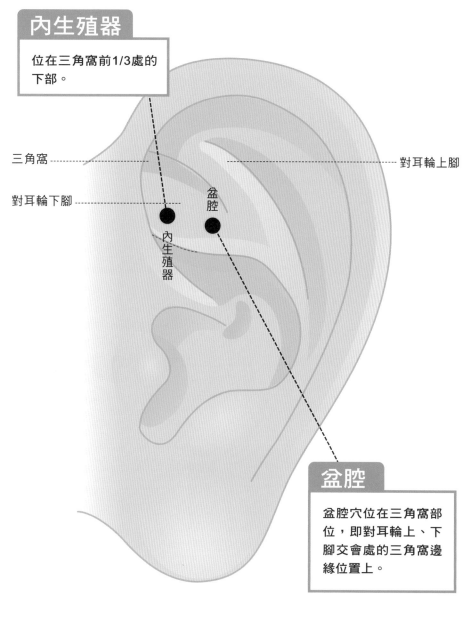

三角窩

對耳輪下腳

對耳輪上腳

盆腔

內生殖器

盆腔

盆腔穴位在三角窩部位,即對耳輪上、下腳交會處的三角窩邊緣位置上。

角窩上

治療效果 主治高血壓

角窩上主治高血壓等心血管疾病。

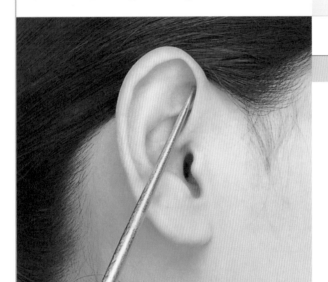

按摩方法

以拇指及食指指腹相對,或以小棒觸壓耳穴方式揉按角窩上,力道適中,以身體能夠承受的力量為佳,每天1～3次,每次揉壓10～30次,並且兩耳交替進行,直到耳朵發熱為止。

角窩中

治療效果 主治哮喘

角窩中又名喘點,主治哮喘。

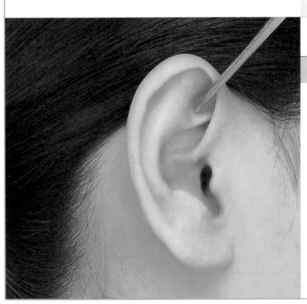

按摩方法

以拇指及食指指腹相對,或以小棒觸壓耳穴方式揉按角窩中,力道適中,以身體能夠承受的力量為佳,每天1～3次,每次揉壓10～30次,並且兩耳交替進行,直到耳朵發熱為止。

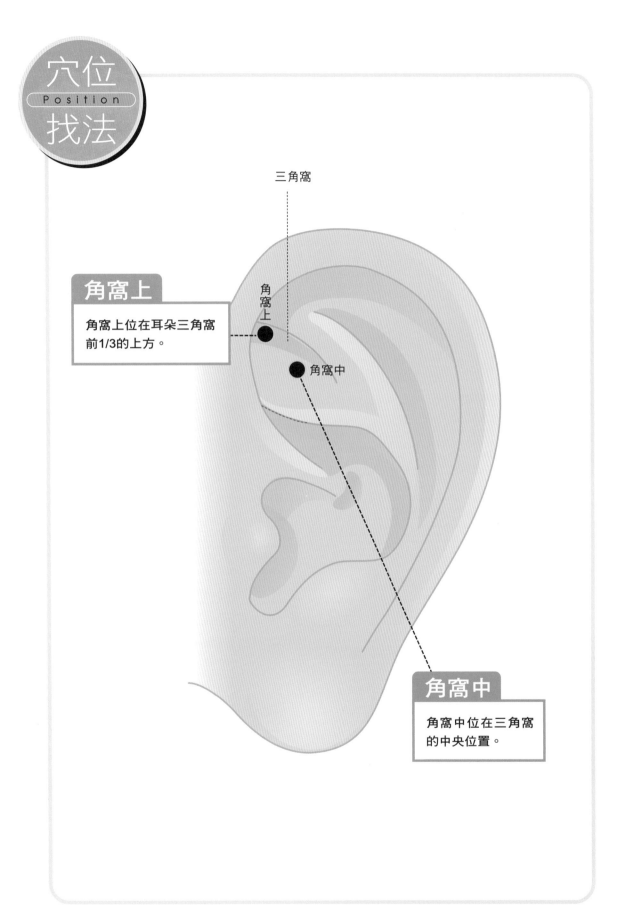

三角窩

角窩上

角窩上

角窩上位在耳朵三角窩
前1/3的上方。

● 角窩中

角窩中

角窩中位在三角窩
的中央位置。

膝

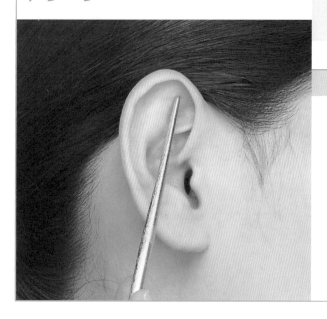

治療效果 | 疏經通絡、膝痛

膝穴具有行氣活血、疏經通絡的功能,可以主治足部、膝蓋、腳踝及髖關節等部位的患疾。

按摩方法

以拇指及食指指腹相對,或以小棒觸壓耳穴方式揉按對耳輪部位的膝穴,力道適中,以身體能夠承受的力量為佳,每天1～3次,每次揉壓10～30次,並且兩耳交替進行,直到耳朵發熱為止。

注音 / ㄎㄨㄢˇ   羅馬拼音 / Kuan

髖

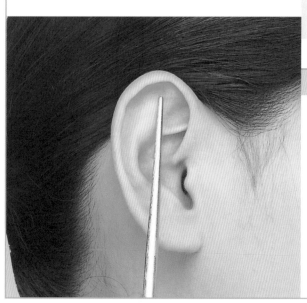

治療效果 | 疏經通絡、髖痛

髖穴具有行氣活血、疏經通絡的功能,可以主治足部、膝部、腳踝及髖關節等部位的疾病。

按摩方法

以拇指及食指指腹相對,或以小棒觸壓耳穴方式揉按對耳輪部位的髖穴,力道適中,以身體能夠承受的力量為佳,每天1～3次,每次揉壓10～30次,並且兩耳交替進行,直到耳朵發熱為止。

髖

髖穴位在對耳輪上腳的下1/3部位。

膝

髖

對耳輪上腳

對耳輪下腳

膝

膝穴位在對耳輪上腳中間1/3部位。

臀

治療效果 **行氣止痛**

臀穴具有行氣通利、通絡止痛的功能，透過臀穴可以治療臀部相關疾病，如臀部痠痛及臀部肌肉萎縮等症狀。

按摩方法

以拇指及食指指腹相對，或以小棒觸壓耳穴方式揉按對耳輪部位的臀穴，力道適中，以身體能夠承受的力量為佳，每天1～3次，每次揉壓10～30次，並且兩耳交替進行，直到耳朵發熱為止。

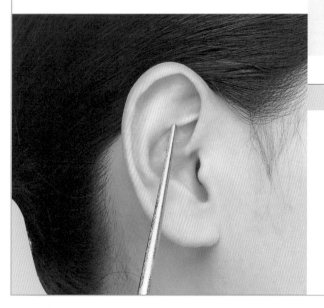

坐骨神經

治療效果 **舒緩坐骨神經痛**

坐骨神經穴具有行氣通利、通絡止痛的功能，透過坐骨神經穴可以治療坐骨神經痛等症狀。

按摩方法

以拇指及食指指腹相對，或以小棒觸壓耳穴方式揉按對耳輪部位的坐骨神經穴，力道適中，以身體能夠承受的力量為佳，每天1～3次，每次揉壓10～30次，並且兩耳交替進行，直到耳朵發熱為止。

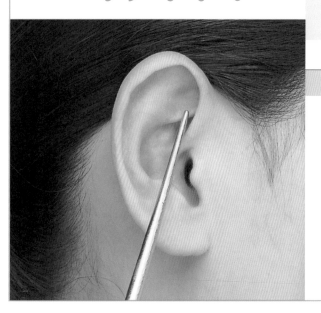

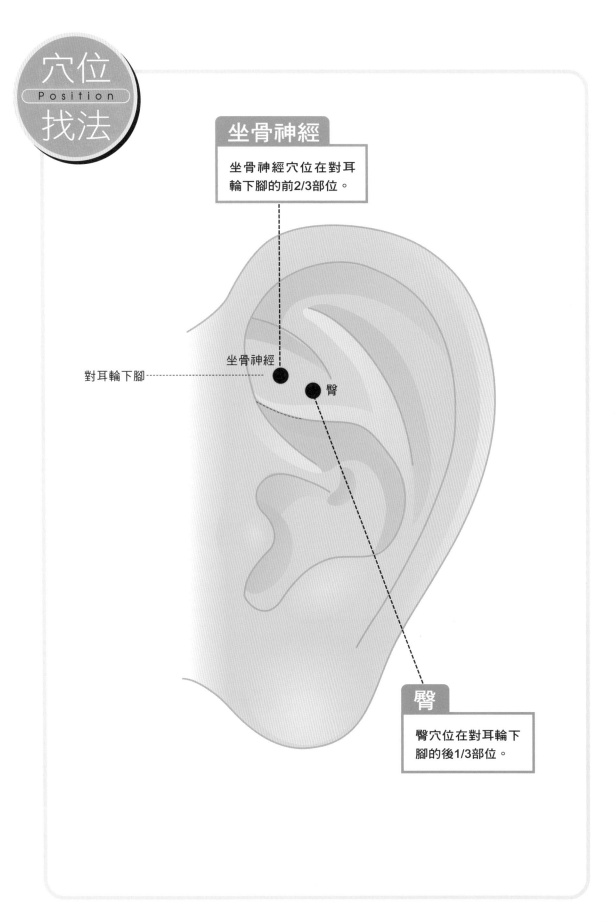

坐骨神經

坐骨神經穴位在對耳輪下腳的前2/3部位。

坐骨神經

對耳輪下腳

臀

臀

臀穴位在對耳輪下腳的後1/3部位。

耳穴 — 臀 — 坐骨神經

交感

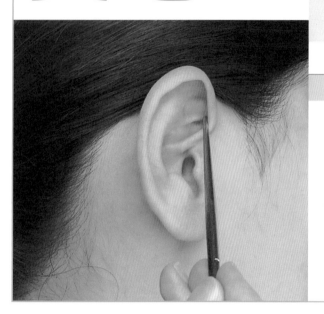

治療效果 定心安神

交感穴具有益心安神的功能，主治高低血壓、盜汗、冠心病、心律過快及脈管炎等症狀。

按摩方法

以拇指及食指指腹相對，或以小棒觸壓耳穴方式揉按對耳輪部位的交感穴，力道適中，以身體能夠承受的力量為佳，每天1～3次，每次揉壓10～30次，並且兩耳交替進行，直到耳朵發熱為止。

頸椎

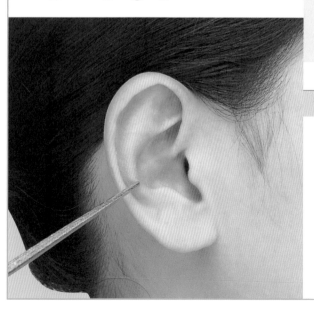

治療效果 主治脊椎病變

頸椎穴具有行氣活血、疏經止痛的功能，透過此穴可以主治脊椎退化性病變，及頸、胸、腰、骶尾椎炎及外傷疼痛等疾病。

按摩方法

以拇指及食指指腹相對，或以小棒觸壓耳穴方式揉按對耳輪部位的頸椎穴，力道適中，以身體能夠承受的力量為佳，每天1～3次，每次揉壓10～30次，並且兩耳交替進行，直到耳朵發熱為止。

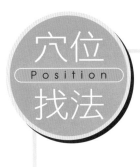

穴位找法
Position

交感

交感穴位在對耳輪下腳
末端部位。

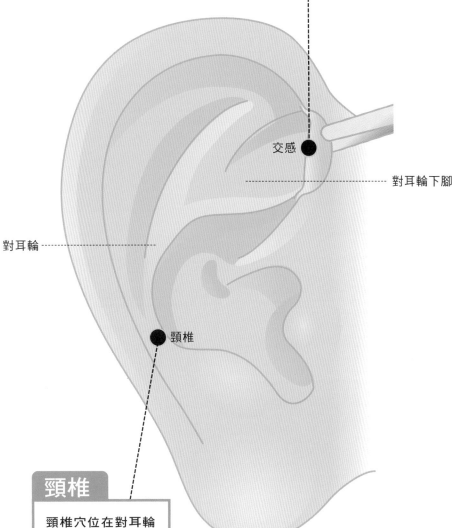

交感

對耳輪下腳

對耳輪

頸椎

頸椎

頸椎穴位在對耳輪
靠近耳腔的外緣的
下方。

耳穴　交感　頸椎

腰骶椎

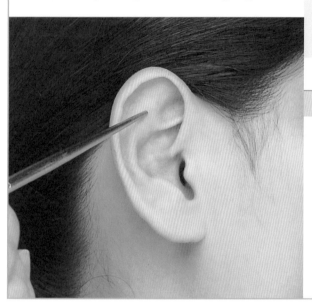

治療效果　主治腰骶部疼痛

腰骶椎穴具有行氣活血、疏經止痛的功能，透過此穴可以主治脊椎退化性病變，及頸、胸、腰、骶尾椎炎及外傷疼痛等疾病。

按摩方法

以拇指及食指指腹相對，或以小棒觸壓耳穴方式揉按對耳輪部位之腰骶椎穴，力道適中，以身體能夠承受的力量為佳，每天1～3次，每次揉壓10～30次，並且兩耳交替進行，直到耳朵發熱為止。

風溪

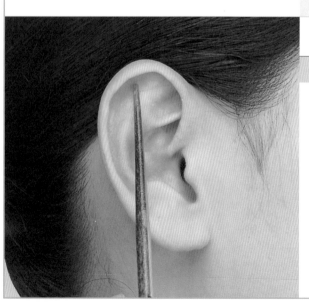

治療效果　主治皮膚癢疹

風溪主治蕁麻疹、皮膚搔癢及坐骨神經痛等症。

按摩方法

以拇指及食指指腹相對，或以小棒觸壓耳穴方式揉按風溪穴，力道適中，以身體能夠承受的力量為佳，每天1～3次，每次揉壓10～30次，並且兩耳交替進行，直到耳朵發熱為止。

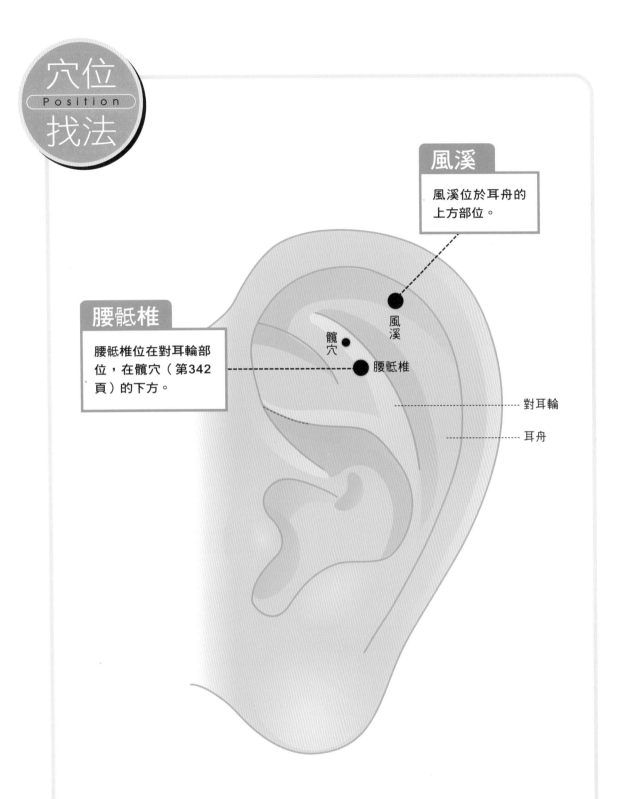

風溪

風溪位於耳舟的
上方部位。

腰骶椎

腰骶椎位在對耳輪部
位，在髖穴（第342
頁）的下方。

風溪

髖穴

腰骶椎

對耳輪

耳舟

耳中

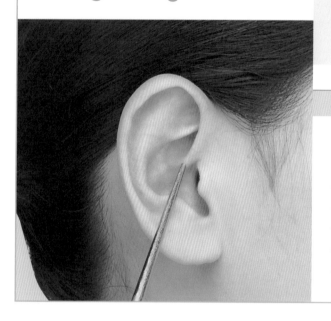

治療效果 清熱利濕

耳中穴和膀胱的經氣有關,具有清熱利濕的功能,可以治療打嗝、呃逆、水腫、黃疸、皮膚病、耳鳴、耳聾等症狀。

按摩方法

以拇指及食指指腹相對,或以小棒觸壓耳穴方式揉按耳輪部位的耳中穴,力道適中,以身體能夠承受的力量為佳,每天1～3次,每次揉壓10～30次,並且兩耳交替進行,直到耳朵發熱為止。

外生殖器

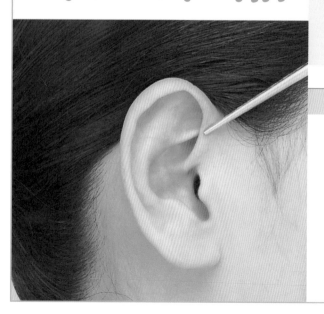

治療效果 主治外生殖器疾病

外生殖器穴具有利濕止癢、調經鎮痛的功能,可以主治外生殖器部位的相關疾病,如陽痿、遺精、性功能障礙、子宮頸發炎及月經過多等症狀。

按摩方法

以拇指及食指指腹相對,或以小棒觸壓耳穴方式揉按耳輪部位的外生殖穴,力道適中,以身體能夠承受的力量為佳,每天1～3次,每次揉壓10～30次,並且兩耳交替進行,直到耳朵發熱為止。

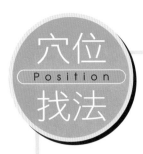

穴位
Position
找法

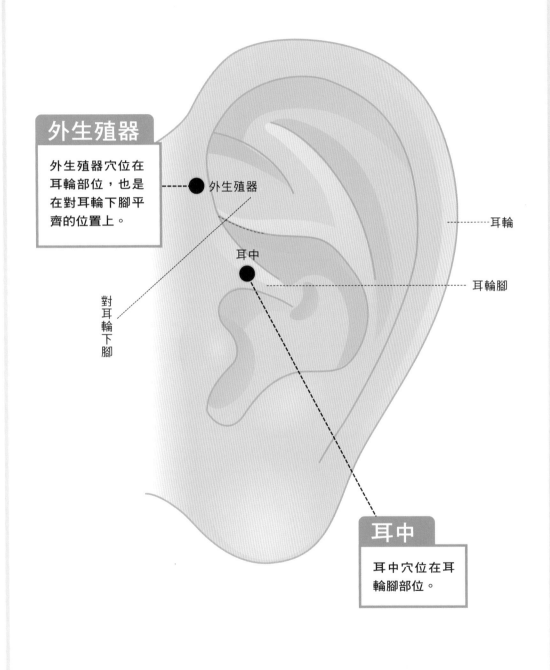

外生殖器

外生殖器穴位在
耳輪部位，也是
在對耳輪下腳平
齊的位置上。

外生殖器

耳輪

對耳輪下腳

耳中

耳輪腳

耳中

耳中穴位在耳
輪腳部位。

耳尖

治療效果 **清熱消火**

耳尖穴具有清熱瀉火、涼血除煩等功能,可緩解發燒、高血壓、煩躁及角膜炎等症狀。

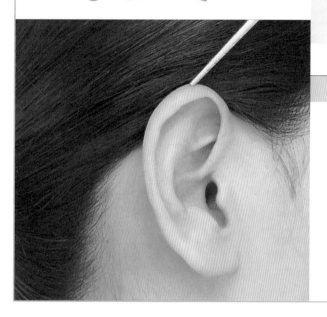

按摩方法

以拇指及食指指腹相對,或以小棒觸壓耳穴方式揉按耳輪部位的耳尖穴,力道適中,以身體能夠承受的力量為佳,每天1～3次,每次揉壓10～30次,並且兩耳交替進行,直到耳朵發熱為止。

飢點

治療效果 **主治糖尿病、肥胖**

飢點穴具有益經解飢的功能,主治糖尿病、貪食症、肥胖等患疾。

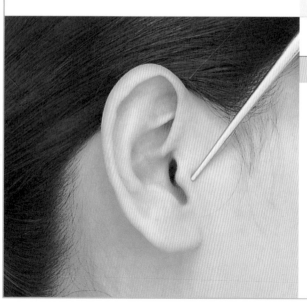

按摩方法

以拇指及食指指腹相對,或以小棒觸壓耳穴方式揉按耳屏部位的飢點穴,力道適中,以身體能夠承受的力量為佳,每天1～3次,每次揉壓10～30次,並且兩耳交替進行,直到耳朵發熱為止。

耳尖

耳尖穴位在耳輪部位，
也是位在耳廓正面的頂
端位置上。

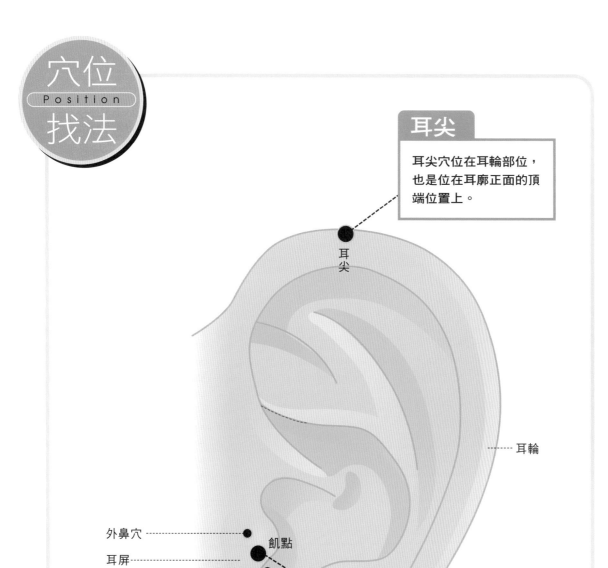

耳尖

耳輪

外鼻穴

飢點

耳屏

腎上腺穴

飢點

飢點穴位在耳屏部
位，在腎上腺穴
（第334頁）與外鼻
穴（第332頁）連
線的中點，略偏下
方。

升壓點

治療效果 **主治低血壓**

當發生低血壓及身體虛弱無力時，可以透過升壓點舒緩、治療以上的症狀。

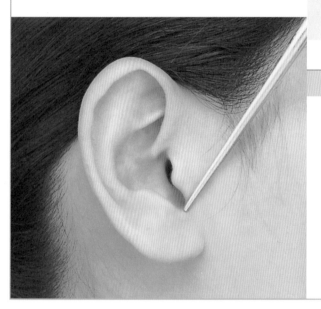

按摩方法

以拇指及食指指腹相對，或以小棒觸壓耳穴方式揉按耳垂部位的升壓點穴，力道適中，以身體能夠承受的力量為佳，每天1～3次，每次揉壓10～30次，並且兩耳交替進行，直到耳朵發熱為止。

甲狀腺

治療效果 **主治甲狀腺異常**

甲狀腺穴具有清熱疏鬱、寧心安神、益氣健脾等功能，當身體發生甲狀腺亢進、甲狀腺功能減退及低血壓性休克等患症時，皆可透過此穴舒緩及治療。

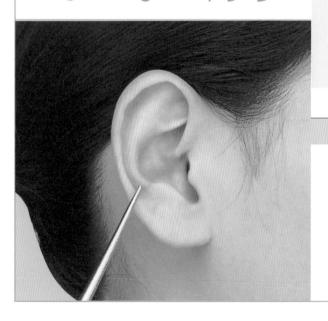

按摩方法

以拇指及食指指腹相對，或以小棒觸壓耳穴方式揉按耳腔內的甲狀腺穴，力道適中，以身體能夠承受的力量為佳，每天1～3次，每次揉壓10～30次，並且兩耳交替進行，直到耳朵發熱為止。

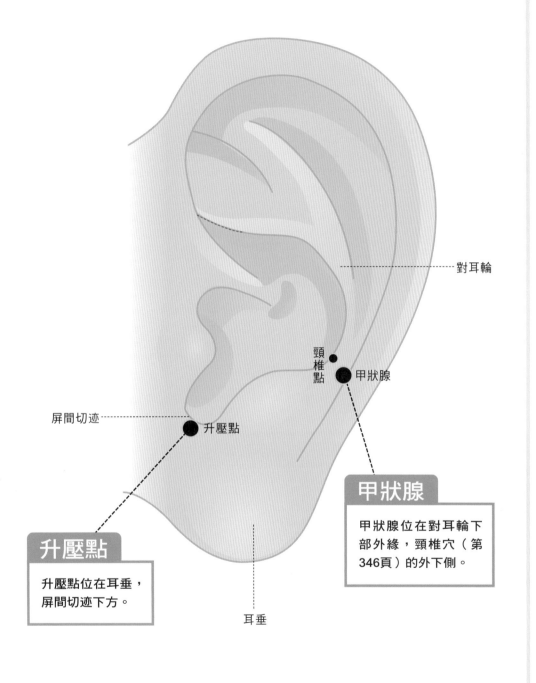

對耳輪

頸
椎
點

甲狀腺

屏間切迹

升壓點

甲狀腺

甲狀腺位在對耳輪下部外緣，頸椎穴（第346頁）的外下側。

升壓點

升壓點位在耳垂，屏間切迹下方。

耳垂

便秘點

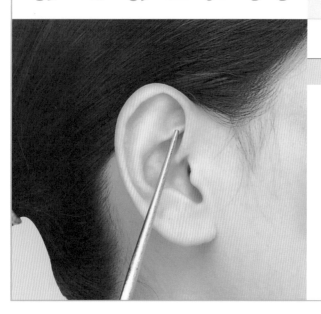

治療效果 **通便利腸**

便秘點穴具有理氣通腑、下氣利腸的功能，可以主治大便秘結等症狀。

按摩方法

以拇指及食指指腹相對，或以小棒觸壓耳穴方式揉按耳部三角窩處的便秘點穴，力道適中，以身體能夠承受的力量為佳，每天1～3次，每次揉壓10～30次，並且兩耳交替進行，直到耳朵發熱為止。

牙痛點

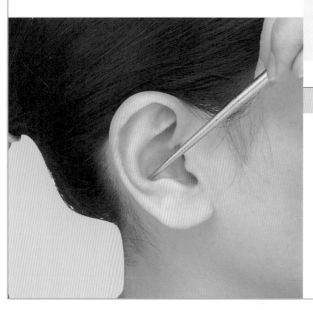

治療效果 **治療牙齒患疾**

牙痛點穴具有滋腎降火氣及涼血止痛的功能，並且可以治療牙齒部位的患疾，如牙齒疼痛、牙周炎、牙齦出血等。

按摩方法

以拇指及食指指腹相對，或以小棒觸壓耳穴方式揉按耳甲腔部位的牙痛點穴，力道適中，以身體能夠承受的力量為佳，每天1～3次，每次揉壓10～30次，並且兩耳交替進行，直到耳朵發熱為止。

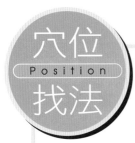

穴位
Position
找法

三角窩

便秘點

便秘點位在三角窩部位，對耳輪下腳的中段上緣。

便秘點

對耳輪下腳

脾穴

牙痛點

牙痛點

牙痛點位在耳甲腔部位，即脾穴（第310頁）下方，屏輪切迹內側面。

耳甲腔

屏間切迹

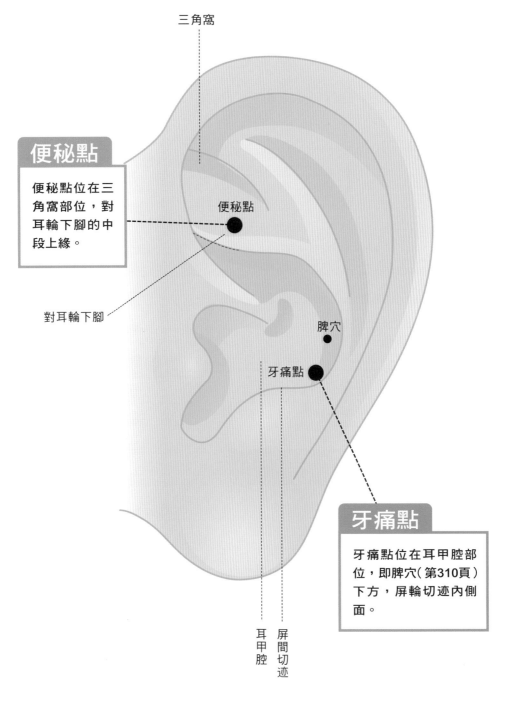

耳

穴

便
秘
點

牙
痛
點

下腹

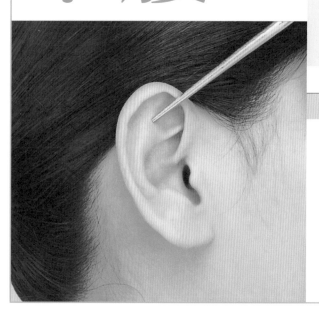

治療效果 **清熱利濕**

下腹穴具有理氣活血、清熱利濕的功能，當身體腹部發生疼痛症狀或有便秘、膀胱發炎等症狀時，可以透過此穴舒緩及治療。

按摩方法

以拇指及食指指腹相對，或以小棒觸壓耳穴方式揉按耳輪部位的下腹穴，力道適中，以身體能夠承受的力量為佳，每天1～3次，每次揉壓10～30次，並且兩耳交替進行，直到耳朵發熱為止。

高血壓點

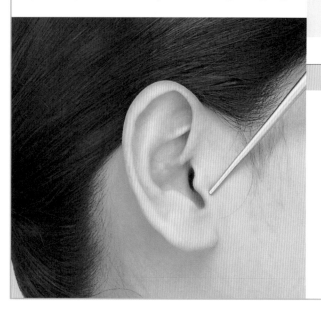

治療效果 **主治高血壓**

高血壓點具有滋補肝腎之陰、清泄肝熱的功能，因此透過此穴可以主治高血壓引起的相關疾病。

按摩方法

以拇指及食指指腹相對，或以小棒觸壓耳穴方式揉按耳屏部位的高血壓點穴，力道適中，以身體能夠承受的力量為佳，每天1～3次，每次揉壓10～30次，並且兩耳交替進行，直到耳朵發熱為止。

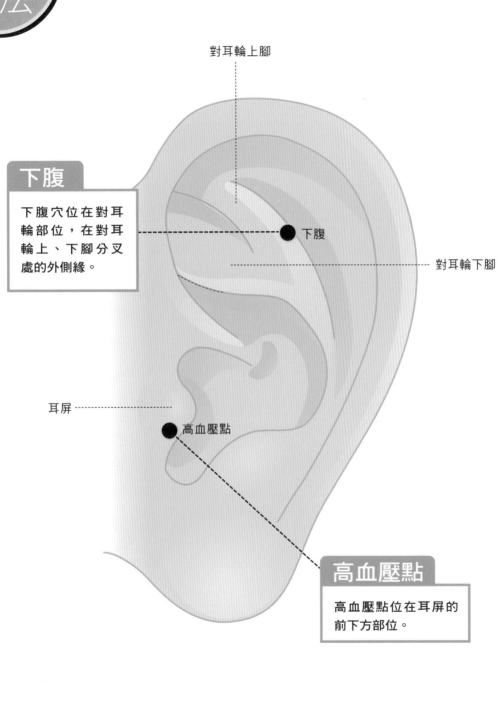

對耳輪上腳

下腹

下腹穴位在對耳
輪部位，在對耳
輪上、下腳分叉
處的外側緣。

下腹

對耳輪下腳

耳屏

高血壓點

高血壓點

高血壓點位在耳屏的
前下方部位。

內耳

治療效果 舒緩耳部疾病

內耳穴可以主治耳朵發生耳鳴、耳聾、聽力減退等症狀，另中耳炎也可透過此穴治療。

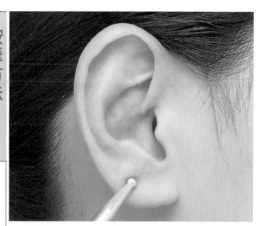

按摩方法

以拇指及食指指腹相對，或以小棒觸壓耳穴方式揉按耳垂正面之內耳穴，力道適中，以身體能夠承受的力量為佳，每天1～3次，每次揉壓10～30次，並且兩耳交替進行，直到耳朵發熱為止。

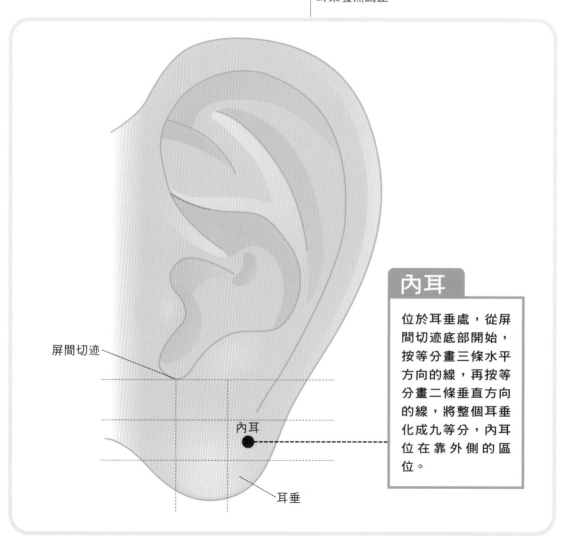

屏間切迹

內耳

耳垂

內耳

位於耳垂處，從屏間切迹底部開始，按等分畫三條水平方向的線，再按等分畫二條垂直方向的線，將整個耳垂化成九等分，內耳位在靠外側的區位。

下耳根

治療效果　疏筋止痛

下耳根穴和上耳根穴具有相同的功能,具有活血通經、疏筋鎮痛的功能,當發生三叉神經痛、腹部劇痛、哮喘以及腦血管疾病等症,皆可透過下耳根穴來治療。

按摩方法

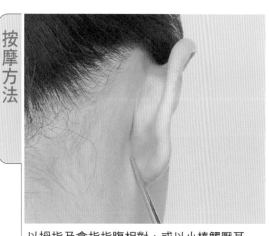

以拇指及食指指腹相對,或以小棒觸壓耳穴方式揉按耳輪部位的下耳根穴,力道適中,以身體能夠承受的力量為佳,每天1～3次,每次揉壓10～30次,並且兩耳交替進行,直到耳朵發熱為止。

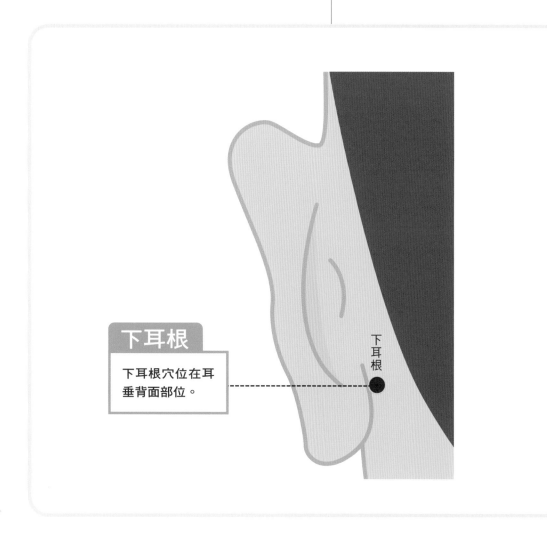

下耳根

下耳根穴位在耳垂背面部位。

下耳根

失眠

治療效果 **寧心安神**

失眠穴具有養血寧心、鎮靜安神的功能，當發生失眠、心悸等症狀時，可以透過此穴舒緩症狀。

按摩方法

以拇指及食指指腹相對，或以小棒觸壓耳穴方式揉按耳屏部位的失眠穴，力道適中，以身體能夠承受的力量為佳，每天1～3次，每次揉壓10～30次，並且兩耳交替進行，直到耳朵發熱為止。

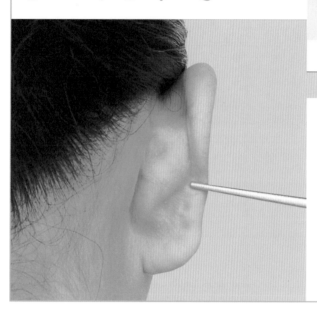

升壓溝

治療效果 **改善頭暈症狀**

升壓溝穴具有益氣生血的功能，當身體發生血壓降低及頭昏目眩的症狀時，可以透過此穴舒緩及治療。

按摩方法

以拇指及食指指腹相對，或以小棒觸壓耳穴方式揉按耳屏部位的升壓溝穴，力道適中，以身體能夠承受的力量為佳，每天1～3次，每次揉壓10～30次，並且兩耳交替進行，直到耳朵發熱為止。

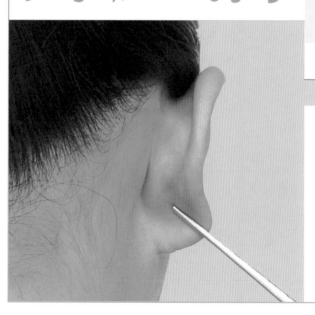

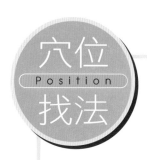
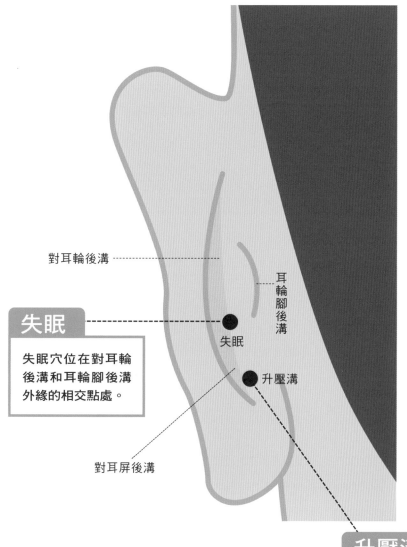

對耳輪後溝

耳輪腳後溝

失眠

失眠

失眠穴位在對耳輪
後溝和耳輪腳後溝
外緣的相交點處。

升壓溝

對耳屏後溝

升壓溝

升壓溝位在對耳屏後
溝部位。

耳背溝

治療效果 疏筋止痛

耳背溝又稱「降壓溝」，因此對於治療高血壓、皮膚搔癢症有不錯的療效。

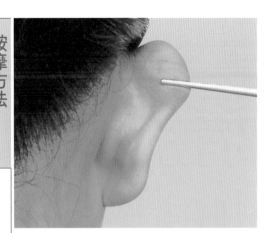

按摩方法

以拇指及食指指腹相對，或以小棒觸壓耳穴方式揉按耳背溝，力道適中，以身體能夠承受的力量為佳，每天1～3次，每次揉壓10～30次，並且兩耳交替進行，直到耳朵發熱為止。

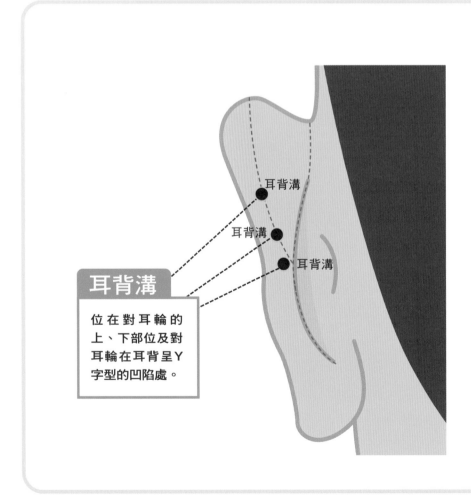

耳背溝

耳背溝

耳背溝

耳背溝

位在對耳輪的上、下部位及對耳輪在耳背呈Y字型的凹陷處。

第五篇

特別收錄
現代人最實用的
20大保健穴位

現代社會壓力大，許多人失眠、難以入睡，
或長時間使用電子產品，
普遍性出現頸椎、肩膀酸痛、眼睛疲勞等症狀，
特別收錄現代人最實用且需要的20大穴位，
不舒服時，按一按就對了！

保健穴位❶

天髎穴

詳見P.87

治療效果

主治肩膀痠痛、肩頸部位不適。

穴位找法

位在背部肩胛骨的上方。肩膀中央下方約一寸（大拇指橫寬）的凹陷處，就是天髎穴，左右各一。

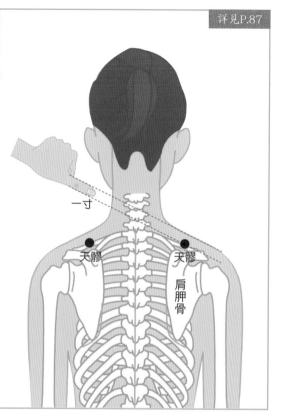

一寸
天髎
天髎
肩胛骨

保健穴位❷

肩中俞穴

詳見P.90

治療效果

主治眼睛疲勞、痠痛或視力模糊。

穴位找法

先將頭部往下看，從後頸部中央往下觸摸，會摸到最突出的脊椎骨（第七頸椎），從第七頸椎下方的大椎穴往兩旁外移二寸（三指橫寬），就是肩中俞穴的位置。

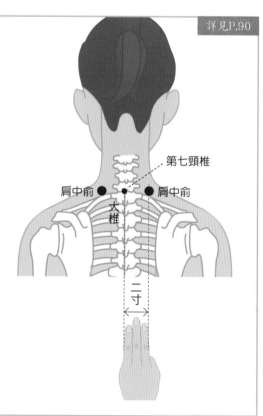

第七頸椎
肩中俞
肩中俞
大椎
二寸

保健穴位❸

小腸俞穴

治療效果

改善便秘、預防痔瘡。

穴位找法

位在骶骨（臀部扁平骨）上方，骶骨兩側均有四個凹陷，在其第一個凹陷（第一後骶骨孔）外側一寸半的地方，就是小腸俞，左右各一。

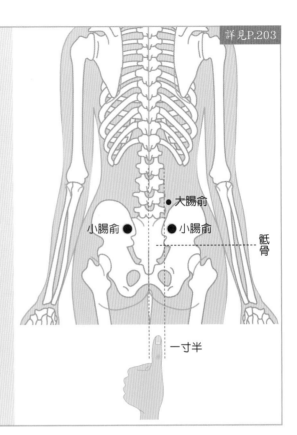

● 大腸俞

小腸俞 ● ● 小腸俞

骶骨

一寸半

保健穴位❹

心俞穴

治療效果

改善心血管疾病。

穴位找法

位在第五胸椎的左右兩旁，約一寸半（比大拇指稍寬）的地方。

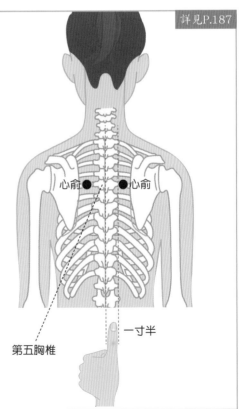

心俞 ● ● 心俞

第五胸椎

一寸半

保健穴位 ❺

身柱穴

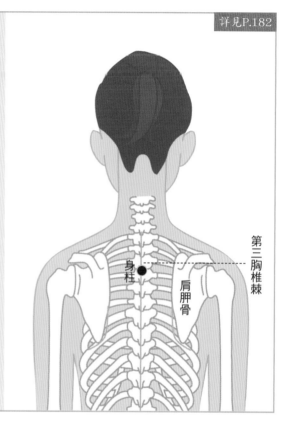

詳見P.182

治療效果

增強抵抗力。

穴位找法

身柱位在左右肩胛骨的連線中點，也就是第三胸椎棘突的正下方。也可從頸後的骨頭去尋找，首先將頭部往前傾，在脖子根部會摸到一最突出的骨頭，以此骨為第一起算，在第三骨的下方凹陷處就是穴位所在。

（圖標示：身柱、肩胛骨、第三胸椎棘）

保健穴位 ❻

命門穴

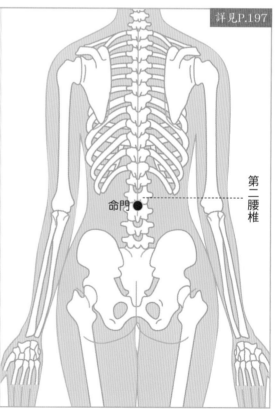

詳見P.197

治療效果

增強體力、恢復元氣。

穴位找法

位於第二腰椎下的凹陷處。也就是當身體站直時，把肚臍作中線環繞身體一圈，命門就位在後背中線與肚臍周線的交會處。

（圖標示：命門、第二腰椎）

保健穴位❼

志室穴

治療效果

有效紓解疲勞。

穴位找法

離第二腰椎兩側約三寸（四指橫寬）的地方，左右各一。

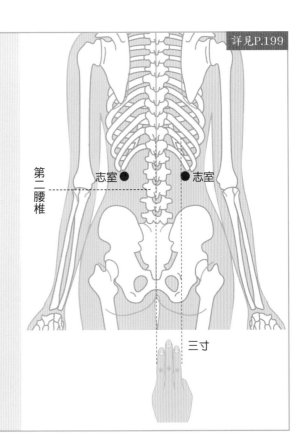

詳見P.199

第二腰椎　志室●　●志室

三寸

詳見P.86

保健穴位❽

肩井穴

治療效果

舒緩濕疹、蕁麻疹。

穴位找法

位於後頸根部到肩膀的中點，約在乳頭往肩部的延伸線上，左右各一，按壓時會感到疼痛。

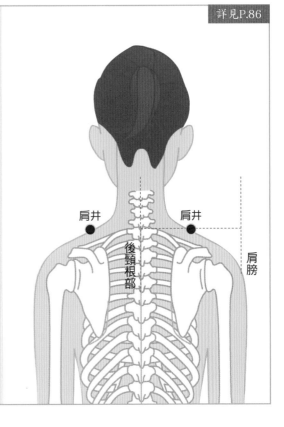

肩井　　　肩井

後頸根部

肩膀

特別收錄 — 現代人最實用的20大保健穴位

保健穴位 ❾

環跳穴

詳見P.208

治療效果

適合久坐族，活絡下肢氣血。

穴位找法

環跳位在兩側臀部的正中點。身體採俯臥姿勢時，將小腿往後彎曲，腳跟所碰觸到的地方，就是環跳穴，左右各一。

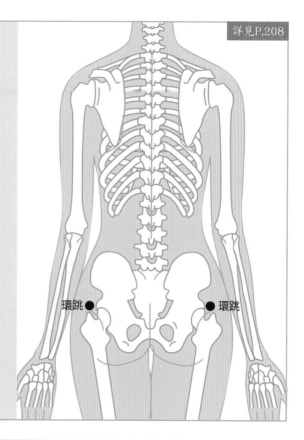

環跳 ●　　● 環跳

保健穴位 ❿

內關穴

詳見P.111

治療效果

靜心安神、緩解緊張情緒。

穴位找法

手掌朝上彎曲手腕，用手指觸摸腕關節附近的手臂中央，會摸到有兩條筋。從腕橫紋向手肘方向二寸（三指橫寬），位於手臂的兩條筋之間，左右各一。

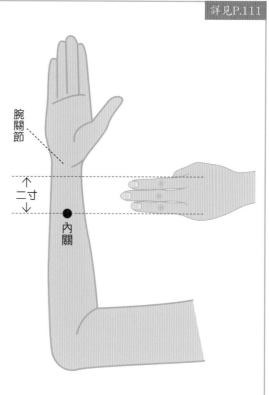

腕關節

二寸

內關

詳見P.129

保健穴位⓫

勞宮穴

治療效果

提神醒腦。

穴位找法

勞宮位在手掌心,第三、四掌骨之間。手心向上握空拳,中指與無名指輕壓掌心,中指與無名指尖之間的位置,就是勞宮穴,左右各一。

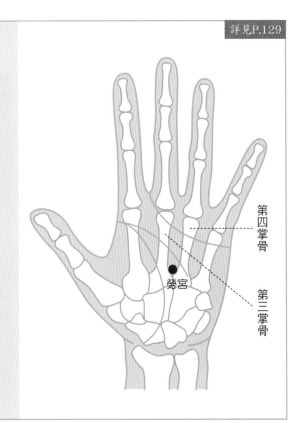

第四掌骨

第三掌骨

勞宮

詳見P.248

保健穴位⓬

衝陽穴

治療效果

調適情緒,讓心情放鬆。

穴位找法

位於腳背的隆起處。在腳拇趾與第二趾接合處的連接線上,朝足踝方向延伸,會感覺突然陡峭的地方,左右各一,加以觸摸,可感覺到脈搏跳動。

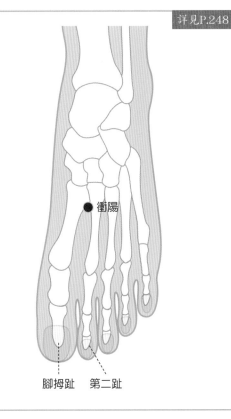

衝陽

腳拇趾　　第二趾

特別收錄──現代人最實用的20大保健穴位

保健穴位 ⑬ 後頂穴

治療效果 治療暈眩。

穴位找法 位於頭頂的百會穴後方約一寸半（比大拇指稍寬）的地方。

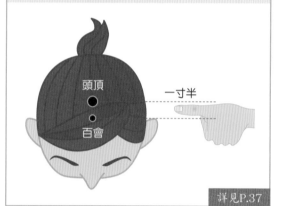

頭頂

百會

一寸半

詳見P.37

保健穴位 ⑭ 失眠穴

治療效果 主治失眠、睡不著，有助寧心安神。

穴位找法 失眠穴位在對耳輪後溝和耳輪腳後溝外緣的相交點處。

失眠穴

詳見P.362

保健穴位 ⑮ 胃穴

治療效果 舒緩消化不良、胃潰瘍、胃部脹痛。

穴位找法 胃區在耳輪腳消失處。

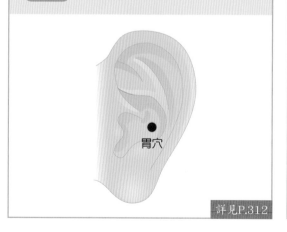

胃穴

詳見P.312

保健穴位 ⑯ 高血壓點穴

治療效果 治療高血壓及引起的相關疾病。

穴位找法 高血壓點位在耳屏的前下方部位。

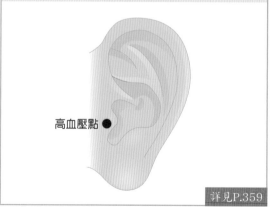

高血壓點

詳見P.359

保健穴位 ⑰ 飢點穴

治療效果 主治糖尿病、肥胖。

穴位找法 位在耳屏部位，在腎上腺穴與外鼻穴連線的中點，略偏下方。

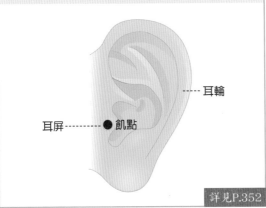

耳輪
耳屏 ● 飢點

詳見P.352

保健穴位 ⑱ 顳穴

治療效果 治療偏頭痛。

穴位找法 顳穴位在對耳屏外側的中間部位。

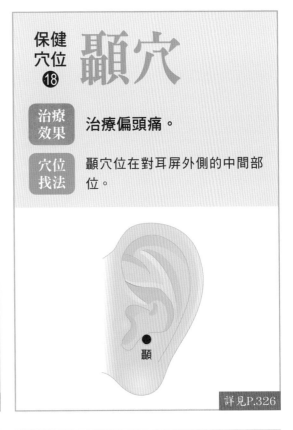

● 顳

詳見P.326

保健穴位 ⑲ 腎上腺穴

治療效果 消炎、抗過敏。

穴位找法 腎上腺穴位於耳屏下部隆起的尖端。

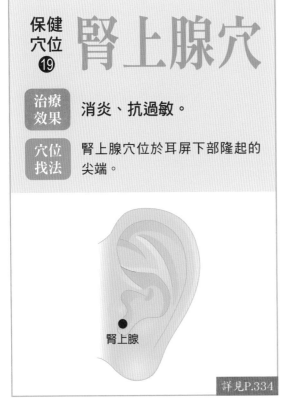

● 腎上腺

詳見P.334

保健穴位 ⑳ 肝點穴

治療效果 舒緩肝臟不適。

穴位找法 位於掌面，無名指第一指關節橫紋的中點處。

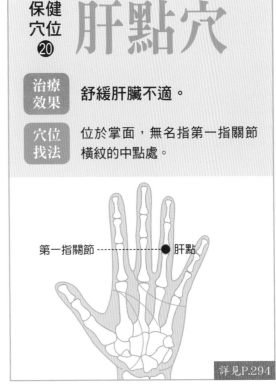

第一指關節 ---------- ● 肝點

詳見P.294

特別收錄 —— 現代人最實用的20大保健穴位

國家圖書館出版品預行編目資料

穴位按摩圖典【熱銷 16 年精裝典藏版】/ 三采文化
著 . -- 修訂一版 . -- 臺北市：三采文化，2018.08
面；　　公分 . -- (三采按摩百科；1)
ISBN 978-957-658-024-6(精裝)

1. 按摩 2. 經穴

413.92　　　　　　　　　　107009182

有鑑於個人健康情形因年齡、性別、病史和
特殊情況而異，建議您，若有任何不適，仍
應諮詢專業醫師之診斷與治療建議為宜。

◎封面圖片提供：
Aslysun ／ Shutterstock.com

suncolor
三采文化集團

三采按摩百科 1

穴位按摩圖典：熱銷 16 年精裝典藏版 增修版

編著者｜三采文化　　審訂｜黃介良
執行主編｜石玉鳳　　執行編輯｜戴巧嵐、鄭微宣、藍尹君　　文字整理｜周汝玲、陳慈暉
美術主編｜藍秀婷　　美術編輯｜在地研究陳曉員、陳育彤　　封面設計｜池婉珊
插畫｜奇姆　　攝影｜林子茗

發行人｜張輝明　　總編輯｜曾雅青　　發行所｜三采文化股份有限公司
地址｜台北市內湖區瑞光路 513 巷 33 號 8 樓
傳訊｜TEL:8797-1234　FAX:8797-1688　網址｜www.suncolor.com.tw
郵政劃撥｜帳號：14319060　戶名：三采文化股份有限公司
初版發行｜2018 年 8 月 3 日　7 刷｜2024 年 5 月 10 日　定價｜NT$680

《INDEX》

對症索引

◎全身